高等医学院校实践实验系列教材

形态学实验指导

主　编　贾永峰　任明姬

副主编　孙勤暖　崔明玉　翁立新

编　者（按姓名汉语拼音为序）

包图雅　陈阿梅　崔明玉　杜　华

耿世佳　郝兴霞　贾永峰　李时荣

李秀霞　李雅静　马秀梅　任明姬

施　琳　孙勤暖　王　芳　王静媛

翁立新　吴　岩　徐晓艳　于慧玲

袁宏伟　云　芬　张东泽　赵　静

赵若雷

组织学图片编辑

任明姬　崔明玉　耿世佳

病理学图片编辑

孙勤暖　云　芬　翁立新　张东泽

秘　书　耿世佳　云　芬

北京大学医学出版社

XINGTAIXUE SHIYAN ZHIDAO

图书在版编目（CIP）数据

形态学实验指导 / 贾永峰，任明姬主编．—北京：北京大学医学出版社，2016.1（2019.3 重印）
高等医学院校实践实验系列教材
ISBN 978-7-5659-1177-4

Ⅰ．①形… Ⅱ．①贾… ②任… Ⅲ．①人体形态学—实验—医学院校—教材 Ⅳ．① R32-33

中国版本图书馆 CIP 数据核字 (2015) 第 171218 号

形态学实验指导

主　　编：贾永峰　任明姬
出版发行：北京大学医学出版社
地　　址：（100191）北京市海淀区学院路 38 号　北京大学医学部院内
电　　话：发行部 010-82802230；图书邮购 010-82802495
网　　址：http：//www.pumpress.com.cn
E－mail：booksale@bjmu.edu.cn
印　　刷：中煤（北京）印务有限公司
经　　销：新华书店
责任编辑：陈　奋　　**责任校对**：焦　娴　　**责任印制**：李　啸
开　　本：787mm × 1092mm　1/16　　**印张**：15　　**字数**：377 千字
版　　次：2016 年 1 月第 1 版　2019 年 3 月第 3 次印刷
书　　号：ISBN 978-7-5659-1177-4
定　　价：50.00 元

前　言

本《形态学实验指导》包含《组织学》和《病理学》两门课程的实验教学内容，属于实践性较强的形态学科，实验教学是两门课程教学过程中重要的实践部分。组织学研究正常人体微细结构及其相关功能，病理学研究人体组织、器官在疾病过程中形态结构的变化及其规律。本实验指导可以帮助医学生学习和理解《组织学》和《病理学》的基本理论知识，了解和掌握人体组织器官的正常结构及其疾病状态下组织器官的病理变化，同时能够以变化发展的观点认识人体正常结构到病理改变的变化过程。

本实验指导是由内蒙古医科大学长期工作在教学一线，从事相关理论和实验教学的教师，依据“十二五”普通高等教育本科国家级规划教材和教学大纲，结合本校多年的实验教学经验编写完成，适用于医药院校的组织学、病理学实验教学。

《形态学实验指导》分为上篇和下篇。上篇为组织学实验教学内容，分为三部分：第一部分为基础实验，包括十九章，每章有知识概要、实验内容、示教、自测题（有助于活跃学生思维）。第二部分综合实验共六个，学生在老师的指导下，利用课余时间完成实验，此部分内容可培养学生动手能力和创新思维能力。第三部分图谱（放于书末，组织学图谱），收录光镜下，组织、器官彩色图片 124 幅。下篇为病理学实验教学内容，分为三部分：第一部分为基础实验，包括十章，每章有实验目标、相关组织和器官的病理改变，共涉及常见疾病、多发病中 128 种相关组织、器官的病理变化，主要培养学生对病变器官、组织形态改变的观察能力，并能帮助理解疾病过程中的机能、代谢的变化及其临床表现。第二部分综合实验，共十二个，每个综合实验均设计病史摘要、病理检查结果，并附有思考题，通过综合实验的学习，能够培养学生独立思考、综合分析和解决问题的能力，为今后学习临床课程奠定扎实的基础。第三部分为图谱（放于书末，病理学图谱），收录病理彩图 358 幅，其中大体结构彩图 199 幅、镜下彩图 159 幅。本书还附录了器官的常用正常值。

本实验教材基础实验部分描述简明扼要，重在引导启发和指导学生掌握学习规律、快速准确观察结构，提高读片效果；综合实验部分的目的是培养学生的基本实验技能、创新思维能力与综合分析能力。

图谱为本教材的特色内容，病理学大体结构彩图 199 幅；精选光镜图片共计 283 幅，其中组织学 124 幅，病理学 159 幅。全部是我校教师通过全自动数字切片扫描与分析系统采集的切片原照，图片清晰、结构典型，指导性强，每幅图片都有清晰的结构标注，直观地指导学生学习和记忆结构。通过组织学与病理学图片的正常结构和病理的对照，加强了学科渗透，拓宽了学生的思维空间。

本实验指导从编写到出版得到了北京大学医学出版社、内蒙古医科大学领导的大力支持，各位编委为实验教程的完成付出了诸多辛苦和努力，在本书即将出版之际，谨向支持和关心本书编写的所有人员表示衷心的感谢!

尽管本书经过了多次的审校，但因编者水平有限，书中难免有不妥之处，敬请读者批评指正。

贾永峰　任明姬
2014-12-9

目 录

上篇 组织学

下篇 病理学

上篇

组织学

组织学基础实验

第一章 组织学绪论

【知识概要】

组织学 (histology) 是研究正常机体微细结构及相关功能的科学，以形态描述为基本内容。本章将结合实验内容对组织学的常规实验方法及研究技术简要介绍。

【实验内容】

一、光学显微镜的构造、使用方法和保护

1. 显微镜的主要构造

（1）镜筒、物镜转换器、滤片槽、载物台、粗调焦手轮和细调焦手轮。

（2）照明器：是显微镜的灯光照明系统，直接组装在镜座内部。

（3）集光器：是一个装在载物台下可以沿着光轴方向垂直移动的透镜系统，它的主要作用是把照明光线聚集在被观察的物体上。

（4）光阑：在集光器上装有孔径光阑，它对物像的质量和分辨力的大小有着重要的作用。

（5）物镜：分低倍、高倍和油镜三种。低倍镜是 4× 和 10×，高倍镜是 40×，油镜是 100×。

（6）目镜：常用放大倍数为 10× 的目镜，物像的放大倍数 = 目镜倍数 × 物镜倍数。目镜内有一黑色指针，可指示镜下结构。

2. 显微镜的使用方法

（1）取镜：拿显微镜时必须一手紧握镜臂，另一手平托镜座底，切忌单手提取以免目镜脱落。

（2）放置组织切片：将组织切片的盖玻片朝上，放在载物台上，然后用标本夹固定。

（3）调节焦距：从侧面观察低倍镜头，旋转粗调焦手轮使镜头接近玻片为止，从目镜观察，同时旋转细调焦手轮，边旋转边观察，直到视野物像清晰为止。

（4）转换高倍镜：需转换高倍镜头时，必须先在低倍镜下将要观察的部分移到视野正中，然后直接转换高倍镜头，此时镜下隐隐约约可见物像，再稍微转动细调焦手轮即可看清楚物像。

（5）收尾工作：显微镜用毕，取下玻片，物镜转成“八”字形，下降镜头使之轻触载物台，最后将显微镜放入镜箱。

3. 使用显微镜的注意事项

（1）不能拆卸显微镜的任何部件或与其他显微镜调换部件，使用前后要检查各零部件

是否齐全，如发现损坏应及时报告老师，以便修理。

（2）日镜、物镜和玻片要保持干净。

（3）不要随便用其他抹布或普通纸擦镜面。必要时可用擦镜纸，蘸少许二甲苯擦去镜头的污物。

4. 显微镜观察的顺序　观察组织标本时，首先进行肉眼观察，然后进行低倍镜观察，最后是高倍镜观察。应重视低倍镜观察，低倍镜观察可以了解组织全貌及各个结构之间的关系。

二、电子显微镜（电镜）基本原理及超薄电镜切片标本的制作过程

1. 透射电子显微镜　电镜是研究细胞组织和器官的超微结构的基本工具，所以在电镜下拍摄的照片是我们用作研究的主要材料。电镜是一个筒管状装置，其结构和成像的原理与普通光学显微镜基本相同，但有以下几点主要区别：

（1）电镜用电子束代替光镜用的可见光作光源。

（2）用一组电磁透镜代替光镜的一组玻璃透镜，用来聚焦和放大标本。

（3）为避免电子束与空气分子碰撞而引起散射，电子束要求高度真空。

（4）肉眼不能直接看见标本的电子放大图像，必须将其投射到荧光屏上才能观察。

（5）电镜用的标本是用特殊玻璃刀在超薄切片机上切成 50～80nm 厚的超薄切片，裱在小铜网上，用重金属盐进行电子染色后放在电子束途中进行观察。

（6）电镜分辨率很高，可达 0.2nm 左右，比普通光镜分辨率大 1000 倍以上。光镜能放大 1500 倍，而电镜能放大几十万倍。

2. 电镜标本的制作过程　电镜所观察的超薄切片比石蜡切片薄得多。但制作原理却基本相同。制作过程也经过取材、固定、脱水、包埋、切片和染色等步骤。现将其特殊之处介绍如下：

（1）取材：电镜标本取材要求速度快，一般在动物杀死后一分钟内将组织块取下浸入固定液。组织块大小一般不超过 $1mm^3$。取材操作应细致，避免任何牵、拉、挤、压造成的损伤。

（2）固定：分预固定和后固定两步，均在 0～4℃下进行。

预固定：常用 2%～4% 戊二醛和多聚甲醛固定液，常用 0.1mol/L 磷酸缓冲液配制，pH 7.4。

后固定：1% 四氧化锇，常用磷酸缓冲液配制，pH 7.4。

（3）脱水：常用各种浓度的乙醇或丙酮彻底脱水。

（4）浸泡：常在脱水后，用丙酮做中间溶剂，溶解包埋剂、浸泡组织，逐渐向组织中引入包埋剂。

（5）包埋：用环氧树脂包埋组织块，借其聚合作用，使之变得十分坚硬，便于切成超薄片。

（6）切片：用特殊锐利的玻璃刀或金刚钻刀，在超薄切片机上将组织切成 50～60nm 的超薄切片，裱在小铜网上。

（7）染色：用醋酸铀和枸橼酸铅双染色。

电镜观察不是依据标本颜色分辨结构，而是根据细胞和组织结构染色后对电子散射的程度（或称为电子密度）显示出不同的结构图像。用醋酸铀和枸橼酸铅染色，使重金属沉淀在一定部分上，增加其散射电子的能力，使该部分电子密度增大，因此，图像呈现为深暗色。

而电子密度小的结构部分容许大部分电子束透过，因而图像呈现为明亮色，这种电子密度大小的差别叫反差。便于观察，所以又称为电子染色。

染色后的小铜网可放入电镜中观察，观察中拍照，冲洗胶卷，印成照片供学习研究用。

3. 扫描电子显微镜　扫描电镜主要用来观察细胞组织和器官的表面形态结构。它的成像是由于电子枪发射出电子束，经过透镜的会聚，聚焦成一电子束，此电子束打到标本上，在沿着整个样品表面移动进行扫描时，就会产生代替整个表面形态的二次电子信号。用电子检波器接收，放大这些信号。扫描电镜照片图像赋予立体感、真实。将扫描电镜照片和透射电镜照片结合起来，能使我们获得组织、细胞和器官的完整的超微结构知识。

三、染色方法：H–E 染色（详见创新实验）

【自测题】

一、思考题

1. 简单说明光镜切片的主要制作步骤。
2. PAS 的反应原理是什么？显示何种物质存在？
3. HE 染色法是用何种染料染色？分别染细胞的哪些结构？ 呈现出什么样的染色特性？

二、名词解释

1. HE 染色法
2. 组织学
3. 超微结构
4. 组织

三、讨论题

你使用的显微镜的放大倍数是多少？若用低倍镜能看到的结构，转高倍镜时看不到，应考虑什么原因？

（吴　岩）

第二章　上皮组织

【知识概要】

上皮组织 (epithelial tissue) 简称上皮，主要分为被覆上皮和腺上皮两大类，具有保护、吸收、分泌和排泄等功能。其中被覆上皮根据基膜上细胞的层数和在垂直切面上细胞的形状分为单层扁平上皮、单层立方上皮、单层柱状上皮、假复层纤毛柱状上皮、复层扁平上皮、复层柱状上皮和变移上皮。

【实验内容】

一、单层柱状上皮 (simple columnar epithelium)

取材：人的空肠

染色：HE 染色

1. 肉眼观察　切片呈长条状。有凹凸不平突起的一面是腔面，突起的表面有一层紫蓝色结构，即为空肠黏膜部分。

2. 低倍镜观察（图 2-1）　在绒毛表面找到单层柱状上皮。上皮有两个面：游离面即为空肠腔面，没有任何组织相连接，对应的另一面是基底面，与结缔组织相连接。移动切片，选择蓝色椭圆形或杆状细胞核排列整齐的部位转高倍镜观察。

3. 高倍镜观察　上皮细胞呈柱状，胞质浅红色，胞核呈椭圆形或长杆状、紫蓝色，排列于细胞基底部。柱状细胞游离面有一层粉红色的结构为纹状缘，在柱状上皮细胞之间夹有杯状细胞，因杯状细胞的黏原颗粒被溶解，故细胞顶部呈空泡状。细胞核三角形，位于基底部。

二、单层立方上皮 (simple cuboidal epithelium)

取材：动物甲状腺

染色：HE 染色

1. 肉眼观察　切片形状不规则，着色较红。

2. 低倍镜观察　表面有结缔组织被膜，腺实质内有许多大小不等的圆形或方块状结构称滤泡。每个滤泡中央充满粉红色均质块状物为胶质，其周围可见一层紫蓝色圆形细胞核，即单层立方上皮。找到圆形细胞核排列整齐的滤泡，转高倍镜观察单层立方上皮的特点。

3. 高倍镜观察（图 13-1B）由一层大致呈正方形细胞紧密排列形成，但细胞分界不明显，胞质粉红色；胞核圆，紫蓝色，位于细胞中央。请识别上皮细胞的游离面和基底面。

三、假复层纤毛柱状上皮 (pseudostratified ciliated columnar epithelium)

取材：动物气管

染色：HE 染色

1. 肉眼观察　切片是气管横切面，呈圆形或半弧形（有的切片呈长条状）。在管腔面或半弧形切片的凹面（或长条切片的一侧），即为所要观察的假复层纤毛柱状上皮。

2. 低倍镜观察　上皮较厚，可见几层细胞核，呈蓝紫色；上皮游离面有纤毛，基底面可见一条粉红色结构，即为基膜。

3. 高倍镜观察 （图 2-2）上皮细胞的形态在切片上分辨不清，但可根据细胞核的位置及形态区别几种细胞。细胞核大致可分三层：紧贴基膜的一层细胞核小，着色深，是锥体形细胞的核；中间层细胞核呈卵圆形，是梭形细胞的核；近游离面的细胞核为椭圆形，是柱状细胞的核。柱状细胞的游离面有纤毛（思考：纤毛是怎样形成的？电镜结构如何？有何功能？）在柱状上皮细胞之间夹有杯状细胞。

四、复层扁平上皮 (stratified squamous epithelium)

取材：动物食管

染色：HE 染色

1. 肉眼观察 切片是食管横切面，管腔面收缩形成许多皱襞，使管腔变小而不规则。沿管腔表面有一层紫蓝色结构，即为复层扁平上皮。

2. 低倍镜观察 在管腔面找到复层扁平上皮，其细胞层数约为数层，基底部呈波浪状与结缔组织连接。结缔组织形成乳头（色较浅）突到基底层的凹面（为什么？）。从基底面到游离面，细胞分界不清，但可从细胞核的形态变化观察其特点。

3. 高倍镜观察 （图 2-3）从基底面到游离面观察各层上皮细胞形态特点，基底层细胞矮柱状（一层），核呈卵圆形，着色深，排列紧密，胞质很少（有些部位基底层细胞核可见 2～3 层，是因为斜切，有些部位在上皮内可见圆形或不规则形的浅色结构，是因上皮斜切，切到了深处突入基底层凹面的结缔组织乳头，乳头周围染色较深部分即为上皮基底层细胞）。中间部有几层多边形细胞，分界清楚，胞质着色浅，胞核圆，位于细胞中央。近游离面有数层扁平细胞，胞核椭圆形，其长轴与表面平行。（思考：复层扁平上皮还可分布在何处？有何名称及结构特点？）

五、变移上皮 (transitional epithelium)

取材：动物膀胱

染色：HE 染色

1. 肉眼观察 切片上有两条厚薄不一组织，其中较厚的一条是空虚状态的膀胱壁，它有一个面可见波浪状突起，即为管腔面，其表面呈紫蓝色的结构即为变移上皮。另一条较薄的组织是扩张状态的膀胱壁。

2. 低倍镜观察 空虚状态的膀胱壁有突起的一面，沿突起表面观察可见变移上皮，上皮细胞多层，基底层与结缔组织连接面较平，没有结缔组织乳头（这是与复层扁平上皮区别之一）；扩张状态的变移上皮细胞层数为 3～4 层，游离面和基底面都较平整（这是与复层扁平上皮区别之二）。

3. 高倍镜观察 （图 2-4）膀胱空虚状态时，细胞层数多，表层为一层盖细胞，细胞体积大，为立方形或倒置的梨形，一个细胞可以覆盖几个中间层的细胞。中间层细胞呈多边形，基底层有一层立方形或矮柱状细胞。膀胱扩张状态时，盖细胞呈扁梭形，深层细胞呈多边形，形状不一。

六、腺上皮 (glandular epithelium)

取材：动物颌下腺

染色：HE 染色

1. 肉眼观察　不规则粉红色组织切片。

2. 光镜下观察 （图 15-2B）可见许多腺泡，染色深的是浆液性腺泡。颌下腺是以浆液性腺泡为主的混合腺，着色浅的黏液性腺泡较少，成群分布于着色深的浆液性腺泡之间。混合性腺泡的特点是：在一个黏液性腺泡的一侧可见有几个染色深的浆液性腺细胞构成的半月。观察时，注意从细胞核的形态、位置、细胞质的染色深浅区别辨认腺泡的结构特点。

【示教内容】

内皮 (endothelium) 与间皮 (mesothelium)

取材：蛙的肠系膜

染色：镀银染色

高倍镜观察：先找到毛细血管，观察内皮，然后再观察肠系膜表面的间皮（图 2-5）。

【自测题】

一、思考题

1. 试比较各种被覆上皮的细胞形态结构特征、分布和功能。

2. 在观察单层柱状上皮切片时，部分区域为什么会出现多层细胞核？

3. 假复层纤毛柱状上皮与其他三种单层上皮相比，有哪些主要特点？

二、名词解释

1. 细胞连接
2. 内皮
3. 微绒毛
4. 基膜
5. 质膜内褶

三、讨论题

1. 在组织切片上，根据哪些形态结构特点确认上皮组织？

2. 比较复层扁平上皮和变移上皮在形态结构和功能上有何不同？

3. 光镜下如何区分浆液性腺泡、黏液性腺泡和混合性腺泡？

（吴　岩）

第三章　结缔组织

【知识概要】

结缔组织 (connective tissue) 由细胞和大量细胞外基质构成。狭义的结缔组织指固有结缔组织，包括疏松结缔组织、致密结缔组织、脂肪组织和网状组织。广义的结缔组织还包括血液和淋巴、软骨组织和骨组织。结缔组织在体内分布广泛，具有连接、支持、营养、运输、保护等多种功能。

【实验内容】

一、疏松结缔组织 (loose connective tissue) 铺片

取材：小鼠肠系膜

染色方法：铺片、混合染色

为显示疏松结缔组织中巨噬细胞的形态特点，在活体小鼠皮下注射台盼蓝染料，存活数日后处死，取其肠系膜，用分离针分离平铺于玻片上，经固定、脱水和复合染色后即可在镜下观察。这种铺片在光镜下可见有两种纤维（胶原纤维、弹性纤维）和两种细胞（肥大细胞、巨噬细胞）。有时可见成纤维细胞。

1. 肉眼观察　铺片呈紫红色不规则组织块。

2. 低倍镜观察　选择薄而较透明的部位观察。较粗的粉红色纤维是胶原纤维。混杂在胶原纤维之间的细丝状紫色纤维即为弹性纤维。弹性纤维常为单条直行，有分支，交织成网，断端常卷曲。网状纤维用浸银法方可显示，故此片看不到。上述纤维之间有肥大细胞和巨噬细胞。

3. 高倍镜观察 （图 3-1）选择纤维较分散、细胞较多的部位观察，可见下列细胞：

（1）成纤维细胞：只见浅蓝色椭圆形细胞核，胞核中有 1～2 个核仁。细胞质染色很浅，隐约可见淡紫色的细胞轮廓，有的细胞质模糊不清。此种细胞量最多。

（2）巨噬细胞：细胞轮廓清楚，形态多样，呈卵圆形或不规则形；细胞核小着色深（注意与成纤维细胞比较），胞质中可见吞噬的紫蓝色台盼蓝染料颗粒。

（3）肥大细胞：细胞三五成群分布，胞体呈圆形或卵圆形，胞质中充满着色深粗大的具有异染性的嗜碱性颗粒（因颗粒太密集而不能分辨）。

二、脂肪组织 (adipose tissue)

取材：人手指皮肤

染色：HE 染色

1. 肉眼观察　切片呈长条状，根据染色深浅分三部分：着色最深的一面为表皮，靠近表皮的浅染区是真皮（为不规则致密结缔组织），真皮深面染色更浅的部分是皮下组织，由大量脂肪组织和少量疏松结缔组织构成。

2. 低倍镜观察 （图 3-2）找到圆形空泡状的脂肪细胞。许多空泡状的脂肪细胞聚集成团，被结缔组织包裹形成脂肪小叶。

3. 高倍镜观察　脂肪细胞较大，呈圆形、椭圆形或多边性。胞质呈空泡状（脂滴在制片时被酒精溶解所致），胞核及少量胞质被挤到细胞一侧，呈梭形紫蓝色。

【示教内容】

一、网状纤维 (reticular fiber)

取材：动物的淋巴结

染色：镀银染色

高倍镜观察：纤维染成黑色，细而分支多，交织成网（图 3-3）。

二、浆细胞 (plasma cell)

取材：动物的结缔组织

染色：HE 染色

高倍镜观察：细胞呈卵圆形，胞质嗜碱性强，染成蓝紫色，近核处有一浅的亮区；核常位于细胞的一端，核染色质致密呈块状，多位于核膜内侧，呈辐射状排列（图 3-4）。

【自测题】

一、思考题

1. 试比较疏松结缔组织中三种纤维形态结构、主要化学成分和功能。
2. 简述肥大细胞结构和功能
3. 简述成纤维细胞的结构与功能。

二、名词解释

1. 分子筛
2. 间充质
3. 肥大细胞
4. 巨噬细胞

三、讨论题

在 HE 染色铺片标本上，可以见到疏松结缔组织的哪些成分？哪些成分看不到？为什么？

（吴　岩）

第四章　血液和血细胞的发生

【知识概要】

健康成人约有 5L 血液 (blood)，占体重的 7%。血液离心沉淀后可以分为三层：上层为淡黄色的血浆，下层为红细胞，中间的薄层为白细胞和血小板。

【实验内容】

血涂片 (blood smear)

取材：人外周血

染色方法：涂片，Giemsa 或 Wright 染色

1. 肉眼观察　经染色后的血涂片为淡橘红色。

2. 低倍镜观察　红细胞数量多，染成橘红色。在红细胞之间可看到细胞核染成紫蓝色的白细胞。挑选白细胞较集中的区域，转高倍镜对各种血细胞逐一仔细观察。

3. 高倍镜观察

（1）红细胞：细胞无核，细胞周边着色较深、中央着色浅。

（2）白细胞：观察时应根据细胞大小、胞质内特殊颗粒的类型、胞质染色特征和细胞核形态及分叶特征，区分五种不同类型的白细胞。

1）中性粒细胞：数量最多，细胞核呈弯曲杆状或分叶，分叶 2～5 叶，叶间有染色质丝相连，胞质浅红色，胞质内隐约可见数量较多、细小均匀染成淡紫红色的颗粒（图 4-1）。

2）嗜酸性粒细胞：数量少于中性粒细胞，较难找到。胞体较大，核以 2 叶多见，胞质内充满粗大、均匀、橘红色颗粒（图 4-2）。

3）嗜碱性粒细胞：数量少，标本上难找到。细胞核分叶、或呈 S 形或不规则形，轮廓模糊。胞质内可见分布不均、形态不规则、大小不等的染成紫蓝色颗粒，常覆盖核（图 4-3）。

4）淋巴细胞：小淋巴细胞多见。细胞圆形，核大、圆形，一侧常可见到凹痕，染色质多聚集成块状，胞质少，嗜碱性呈天蓝色。胞质内可见少量嗜天青颗粒（图 4-4）。

5）单核细胞：体积大，细胞核呈肾形或马蹄形，染色较浅。胞质较丰富，染色灰蓝，胞质内可见许多细小的嗜天青颗粒（图 4-5）。

（3）血小板：体积较小，形态不规则。常聚集成群。中央含紫色颗粒为颗粒区。周边染色浅灰蓝色为透明区（图 4-5）。

【示教内容】

网织红细胞 (reticulocyte)

取材：人外周血

染色：煌焦油蓝染色

高倍镜下红细胞呈淡绿色。网织红细胞胞质内有深蓝色的细网状、颗粒状结构。

【自测题】

一、思考题

1. 血液的有形成分有哪些？血清与血浆有何区别？

2. 简述红细胞、白细胞、血小板的光镜结构？

二、名词解释

1. 血象

2. 红细胞膜骨架

3. 网织红细胞

4. 造血诱导微环境

5. 造血干细胞

三、讨论题

1. 1990 年美国血液学家托马斯因其在 hematopoietic stem / progenitor cell（HSC / HPC）移植方面所做出的杰出贡献而荣获 Nobel 生理学和医学奖。*Science* 将美国科学家探索的“取自人胚胎或骨髓的 HSC 可用于培养成不同的人体细胞、组织和器官，有望成为移植器官的来源”之发现评定为 2000 年及 2001 年两届世界“十大”科技成就奖。请问你对上述知识了解多少？请结合所学知识进行讨论。

2. 1995 年起有关各种成年组织干细胞“可塑性”研究的报道在 *Nature*、*Science*、*Cell* 上频频出现，尤其是在 1998—2001 年期间此类研究的报道达到了顶峰。关于 HSC“可塑性”研究的报道则从 1997 年才开始出现在相关学术期刊上，请结合你所学到的知识及检索到的信息，试写出一篇读书报告。

3. 你对脐血造血干细胞移植知道多少？你愿意从现在起就开始关注它吗？你愿意在该领域做出贡献吗？

（吴 岩）

第五章　软骨和骨

【知识概要】

软骨组织 (cartilage tissue) 和骨组织 (osseous tissue) 均属于广义结缔组织。软骨组织主要由软骨细胞和细胞外基质（软骨基质）构成。软骨组织和周围的软骨膜构成软骨。根据软骨基质中所含纤维的不同，将软骨分为透明软骨、弹性软骨、纤维软骨。骨组织由骨祖细胞、成骨细胞、骨细胞、破骨细胞和钙化的细胞外基质（骨质）构成。骨质呈板层状称骨板。骨板的排列不同形成密质骨和松质骨。骨组织和骨膜构成骨。

【实验内容】

一、透明软骨 (hyaline cartilage)

取材：猫的气管

染色：HE 染色

1. 肉眼观察　气管横断面，管壁呈 C 形，其中紫蓝色的结构是透明软骨 。

2. 低倍镜观察　从软骨表面向中心的顺序观察（图 5-1A ）。

（ 1 ）软骨膜：位于透明软骨表面（注意是在整个软骨组织的周围），染成粉红色，由致密结缔组织构成。

（ 2 ）软骨组织：基质着色深浅不一，从外到内的颜色变化是由浅粉红色变成蓝色或紫蓝色。软骨细胞周围的基质呈强嗜碱性。软骨细胞形态不一致，靠近软骨膜的细胞较小，呈扁圆形，单个分布，与软骨膜平行排列；渐进中央，细胞逐渐增大，呈圆形或椭圆形，常见 2 ~ 8 个软骨细胞成群分布，即同源细胞群 。

3. 高倍镜观察（图 5-1B ）

（ 1 ）软骨囊：为软骨细胞周围的基质，嗜碱性强，染色较深。

（ 2 ）软骨细胞：软骨细胞位于软骨陷窝内，细胞圆形或椭圆形，胞质少，细胞核小而圆，核仁明显。由于在制片过程中，经固定和脱水后，细胞收缩。因此，细胞与软骨囊之间出现透亮的空隙，此为陷窝的一部分。在活体上软骨细胞占据整个软骨陷窝。

二、骨 (bone) 磨片

取材：人长骨骨干

染色：硫堇染色

1. 肉眼观察　硫堇染色的骨磨片呈深黄色。

2. 低倍镜观察 （图 5-2A ）镜下可见许多同心圆排列的结构，即为哈弗斯系统（骨单位）。每个哈弗斯系统的中央有一管腔为中央管，管腔内沉积着黄色的染料。哈弗斯骨板围绕中央管呈同心圆排列。一些中央管之间相连的管道为穿通管。哈弗斯系统之间可见一些不规则的骨板，即间骨板。

3. 高倍镜观察 （图 5-2B ）选择一个结构清晰的哈弗斯系统观察：以中央管为中心，数层哈弗斯骨板呈同心圆排列。骨板内或骨板间有许多椭圆形的骨陷窝（因骨陷窝内有染料而呈深黄色）。骨陷窝向四周伸出许多细线样的骨小管。相邻骨陷窝之间的骨小管彼此相通。在每个哈弗斯系统表面，有折光性较强的粘合线，骨小管在此终止。

三、脱灰骨（骨切片）

取材：人长骨干（脱钙后）

染色：HE 染色

1. 肉眼观察　粉红色的骨切片。

2. 低倍镜观察　骨外膜：位于外表面，致密结缔组织构成。骨内膜：内衬于骨髓腔表面，极薄，仅能看到一层卵圆形的细胞核。骨外膜和骨内膜之间有外环骨板：位于骨外膜内侧，骨板与骨表面平行排列，层次较多而整齐。内环骨板：位于骨髓腔面，沿骨髓腔面排列，骨板层次少且厚薄不一。哈弗斯系统：位于内、外环骨板之间，哈弗斯系统中央为中央管，管内有神经和血管或已脱落。数层哈弗斯骨板围绕中央管呈同心圆排列。间骨板：位于哈佛斯系统之间，排列不规则 。切片中还能见到一些纵切或斜切的管道，内含血管、神经，是穿通管。穿通管还可与中央管相通（图 5-3A）。

3. 高倍镜观察　位于骨板间或骨板内，单个分散排列，呈椭圆形为骨陷窝，是骨细胞胞体所在的腔隙。因制片时，骨细胞收缩，故仅能看到蓝色的核或骨细胞脱落后剩下的白色的骨陷窝。从骨陷窝向四周伸出的许多放射状小管为骨小管（不易看见，需将光线调暗，转动微调才能见到）（图 5-3B）。

四、长骨的发生

取材：婴儿指骨

染色：HE 染色

1. 肉眼观察　标本为手指的纵切面，表面为皮肤，内部有三块指骨。选择一完整的指骨观察。两端膨大为骨骺，呈浅蓝色，是透明软骨；中间较窄的部分是骨干，染成红色，骨干中间是骨组织和骨髓。

2. 低倍镜观察　（图 5-4）指骨属于长骨，其发生方式主要是软骨内成骨。从软骨的关节面一端开始观察，逐渐向中间方向移动，依次分辨出以下结构：

（1）软骨储备区：是一般的透明软骨，软骨细胞小，分散存在，软骨基质弱嗜碱性。

（2）软骨增生区：软骨细胞增大，同源细胞群纵行排列形成。

（3）软骨成熟区：软骨细胞增大变圆，软骨细胞柱之间的软骨基质变薄。

（4）软骨钙化区：软骨细胞肥大，胞质呈空泡状，核固缩。一些细胞退化死亡，留下大陷窝。基质较窄。有钙盐沉积，呈强嗜碱性。

（5）成骨区：在残留的灰蓝色的软骨基质表面，被覆薄层红色的新生骨组织，共同形成条索状的过渡型骨小梁，其表面有成骨细胞；骨小梁之间的腔隙是初级骨髓腔，内含造血组织（红骨髓）。该区为初级骨化中心。骨髓腔的两侧是已经形成的较厚的骨组织，为骨领（膜内成骨方式形成），嗜酸性，染成红色。可见骨陷窝及其中的骨细胞。

【示教内容】

一、弹性软骨 (elastic cartilage)

取材：人的耳廓

染色：醛复红染色

镜下可见软骨细胞较密集，细胞之间的基质中含大量弹性纤维，紫蓝色，交织成网（图 5-5）。

二、纤维软骨 (fibrous cartilage)

取材：人的椎间盘

染色：HE 染色镜下可见胶原纤维数量多，平行或交错排列。软骨细胞较少，位于纤维束之间，常成行排列。

三、膜内成骨

取材：新生儿头骨

染色：HE 染色

间充质下方有染成红色的骨小梁，呈网状，网眼即为骨髓腔。骨小梁周围可见有成骨细胞和破骨细胞。在高倍镜下，重点观察成骨细胞和破骨细胞。

（1）成骨细胞：分布在过渡型骨小梁的表面。细胞整齐排列成一层，细胞呈矮柱状，胞质嗜碱性 。

（2）破骨细胞：数目较少，常位于骨组织表面的凹面，细胞体积大，形态不规则，有多个细胞核，胞质嗜酸性强（图 5-6）。

【自测题】

一、思考题

1.透明软骨基质中的纤维为什么在光镜下不易分辨？为什么软骨囊的嗜碱性较其他部位强？

2.长骨的骨干和骨骺硬度不同，为什么？从组织学结构的角度解释之。

3.软骨和骨的营养方式有何不同？

二、名词解释

1. 同源细胞群
2. 哈弗斯系统（骨单位）
3. 骨板
4. 软骨囊

三、讨论题

1.随年龄的增加，骨质中的化学成分有何变化？

2.骨膜对软骨和骨的修复和再生有何意义，为什么骨膜移植能够治疗骨和软骨的缺损？查阅文献，了解组织工程技术在软骨和骨的研究领域中都有哪些成就？

（崔明玉）

第六章　肌组织

【知识概要】

肌组织 (muscle tissue) 由肌细胞和细胞间少量结缔组织构成。肌细胞细长纤维形，又称肌纤维。肌组织分三种：骨骼肌、心肌、平滑肌。骨骼肌和心肌均有明暗相间的周期性横纹，属于横纹肌。平滑肌无横纹。

【实验内容】

一、骨骼肌 (skeletal muscle)

取材：兔骨骼肌

染色：HE 染色

1. 肉眼观察　切片上有两块标本组织，长条形的为纵切面，椭圆形的为横切面。

2. 横切面　标本为一块肌肉器官的横切面。

（1）低倍镜观察：表面有致密结缔组织包绕为肌外膜；肌外膜伸入肌肉内，形成隔，包裹着每一束肌纤维形成肌束膜；肌束的大小不等，形状不规则。每条肌纤维周围有薄层结缔组织为肌内膜（不易分辨），结缔组织中可见血管。

（2）高倍镜观察：肌纤维的横切面呈多边形，大小不一。核位于肌膜下，呈圆形或卵圆形。肌纤维内有许多红色点状的肌原纤维（图 6-1）。

3. 纵切面：重点观察骨骼肌纤维的结构。

（1）低倍镜观察：骨骼肌纤维呈长带状，相互平行排列。肌纤维之间有少量结缔组织、成纤维细胞核及毛细血管。

（2）高倍镜观察（适当将视野调暗）：每条肌纤维有许多椭圆形的核，位于肌纤维的周边（注意与周围结缔组织细胞核相区别）。骨骼肌纤维的核位于肌膜内侧。每条肌纤维上可见明暗相间的横纹。深色是暗带（A 带），浅色是明带（I 带），肌纤维内与长轴平行排列的细丝为肌原纤维（图 6-1）。

二、心肌 (cardiac muscle)

取材：猫的心脏

染色：HE 染色

1. 肉眼观察　标本为心脏壁的一部分，着色较红为心肌。

2. 低倍镜观察　由于心肌纤维排列方向不一致，有纵、横、斜切面，故要全面观察标本。肌纤维之间有结缔组织和毛细血管。

3. 高倍镜观察　注意与骨骼肌区别。

（1）横切面：心肌纤维呈圆形或不规则，大小不等。肌原纤维呈点状，着红色，分布在肌纤维的周边。细胞核位于肌纤维中央，呈圆形，有的横切面未见核。肌浆着色浅，由于肌浆在核的周围较多，故在未切到核的细胞中央往往可见浅染区（图 6-2）。

（2）纵切面：心肌纤维较骨骼肌纤维细而短，有分支，相互吻合成网。细胞核呈卵圆形，位于肌纤维的中央。有时可见双核。细胞核周围肌浆丰富，着色浅。有暗带和明带构成的横纹，但不如骨骼肌明显。相邻肌纤维的连接处深色的线条即闰盘（图 6-2）。

三、平滑肌 (smooth muscle)

取材：猫的空肠

染色：HE 染色

1. 肉眼观察　小肠壁光滑面一侧，染成红色的是平滑肌。

2. 低倍镜观察　平滑肌分两层。纵切面平滑肌纤维呈长梭形，横切面平滑肌纤维呈大小不一圆点形。

3. 高倍镜观察

（1）纵切面：平滑肌呈梭形，相邻的肌纤维彼此交错相互嵌合。肌浆呈红色。核位于细胞的中央，呈杆状，由于细胞收缩使核变形而呈螺旋状。

（2）横切面：平滑肌纤维呈大小不等的圆形，有的切面中央有圆形的核，有的切面看不到核（图 6-3）。

【示教内容】

一、骨骼肌横纹

取材：兔骨骼肌

染色：铁苏木精染色

镜下观察明带、Z 线、暗带、H 带（图 6-4）。

二、闰盘 (intercalated disk)

取材：猫的心脏

染色：铁苏木精染色

镜下可见心肌纤维有明暗相间的横纹。闰盘位于相邻的心肌纤维接触的地方，染色深，与肌纤维长轴垂直（图 6-5）。

【自测题】

一、思考题

1. 比较骨骼肌和心肌在光镜下的结构。
2. 从结构的角度解释为什么心肌的储钙能力比骨骼肌弱。
3. 简述骨骼肌纤维的肌丝组成、排列、分子结构及收缩机制。

二、名词解释

1. 肌原纤维
2. 肌节
3. 三联体
4. 闰盘
5. 横小管

三、讨论题

骨骼肌纤维的横纹是如何形成的?

（崔明玉）

第七章　神经组织

【知识概要】

神经组织 (nerve tissue) 由神经元和神经胶质细胞组成。神经元是神经系统的结构和功能单位。具有接受刺激、传导冲动、整合信息的作用。神经元与神经元或非神经元之间通过突触形成复杂的神经网络，将信息传递到效应器发挥效应。神经胶质细胞分布于神经元之间，对神经元起支持、保护、营养、绝缘等作用。

【实验内容】

一、多极神经元 (multipolar neuron)

取材：狗的脊髓

染色：HE 染色

1. 肉眼观察　脊髓横切面为椭圆形。周围浅色的部分是白质。中央呈蝴蝶形，着色较深的部分为灰质。在灰质中，两个短粗的突起为前角，两个细长的突起为后角。

2. 低倍镜观察 （图 7-1A ）前角中有许多体积较大的细胞，着紫蓝色，为前角的神经元的胞体。后角的神经元体积较小。神经元之间可见许多小而圆的细胞核，是神经胶质细胞的核。选择一个切面结构完整的神经元置于高倍镜下观察。

3. 高倍镜观察 （图 7-1B ）胞体：大，呈多角形，伸出数个突起（多已切断）。核位于细胞中央，大而圆；常染色质多，染色浅；核仁明显。胞质中含许多蓝紫色块状或颗粒状的尼氏体。树突：可观察到一个或数个树突的根部，树突从胞体发出时较粗大，逐渐变细。树突内含有尼氏体。轴突：只有一个（不易切到）。轴突自胞体发出的部位为轴丘。轴丘、轴突均不含尼氏体。

二、有髓神经纤维 (myelinated nerve fiber) 和神经

取材：狗的坐骨神经

染色：HE 染色

1. 肉眼观察　切片上有两块组织，长条状的是神经的纵切面。圆形的是横切面。

2. 神经的横切面

（1）低倍镜观察（图 7-2A）：神经外包裹的致密结缔组织为神经外膜；神经内有多个圆形的神经束，神经束周围的致密结缔组织形成神经束膜；神经束膜的结缔组织伸入神经束内，分布在每条神经纤维周围即是神经内膜（低倍镜下不易辨认）。

（2）高倍镜观察：神经纤维呈圆形，粗细不一；中央紫红色小点为轴突；轴突的周围是髓鞘，呈粉红色网状结构；髓鞘外面是神经膜，很薄，染成红色，有的尚有施万细胞的胞核，呈弯月形（图 7-2B）。

3. 神经的纵切面

（1）低倍镜观察：许多神经纤维平行排列，由于排列较紧密，故每条神经纤维界限不易辨认。神经纤维之间有极薄结缔组织。

（2）高倍镜观察：轴突：神经纤维的中央一条呈紫红色的线 。髓鞘：位于轴突两侧，呈粉红色稀疏网状结构。髓鞘的边缘可见椭圆形的施万细胞核，染色较浅。郎飞结：每条神经纤维的一定距离上，髓鞘中断，形成一缩窄，呈十字状（图 7-2C）。

【示教内容】

一、星形胶质细胞 (astrocyte)

取材：猫的大脑

染色：镀银染色

星形胶质细胞染成黑色，有许多突起。胞体小、不规则。从胞体向四周发出细长的突起，分枝较少，为纤维性星形胶质细胞。其中有一个或数个突起的末端附着于毛细血管壁。

二、运动终板 (motor end plate)

取材：蛇肋间肌

染色：氯化金浸染压片

骨骼肌纤维呈淡紫色，其上面可见染成黑色的神经纤维。神经纤维末端呈扣状或爪状紧贴肌膜，形成运动终板。

三、触觉小体 (tactile corpuscle)

取材：人手指皮肤

染色：HE 染色

在真皮的乳头层内可见卵圆形的触觉小体（图 11-2）。

四、环层小体 (lamellar corpuscle)

取材：人手指皮肤

染色：HE 染色

在皮下组织内，圆形或椭圆形呈同心圆的结构是环层小体（图 7-3）。

【自测题】

一、思考题

1. 简述突触的定义、类型、化学突触的结构。
2. 简述神经胶质细胞的种类、结构特点及功能。
3. 髓鞘是如何形成的？试述有髓神经纤维的结构。
4. 简述运动终板的电镜结构和功能。

二、名词解释

1. 尼氏体
2. 血 - 脑屏障
3. 化学突触
4. 郎飞结
5. 轴丘

三、讨论题

神经干细胞对神经系统损伤后的修复有何意义，其应用前景如何?

（崔明玉）

第八章　神经系统

【知识概要】

神经系统 (nervous system) 主要由神经组织构成。分为中枢神经系统和周围神经系统两部分。前者包括脑和脊髓，后者由脑神经节和脑神经、脊神经节和脊神经、自主神经节和自主神经组成。脑和脊髓结构分为灰质和白质两部分。神经元的胞体集中的部分称灰质，白质主要由神经纤维束构成。由于大脑和小脑的灰质在表层故又称皮质，白质位于皮质深层又称髓质。在周围神经系统，神经元胞体主要集中在神经节。

【实验内容】

一、大脑 (cerebrum)

取材：人的大脑

染色：HE

1. 肉眼观察　标本是中央前回和后回的垂直切面，首先注意识别标本上的一个深沟。其次比较沟两侧的皮质。较厚的为中央前回，较薄的为中央后回，着色较深的是皮质，着色较浅的是髓质。

2. 低倍镜观察（图 8-1）

（1）软脑膜：被覆于皮质表面的薄层结缔组织，内含小血管。

（2）皮质：又称灰质，位于大脑表面。皮质内的神经元分层排列，但各层界限在 HE 染色切片中不十分清晰。一般根据细胞的密度、种类和大小进行判断。由外向内分为六层：

1）分子层：位于皮质表层，细胞小而少，排列稀疏，主要是水平细胞和星形细胞。

2）外颗粒层：较薄，细胞密集，由许多颗粒细胞及少量小锥体细胞构成，后者形态较清楚，胞体呈锥形。

3）外锥体细胞层：较厚，细胞排列较稀疏，主要是中、小型的锥体细胞，以中型居多。

4）内颗粒层：在中央前回不明显，在中央后回较厚，由较多颗粒细胞与少量锥体细胞组成。

5）内锥体细胞层：主要为分散的大、中型锥体细胞。在中央前回较厚（此处巨大的锥体细胞称 Betz 细胞），在中央后回较薄。

6）多形细胞层：在中央前回较厚，在中央后回较薄。近髓质，较厚，细胞散在，形态多样，以梭形细胞为主。

（3）髓质（白质）：呈浅粉色，可见粉红色的神经纤维和深染的神经胶质细胞核。

3. 高倍镜观察　观察锥体细胞的形态结构。

在皮质较深的部分仔细观察，可见到许多锥体细胞，其尖端伸向皮质表面。细胞间着红色部分是无髓神经纤维所在处。选择一较大且切面完整的锥体细胞进行观察。胞体呈锥形，核大而圆，位于中央，核仁明显。锥顶向表面，其主干树突自锥顶伸出，走向皮质表面，沿途发出一些分支；在胞体的基部也发出一些树突，轴突自胞体底部发出，因切面关系不易见到。

二、小脑 (cerebellum)

取材：人的小脑

染色：HE

1. 肉眼观察 （图 8-2）小脑表面有许多平行的浅沟把小脑分隔成许多小脑叶，呈叶片状；表面染色呈粉红色和紫红色部分为皮质，其中染成粉红色，为分子层，深部紫蓝色者为颗粒层；介于分子层与颗粒层之间的普肯耶细胞层用肉眼不能分辨；皮质深面染色较浅的部分为髓质。

2. 低倍镜观察 分清软脑膜、皮质和髓质。

分辨皮质的三层结构和髓质（图 8-2）。皮质表面，厚而着色浅的为分子层；其深部厚而着色深的为颗粒层；两者之间有一排大的、规则排列的神经元胞体，为普肯耶细胞层；髓质（白质）位于皮质深部，染色最浅，界限清楚。

（1）软脑膜：被覆于皮质表面的薄层结缔组织，内含小血管。有的切片小脑表面软脑膜大部分脱落，可在小脑横沟内观察。

（2）皮质：为小脑近表面的一层，由神经元、神经胶质和神经纤维组成。由表及里可分为明显的三层。

1）分子层：皮质最表面，较厚，染色甚浅，内含大量淡红色的无髓神经纤维纵切面，细胞较少、分散，主要由星形细胞和篮状细胞构成。

2）普肯耶细胞层：此层明显，由一排普肯耶细胞组成。胞体大，呈梨形，排列较整齐，染色较深，核大，核仁明显。其胞体顶端的主树突伸入分子层，轴突穿过颗粒层进入髓质，不易见到。

3）颗粒层：此层甚厚，由大量胞体较小的颗粒细胞和少量胞体较大的高尔基Ⅱ型细胞构成。颗粒细胞的核小而圆，染色较深。

（3）髓质：位于皮质的深部，可见散在的神经胶质细胞和着粉红色的神经纤维。

3. 高倍镜观察 选一形态完整的普肯耶细胞（又称小脑梨状神经元）重点观察。特点是细胞胞体大，呈梨形，排列较整齐，染色较深，胞质含有嗜碱性的尼氏体，细胞核较大，核仁明显，位于细胞中央；其主树突自胞体顶端伸出并走向皮质表面；主树突反复分支呈柏树叶状伸入到分子层内，但因切片关系不易全部见到。

三、脊髓 (spinal cord)

取材：动物脊髓

染色：HE

1. 肉眼观察 （图 7-1A）脊髓横断面呈扁圆形，其外面包裹着脊髓膜。脊髓分为灰质和白质两部分。灰质居中，着色较红，形如蝴蝶状（或称 H 形），灰质又有四个突出的部分，两个较窄的突起为后角，两个较宽的突起为前角。灰质周围染色浅的为白质。

2. 低倍镜观察 分辨灰质和白质及灰质的前角和后角。

（1）灰质：可见多极神经元胞体、神经胶质细胞和无髓神经纤维。在脊髓灰质的前角可见成群分布、体积较大的多极神经元；后角神经元较小，数量少，分散排列；灰质中央有脊髓中央管的切面，内衬室管膜。

（2）白质：可见大量粗细不一的有髓神经纤维和少量无髓神经纤维，其间有神经胶质细胞。

3. 高倍镜观察

（1）在脊髓前角可见带突起的多极神经元，树突和轴突不易确定。在胞体含有丰富的尼氏体（呈紫色的斑块状），胞核大、色浅，空泡状，核仁明显。在后角的神经元胞体较小，散在分布（图 7-1B）。

（2）脊髓中央管：管壁由一层柱状的室管膜细胞构成。

四、脊神经节 (spinal ganglia)

取材：动物脊神经节

染色：HE 染色

1. 肉眼观察和低倍镜观察　标本中椭圆形膨大是脊神经节，与脊神经节相连的、较小的为脊神经背根。低倍镜下，选择结构清晰的神经细胞群，转换高倍镜观察。

2. 高倍镜观察 （图 8-3）假单极神经元胞体切面多呈圆形或椭圆形，大小不等，尼氏体呈细颗粒状，胞核大而圆，核仁明显。围绕胞体外周的一层扁平或立方形细胞即卫星细胞。在细胞群之间可见到大量神经纤维的纵切面，其中主要是有髓神经纤维，无髓神经纤维很少。

【示教内容】

一、大脑

取材：人的大脑

染色：镀银染色

低倍镜观察：表面是皮质，深层是髓质，皮质的神经细胞经镀银法处理后，胞体及其突起都呈黑色。深面是大脑的髓质（白质），主要由有髓神经纤维构成。

在皮质内锥体细胞的形态大致相似，但可分大、中、小三型。所有的细胞均呈棕黑色。锥体细胞的胞体呈三角形，自胞体顶端伸出一个较大突起，是主树突，伸向大脑表面，由主树突又可伸出一些分支；由三角形胞体的基部也伸出树突，其方向与主树突相垂直，但较主树突为细，分支亦少。由三角形胞体的底面伸出一个细长的轴突，轴突表面光滑，方向与主树突相反，而进入大脑髓质。因切片关系，在此只见到轴突自胞体伸出的一小段。

二、小脑普肯耶细胞 (Purkinje cell)

取材：兔的小脑

染色：镀银染色镜下观察（图 8-4）：在皮质部分选择胞体较大的棕黑色的普肯耶细胞进行观察。该细胞是多极神经元，胞体呈梨形，树突呈柏树样分支。高倍镜下观察，可见除主树突外，所有粗细树突的分支上都有无数颗粒状的树突棘密布；轴突的表面光滑，其方向与树突相反，进入小脑髓质，制片时轴突因被切断而较短或不易见到。

【自测题】

一、思考题

1. 试述小脑皮质的组织结构。

2. 试述大脑皮质的组织结构。

3. 光镜下如何区别脊神经节和交感神经节？

二、名词解释

1. 小脑小球
2. 血 - 脑屏障
3. 小脑普肯耶细胞

三、讨论题

1. 从组织学的角度说明小脑是如何精确调节肌群动作的？
2. 分析儿童与成人血 - 脑屏障的结构差异及阿尔茨海默病与血 - 脑屏障的相关性？
3. 从组织学角度谈论对脊髓灰质炎认识？

（郝兴霞）

第九章 眼和耳

【知识概要】

眼 (eye) 由眼球及其附属器官组成。眼球包括眼球壁和眼球内容物。眼球壁分为纤维膜、血管膜和视网膜三层。眼球内容物有晶状体、玻璃体和房水。眼附属器官包括眼睑、泪器及眼外肌等。

耳由外耳、中耳和内耳组成。内耳由骨迷路和膜迷路组成，骨迷路由前至后分为耳蜗、前庭和半规管，它们依次连通；膜迷路悬系于骨迷路内，形态基本与骨迷路相似。

【实验内容】

一、眼球 (eye ball)

取材：人的眼球矢状切面

染色：HE 染色

1. 肉眼观察　眼球前部稍凸起，后部有视神经。（图 9-1）辨认眼球壁三层膜结构；辨认角膜、虹膜、睫状体、晶状体等结构的位置。

（1）纤维膜：位于眼球壁最外层，染成红色，前部为角膜，后部为巩膜。

（2）血管膜：位于纤维膜内面，呈棕黑色。自前向后分为虹膜、睫状体和紧贴巩膜内面的脉络膜。

（3）视网膜：位于眼球壁最内面。

（4）眼球内容物：房水、晶状体和玻璃体。

1）晶体状：位于虹膜和玻璃体之间，为染成红色的椭圆体。

2）玻璃体：位于晶状体与视网膜之间（玻璃体已脱落）。

3）前房和后房：前房是角膜与虹膜之间的腔隙，后房是虹膜与晶状体、睫状体及玻璃体之间的腔隙（房水已流失）。

2. 低倍镜和高倍镜观察　用低倍镜找到各部位后，再用高倍镜仔细观察。

（1）纤维膜：致密结缔组织，前方为角膜，后方为巩膜。

1）角膜：由前向后分五层（图 9-2）：①角膜上皮：未角化的复层扁平上皮，有 5 ~ 6 层细胞，上皮基部平整无乳头，不含色素。②前界层：一层染色淡的均质薄膜。紧贴在角膜上皮之后，此膜中不含细胞。③角膜基质：最厚，占角膜的大部分，由平行排列的胶原板层组成，层间无血管，有少量扁平的成纤维细胞。④后界层：较薄，与前界层结构相似。⑤角膜内皮：位于角膜内表面，为单层扁平或立方上皮。

2）巩膜：位于角膜后部，由致密结缔组织构成。在巩膜与角膜交界处，巩膜向前内侧伸出一较短的嵴状突起，即巩膜距。其前端有小梁网附着，后端有睫状肌附着。

3）角膜缘：角膜与巩膜交界的移行区（图 9-3）。①角膜缘上皮：较厚，细胞小，数十层，基底层的矮柱状的细胞即角膜干细胞。②巩膜静脉窦：位于角膜缘内侧的不规则腔隙，多呈细长裂隙，腔面衬有内皮。③小梁网：位于巩膜静脉窦内侧，起于角膜后界层，止于巩膜距，由小梁和小梁间隙组成，呈三角形网格状，染色浅，小梁相互交织，小梁表面附有内皮。

（2）血管膜：疏松结缔组织，内含丰富的血管和色素细胞（胞质含有黑色颗粒）。由前向后分为虹膜、睫状体、脉络膜。

1）虹膜：由前向后可分三层。①前缘层：高低不平，由一层不连续的成纤维细胞和黑素细胞组成。②虹膜基质：较厚，为疏松结缔组织，内含丰富的血管和黑素细胞。③虹膜上皮：由两层细胞组成。前层细胞为肌上皮细胞，后层为立方形色素上皮细胞，胞质充满色素颗粒以致核难以看到。

2）睫状体：位于虹膜的后外侧，前与虹膜相连，后与脉络膜相接。矢状切面呈三角形，内侧有许多睫状突借睫状小带与晶状体相连。睫状体由外至内由睫状肌、基质和睫状体上皮组成。①睫状肌：为平滑肌，排列成纵行、放射状、环行。②基质：位于睫状肌内侧，是富含血管和色素细胞的结缔组织。③睫状体上皮：位于睫状体内表面，由两层细胞组成。外层为立方形色素上皮细胞，内层为立方形非色素上皮细胞（分泌房水）。

3）脉络膜：位于巩膜内侧，由疏松结缔组织组成，内含丰富的血管和色素细胞。其最内层与视网膜相贴，为均质、淡粉红色的玻璃膜。

（3）视网膜：位于脉络膜的内面，由外向内分四层（图 9-4）：

1）色素上皮层：位于视网膜的最外层，为单层立方色素上皮细胞，核圆，胞质充满黑素颗粒，细胞顶部有突起伸入视细胞外突之间。制片时，此层极易与视网膜层分离。

2）视细胞层：位于色素上皮内侧，细胞多，细胞核小而圆形，深蓝色，密集排列，胞体难以区分。视细胞的突起染成粉红色，树突伸向色素上皮层，轴突伸向双极细胞层。视细胞分为视锥细胞和视杆细胞两种，镜下不易区分。视细胞的外突伸向色素细胞层，细杆状为视杆细胞；锥体形，染色深的为视锥细胞。内突短，淡粉红色。

3）双极细胞层：位于视细胞的内侧，可见几层深染的胞核。此层中部也有大量细胞核聚集排列，但比视细胞层薄而稀疏，不能分辨胞体和突起，也无法辨认各种细胞。

4）节细胞层：位于双极细胞层的内侧，稀疏的节细胞排列于一个水平，细胞数量较少，细胞界限不清，核较大，染色浅，为多极神经元。此层内可见小血管，为视网膜中央动、静脉的分支。

（4）黄斑：在眼球的后极，有一淡黄色区域。此斑甚小，故切片时多不能切到。

（5）视盘：位于视神经与眼球相连处，呈乳头状隆起，为视神经及视网膜中央动脉穿出处（有的标本见不到）（图 9-5）。

（6）晶状体：位于虹膜之后，呈双凸椭圆形，染成红色。

1）晶状体囊：为晶状体表面染成淡粉色的均质薄膜。

2）晶状体上皮：分布于晶状体囊内侧，晶状体前表面的单层立方上皮，胞质着色较红。

3）晶状体纤维：位于晶状体上皮后方，组成晶状体实质的大部分。为细长纤维，染色红，由晶状体上皮转变而成。近赤道处纤维界限明显，可见细胞核，近晶状体中心细胞核消失，融合成致密的界限不清的晶状体核。

二、眼睑 (eyelid)

取材：人的眼睑（矢状面）

染色：HE 染色

1. 肉眼观察　首先区别出表面凸凹不平的皮肤和比较平坦的睑结膜，皮肤与睑结膜相接处为睑缘。眼睑断面呈长三角形，稍弯曲，边缘染成蓝紫色；稍凹侧蓝色边缘为睑结膜，稍凸侧蓝色边缘为皮肤；二者相接处为睑缘，有些可见睫毛。

2. 低倍镜观察　自皮肤面向睑结膜面依次观察。先找到有毛的皮肤表面，再自外向内观察（图 9-6）。

（1）皮肤：较薄，真皮乳头浅，有毛囊、皮脂腺和汗腺。皮下组织少，睑缘处有几个粗大的毛囊，是睫毛的毛囊。没有立毛肌，开口于此毛囊的皮脂腺较小为睑缘腺。睫毛附近有汗腺为睫腺，腺腔很大。

（2）皮下组织：为薄层结缔组织。

（3）肌层：主要为环行的眼轮匝肌，其骨骼肌纤维呈横切面。

（4）睑板：由致密结缔组织构成，内有许多平行排列的分支管泡状的皮脂腺，称睑板腺，导管开口于睑缘。

（5）睑结膜：较薄，上皮为复层柱状，上皮细胞之间夹杂有少量杯状细胞，固有层为薄层结缔组织。

三、内耳 (internal ear)

取材：豚鼠的内耳

染色：HE 染色

1. 肉眼观察　标本呈不规则形，垂直切面的耳蜗为锥体形结构，中央染成红色的为蜗轴。蜗轴的两侧各有三、四个圆孔形断面，为骨性耳蜗的横切面。每个耳蜗的切面都被染成红色的螺旋板分为上下两部，上为前庭阶，下为鼓阶。二者之间的三角形腔，即膜蜗管。

2. 低倍镜观察（图 9-7）

（1）耳蜗

1）蜗轴：由松质骨组成，底宽顶窄，其中的腔隙内可见骨髓、血管和粗大的耳蜗神经；由蜗轴向耳蜗管内突出的骨板为骨螺旋板，蜗轴的骨组织向外延伸形成骨螺旋板，骨螺旋板根部有螺旋神经节成群的神经元胞体称耳蜗神经节，每个神经节中含有多个神经元胞体。

2）骨蜗管：位于蜗轴两侧，切面呈卵圆形。选择一结构完整的耳蜗断面观察。每个耳蜗有三个管腔，位于中部外侧呈三角形的是膜蜗管，其上方为前庭阶，下方为鼓阶。①螺旋板：骨螺旋板由蜗轴发出，较厚；膜螺旋板由外侧壁发出，较薄；两者相连。②前庭膜：由骨螺旋板上面斜向外上方，止于外侧壁。③膜蜗管：三角形的管，上壁为前庭膜，外壁为骨蜗管的外侧壁，下壁为骨螺旋板和膜螺旋板。④前庭阶：膜蜗管上方的管腔。⑤鼓阶：螺旋板下方的管腔。

（2）半规管：横切面呈现为骨组织内的圆形小腔；其一侧附着有圆形的膜性半规管，管壁主要由单层扁平上皮组成。耳蜗附近的圆形腔，为半规管横断面。

1）骨性半规管：较大，四周的壁为骨质。

2）膜性半规管：圆形，由黏膜组成，一侧附在骨性半规管壁上。

3. 高倍镜观察

（1）膜蜗管（图 9-8）：

1）前庭膜：为骨螺旋板至耳蜗外侧壁之间的一斜行薄膜，由结缔组织和两侧的单层扁平上皮组成。标本上不易分辨。

2）外侧壁：此处的骨膜组织增厚，构成螺旋韧带，韧带向腔面附有含血管的复层柱状上皮，故称为血管纹。

3）下壁：由骨螺旋板的外侧部和基底膜组成。基底膜含胶原样细丝（听弦），其上方有由支持细胞和毛细胞组成的螺旋器。

（2）螺旋器：位于膜蜗管的基底膜上，由支持细胞（柱细胞、指细胞）和毛细胞（内毛细胞、外毛细胞）构成。

1）内、外柱细胞：基部较宽，位于基底膜上，两细胞底部和顶端相接，围成一个三角形的内隧道。

2）内指细胞：位于内柱细胞内侧，核位于细胞中部。

3）内毛细胞：位于内指细胞上方，呈烧瓶状，顶部有静纤毛。

4）外指细胞：位于外柱细胞的外侧，细胞柱状，核居细胞中部，有 3～5 行。

5）外毛细胞：位于外指细胞上方，呈柱状，顶部有静纤毛，亦有 3～5 行。

6）盖膜：覆盖在螺旋器的上方的胶质膜。

【示教内容】

一、黄斑 (macula lutea) 与中央凹 (central fovea)

取材：人的眼球矢状切面

染色：HE 染色

镜下观察：黄斑位于视网膜后极的一横向椭圆形区域，其中央的浅凹为中央凹。中央凹处只有色素上皮和视锥细胞，双极细胞及节细胞均向外周倾斜，形成局部凹陷。此处视觉最精确。

二、壶腹嵴 (crista ampullaris)

取材：豚鼠的内耳

染色：HE 染色

高倍镜观察：壶腹嵴是由壶腹的一侧黏膜增厚突向腔内而形成。黏膜上皮由支持细胞和毛细胞组成。

1. 支持细胞：呈高柱状，位于基膜上，核卵圆形，位于细胞基部，胞质上端有色素颗粒。

2. 毛细胞：呈烧瓶状，细胞基部位于支持细胞之间，细胞顶端的长纤毛伸入圆形壶腹帽内。

3. 壶腹帽：为糖蛋白组成的圆形胶状物。

三、位觉斑 (maculae acustica)（椭圆囊斑 macula utriculi 和球囊斑 macula sacculi）

取材：豚鼠的内耳

染色：HE 染色

高倍镜观察：位觉斑是由椭圆囊和球状囊一侧的黏膜增厚隆起而形成。上皮是单层柱状上皮，由支持细胞和毛细胞组成，毛细胞的纤毛较短，纤毛埋在耳石膜中，在胶体表面有许多颗粒，为碳酸钙结晶体，即位砂，其他结构与壶腹嵴相同。

【自测题】

一、思考题

1. 简述角膜的结构及透明的相关因素。
2. 房水是怎样产生及循环的？若房水循环受阻将导致什么结果？
3. 视网膜四层细胞的形态结构、功能及光线经过哪些结构在视网膜上成像。
4. 简述白内障、视网膜脱离疾病的组织学改变。
5. 简述膜性耳蜗的结构。
6. 壶腹嵴、位觉斑、螺旋器的结构与功能。

二、名词解释

1. 角膜缘
2. 虹膜
3. 视细胞
4. 黄斑
5. 视盘
6. 螺旋器

三、讨论题

1. 声波是通过哪些途径从外耳传入内耳，又经过哪条神经传入大脑？
2. 用组织学知识解释近视眼、老花眼发病机理。

（郝兴霞）

第十章　循环系统

【知识概要】

循环系统 (circulatory system) 包括心血管系统和淋巴管系统。前者由心脏、动脉、毛细血管、静脉组成。循环系统中除毛细血管外，管壁的结构分为：内膜、中膜、外膜三层。心壁由内向外依次分为三层，即心内膜、心肌膜和心外膜。大动脉管壁因含大量的弹性膜和弹性纤维，又称弹性动脉。中动脉管壁因含多层平滑肌纤维，又称肌性动脉。毛细血管是由内皮、基膜和周细胞组成。电镜下分为三类：连续毛细血管、有孔毛细血管和血窦。静脉与动脉相伴，与相应的动脉相比，静脉管腔大，壁薄，不规则，呈塌陷形状；三层膜分界不清，中膜薄，外膜厚。

【实验内容】

一、心脏 (heart)

取材：狗的心脏

染色：HE 染色

1. 肉眼观察　壁薄部分为心房，壁厚部分为心室；二者交界处可见浅染条状结构为心瓣膜，表明该方位是心腔面。

2. 低倍镜观察 （图 10-1A ）辨别出心内膜、心肌膜和心外膜。心内膜最薄，淡红色。表面为内皮；内皮下层由结缔组织组成。分内、外两层，内层薄，为薄层结缔组织，外层靠近心肌膜，称心内膜下层，含浅染的普肯耶纤维。心肌膜由心肌组成，心室壁厚于心房壁，可见各种切面的心肌纤维束，其间有少量结缔组织和丰富的毛细血管。心外膜由疏松结缔组织及间皮构成（浆膜）。其中可见小血管、神经和脂肪组织。心瓣膜为心内膜向心腔内折叠并突出的部分，结构类似心内膜，表面为内皮，中间为致密结缔组织。

3. 高倍镜观察

（1）心内膜：分为两层（图 10-1B ）。

1）内皮为单层扁平上皮，胞核呈扁圆形。

2）内皮下层由结缔组织构成，内层为细密的结缔组织，心内膜下层由疏松结缔组织组成，有的部位含普肯耶纤维，直径较心肌纤维粗，胞质丰富，呈粉红色，染色浅，胞核 1～2 个，居中，横纹不明显（思考：普肯耶纤维与心肌纤维的结构有何差别？）

（2）心肌膜：由心肌构成，由于肌纤维呈螺旋状排列，故可见纵、横、斜等各种切面。其间有丰富的毛细血管和少量的结缔组织。

（3）心外膜：浆膜（即心包脏层）：由外表面的间皮和间皮下薄层疏松结缔组织构成，其中含血管、神经和脂肪组织。

二、大动脉 (large artery)

取材：人的主动脉

染色：HE 染色

1. 肉眼观察　管壁厚，凹面为腔面，凸面为外膜面。

2. 低倍镜观察　管壁分三层，分界不明显（图 10-2）。

（1）内膜：最薄，由内皮和内皮下层构成。内皮下层较厚，内弹性膜与中膜的弹性膜相连，故与中膜分界不明显。

（2）中膜：最厚，主要由数十层环行排列的弹性膜组成，在标本上为红色发亮呈波纹状走行，在弹性膜之间夹有平滑肌纤维。

（3）外膜：较中膜薄，主要由结缔组织构成，其中有小血管和神经，外弹性膜不明显。

3. 高倍镜观察

（1）内膜：

1）内皮：仅见核突向管腔。

2）内皮下层：较中动脉厚，含胶原纤维、弹性纤维及平滑肌纤维。

3）内弹性膜：与中膜无明显的界限。

（2）中膜：可见 40 ~ 70 层平行排列的弹性膜，呈波浪形，着粉红色，折光性强。其间夹有梭行的平滑肌纤维，其核呈杆状。

（3）外膜：疏松结缔组织构成，外弹性膜与中膜分界不明显。

三、中动脉 (medium sized artery) 和中静脉 (medium sized vein)

取材：人中动脉和中静脉

染色：HE 染色

肉眼观察：标本中有两个较大的血管横切面。管壁较厚，管腔较小而圆是中动脉。管壁较薄，管腔较大而不规则的是中静脉。

1. 中动脉

（1）低倍镜观察：管壁分三层，界限清楚。由腔面自内向外观察（图 10-3）。

1）内膜：很薄，腔面只见一层内皮细胞核，由亮红色波浪状的内弹性膜与中膜分界。

2）中膜：最厚，主要由环行平滑肌组成。

3）外膜：厚度近似中膜，着色较浅，主要由结缔组织组成。外膜与中膜交界处有外弹性膜。

（2）高倍镜观察：

1）内膜：由内皮、内皮下层和内弹性膜构成。①内皮：一层内皮细胞核排列在腔面，突向管腔，胞质不清楚。②内皮下层：位于内皮下方，由于内皮下层的结缔组织很薄，看似内皮与波浪状的内弹性膜直接相贴。③内弹性膜：呈波浪状（血管收缩所致），红色、折光性强。

2）中膜：最厚。主要由几十层环行排列的平滑肌纤维构成，核呈杆状或椭圆形。肌纤维之间有少量弹性纤维和胶原纤维。

3）外膜：厚度与中膜大致相等，由结缔组织构成。在肌组织与结缔组织交界处有许多纵行的弹性纤维，在标本上多为横切，染色较淡，为外弹性膜。外膜的结缔组织中所含纤维多为纵行，还有营养小血管的断面和神经。

2. 中静脉

（1）低倍镜观察：注意与中动脉相区别（图 10-4）。

1）内膜：很薄，仅能见到内皮细胞核。由于内弹性膜不明显，故与中膜分界不清。

2）中膜：较薄，主要由稀疏的环行平滑肌束组成，肌束间有结缔组织。

3）外膜：较中膜厚，由结缔组织组成，无外弹性膜，与中膜界限不清。有时含成束纵行平滑肌的横切面，还有营养小血管的横断面。

（2）高倍镜观察：

1）内膜：内皮：内皮细胞核突向管腔。内皮下层：少量结缔组织。内弹性膜：不明显。

2）中膜：数层环形平滑肌。

3）外膜：无外弹性膜。结缔组织中有平滑肌束的横断面。

四、小动脉和小静脉（small arteries and veins）

取材：动物血管的外膜

染色：HE 染色

镜下观察：寻找伴行的小动脉和小静脉的横切面观察。小动脉管壁厚，管腔小而圆；小静脉管壁薄，管腔大而不规则，常有许多血细胞（图 10-5）。

1. 小动脉

（1）内膜：内皮的核突入腔内，内弹性膜明显。内皮紧贴内弹性膜（较小的小动脉，无内弹性膜）。

（2）中膜：主要由数层环行排列的平滑肌组成。

（3）外膜：由结缔组织构成，与器官内的结缔组织相连续，无外弹性膜。

2. 小静脉

（1）内膜：很薄，仅见一层内皮，内皮下层不明显。

（2）中膜：少量平滑肌纤维或无平滑肌纤维。

（3）外膜：薄，与周围结缔组织不易区别。

【示教内容】

一、毛细血管 (capillaries)

取材：动物肠系膜

染色：铺片、HE 染色

1. 低倍镜观察　在粉红色薄膜中，可见细而吻合成网状的毛细血管（图 10-6）。

2. 高倍镜观察　管径很小，横切面上管壁由 1 ~ 3 个内皮细胞围成，腔内常有 1 ~ 2 个血细胞。纵切面上管壁由一层内皮和极少量结缔组织构成。内皮细胞核呈椭圆形，顺血管长轴排列。

二、普肯耶纤维 (Purkinje fiber)

取材：狗心脏

染色：HE 染色

镜下可见心内膜下层内粗大、呈浅粉色的肌纤维即普肯耶纤维。普肯耶纤维较普通心肌纤维粗大，肌浆丰富着色浅。内含有少量染色较红的肌原纤维，多分布在肌纤维的周边。也有明暗相间的横纹（图 10-7）。

【自测题】

一、思考题

1. 简述心壁的组织结构特点
2. 试述中动脉管壁的结构特点。
3. 比较中等动脉、中等静脉的结构特点。

二、名词解释

1. 普肯耶纤维
2. 心骨骼
3. 毛细血管后微静脉
4. 血窦

三、讨论题

1. 在镜下如何区别动脉和静脉?
2. 在镜下如何判断心内膜面和心外膜面?

（包图雅）

第十一章　皮　肤

【知识概要】

皮肤 (skin) 由表皮和真皮构成，借皮下组织与深层组织相连。皮肤包括毛、皮脂腺、汗腺和指甲等表皮衍化的结构。表皮为角化的复层扁平上皮，包括角质形成细胞和非角质形成细胞。非角质形成细胞散在于角质形成细胞之间，包括黑素细胞、梅克尔细胞和朗格汉斯细胞。真皮为致密结缔组织，分为乳头层和网织层，皮肤与外界直接接触，能阻挡异物和病原体侵入，防止体液丢失，具有重要的屏障保护作用。

【实验内容】

一、手指皮 (skin of the finger)

取材：人的指皮

染色：HE 染色

1. 肉眼观察　切片为一半圆形凸起结构，凸面深红色及下方紫色区域为表皮，表皮深面粉红色部分是真皮和皮下组织。

2. 低倍镜观察　分辨表皮、真皮和皮下组织（图 11-1）。

（1）表皮：为角化的复层扁平上皮。表面染成红色较厚的是角质层，表皮与真皮交界处凹凸不平。

（2）真皮：位于表皮下方，可分为两层。乳头层：紧靠表皮，较薄，由较致密的结缔组织构成，胶原纤维较细。此层组织向表皮基底面凸出形成许多乳头状隆起，称为真皮乳头。网织层：在乳头层下方，较厚，由致密结缔组织构成，胶原纤维束粗大。此层与乳头层无明显界限。

（3）皮下组织（浅筋膜）：位于网织层的深面，由疏松结缔组织和脂肪组织构成。此层与网织层无明显界限，含有环层小体、较大的血管、神经、汗腺分泌部及导管。

3. 高倍镜观察

（1）表皮：由基层向表面观察（图 11-2）。

1）基底层：为一层矮柱状的基底细胞，胞质嗜碱性较强，细胞界限不清，排列整齐。

2）棘层：为 4 ~ 10 层多边形棘细胞组成，棘细胞胞体较大，胞质弱嗜碱性，界限清楚；调暗视野光线，可见相邻细胞的棘状突起相接形成细胞间桥。

3）颗粒层：为 3 ~ 5 层梭形细胞；核浅染或退化消失，胞质内含许多大小不一的蓝紫色颗粒，称为透明角质颗粒。

4）透明层：为 2 ~ 3 层更扁的梭形细胞，核已退化消失，细胞呈透明均质状，胞质染成红色，细胞界限不清。

5）角质层：由许多层角化细胞组成，无核，细胞呈嗜酸性均质状，界限不清。该层有螺旋状的汗腺导管穿行，故呈现一连串的腔隙。

（2）真皮：

1）真皮乳头：含毛细血管或触觉小体。触觉小体：椭圆形、外包结缔组织被囊，内有数层横列的扁平细胞，小体长轴与皮肤表面垂直排列。

2）网织层：乳头层下方致密结缔组织。可见粗大的胶原纤维束。

3）汗腺：是单管腺，由分泌部和导管组成。分泌部位于真皮的深层或皮下组织，由于分泌部盘曲成团，故成群存在。分泌部管径较粗，由单层锥体形细胞围成；腺细胞染色较浅。腺细胞与基膜之间有肌上皮细胞，胞质染色较深，核小而着色较深。导管的管径较细，由两层立方上皮细胞构成，细胞小，胞质嗜碱性，染色深。

二、头皮（scalp）

取材：人的头皮

染色：HE 染色

1. 肉眼观察　标本一侧为薄层紫色是表皮，可见露在表皮外的毛干；表皮下方较厚染成红色的为真皮，其中有斜行蓝紫色的结构为毛囊。

2. 低倍镜观察　分辨表皮、真皮和皮下组织（图 11-3）。

（1）表皮：较薄，由角化的复层扁平上皮组成。只能分辨出基底层、棘层、角质层。毛干贯通表皮露出表面。

（2）真皮：较厚，由结缔组织组成。其中有皮脂腺、汗腺、毛囊及立毛肌。

（3）毛（图 11-4A，图 11-4B）：

1）毛根：染成黄褐色埋入真皮或皮下。

2）毛囊：分两层，内层包裹毛根为上皮性鞘，与表皮相连续，结构似表皮。外层为结缔组织性鞘，由致密结缔组织构成。

3）毛球：毛囊和毛根下端为一体，膨大呈球形。毛球底部内陷，有结缔组织突入形成毛乳头。

4）皮脂腺：位于毛囊与立毛肌之间。

5）立毛肌：位于毛根与表皮呈钝角的一侧，为一束斜行平滑肌。

3. 高倍镜观察

（1）毛囊：选择一毛囊的纵切面观察。毛囊包裹着毛根，分为两层，内层由数层上皮细胞构成，为上皮性鞘；外层由致密结缔组织构成，为结缔组织性鞘，与真皮组织无明显分界。毛根内数层含黑色素的角化上皮细胞构成。

（2）皮脂腺：为泡状腺，分泌部为实心的细胞团，外层细胞较小，染色较深，中心细胞体积大、多边形。胞质充满了小脂滴，染色浅，核固缩或消失。导管短，由复层扁平上皮构成，与毛囊上皮相连。

（3）立毛肌：位于毛发与皮肤所在的钝角侧，为一束斜行的平滑肌或部分断面，它一端附于毛囊，另一端止于真皮乳头层。

【自测题】

一、思考题

1. 电镜下棘细胞突起之间有何种细胞连接？有何功能意义？
2. 简述表皮的分层和各层细胞的结构特点。
3. 简述毛的结构特点。

二、名词解释

1. 角质形成细胞
2. 黑素细胞
3. 郎格汉斯细胞
4. 毛乳头

三、讨论题

1. 从表皮各层细胞的组织结构讨论表皮的角化过程。
2. 试从皮肤的组织结构阐述皮肤执行防御、调节体温和感受外界刺激的功能。

（包图雅）

第十二章　免疫系统

【知识概要】

免疫系统（immune system）由淋巴器官、淋巴组织和免疫细胞构成。淋巴器官包括中枢淋巴器官（胸腺和骨髓）和外周淋巴器官（淋巴结、脾和扁桃体等）。淋巴器官主要由淋巴组织（弥散淋巴组织和淋巴小结）构成。免疫细胞包括淋巴细胞、抗原呈递细胞、浆细胞等。淋巴器官表面有薄层结缔组织被膜，被膜深入内部构成小梁或小隔。器官内部为实质结构，由皮质和髓质两部分（脾例外，实质分为白髓和红髓）。免疫系统执行重要的防御功能，器官内组织细胞形态结构随着功能的不同会有很大的变化。

【实验内容】

一、胸腺（thymus）

取材：小儿胸腺

染色：HE 染色

1. 肉眼观察　标本一侧稍隆起的表面呈浅红色为被膜，实质内有许多小叶。小叶的周边着深蓝紫色为皮质，中央着色较浅为髓质。

2. 低倍镜观察（图 12-1A）

（1）被膜和小叶间隔：表面有薄层结缔组织为被膜，被膜组织伸入胸腺实质为小叶间隔，将胸腺分成许多大小不等，不完全分隔的小叶。

（2）皮质：位于小叶的周边部分，淋巴细胞多而密集，着色较深。

（3）髓质：位于小叶的中央部分，与皮质无明显界限。其内细胞较少而排列稀疏，故着色较浅。由于皮质未完全包裹小叶，相邻小叶的髓质彼此相连。有的髓质内可见大小不一染成粉红色的椭圆形小体，此为胸腺小体。

3. 高倍镜观察

（1）皮质：位于小叶边缘，细胞排列紧密，故染色较深；主要由大量密集的淋巴细胞（胸腺细胞）和少量的胸腺上皮细胞组成，淋巴细胞核染色深，胞质很少。胸腺上皮细胞核较大，呈椭圆形，染色浅，胞质着浅红色。

（2）髓质：位于小叶中央，细胞排列稀疏；主要由较多的胸腺上皮细胞和少量的淋巴细胞组成。

（3）胸腺小体：呈椭圆形或不规则形，由多层扁平的胸腺上皮细胞呈同心圆排列围成（注意胸腺小体与血管横切面相区别）。小体中央的细胞胞质完全角质化呈红色均质状，或崩解成碎片，结构不清；小体外层的细胞核清楚，呈新月形（图 12-1B）。

二、淋巴结（lymph node）

取材：狗的淋巴结

染色：HE 染色

1. 肉眼观察　淋巴结的纵切面呈椭圆形，为实质性器官。表面染成红色是被膜，被膜下着深蓝色为皮质，中央部分着浅蓝色为髓质。有的标本在一侧有凹陷而无皮质结构，这是淋巴结门部。

2. 低倍镜观察 （图 12-2A ）

（1）被膜和小梁：表面为薄层致密结缔组织构成的被膜，被膜组织伸入实质成为小梁，被膜和小梁均被染成红色，其内可有血管断面。有的标本可见淋巴结门部，其内有脂肪组织、血管和输出淋巴管的断面。

（2）皮质：位于被膜下方，实质的周围。

1）浅层皮质：位于被膜内侧，主要由许多圆形或椭圆形的淋巴小结构成。淋巴小结的周围部着色较深，中央部着色较浅，称为生发中心。淋巴小结之间有少量的弥散淋巴组织。

2）副皮质区：位于皮质深层成片的弥散淋巴组织，其边界不明显。

3）皮质淋巴窦：分布于被膜与淋巴组织之间以及小梁与淋巴组织之间。皮质淋巴窦较窄小，结构疏松，染色较浅。

（3）髓质：位于皮质的深层，与皮质无明显的界限。

1）髓索：由相互连接呈索状的淋巴组织构成，粗细不等。

2）髓窦：分布于髓索之间及髓索与小梁之间。髓窦较大，色浅容易分辨。

3. 高倍镜观察

（1）被膜：由致密结缔组织所构成，被膜中可见到输入淋巴管，管壁衬有内皮，且折叠成瓣膜伸入管腔，在淋巴结的门部可见血管及输出淋巴管。

（2）皮质：

1）淋巴小结：顶部周围为密集的小淋巴细胞，染色较深，称小结帽。明区位于小结帽内侧，染色淡主要由网状细胞、巨噬细胞和中淋巴细胞等组成（不必区分），暗区位于明区的内侧，染色深，由大淋巴细胞组成。明区和暗区构成生发中心（图 12-2B ）。

2）副皮质区：主要由弥散的淋巴组织构成。可见高内皮微静脉，内皮细胞呈立方形或矮柱状。

3）淋巴窦：窦内可见星形内皮细胞（形似网状细胞）、巨噬细胞、淋巴细胞。

（3）髓质：着重观察髓窦。窦壁由扁平的内皮细胞围成，核扁，胞质少，紧贴髓索及小梁表面。窦内的星状内皮细胞有突起 ，彼此相连，核较大为圆形，着色浅，核仁明显：胞质染成粉红色。窦内的巨噬细胞较大，呈卵圆形或不规则形；胞质较多，染成红色。有的细胞胞质含吞噬的异物。

三、脾 (spleen)

取材：猴的脾

染色：HE 染色

1. 肉眼观察 大部分呈红紫色是红髓；其中散在分布的深蓝色圆形和条索状结构是白髓。

2. 低倍镜观察 （图 12-3A ）

（1）被膜和小梁：被膜较厚，表面有一层间皮，下方为致密结缔组织。结缔组织内可见平滑肌 。被膜组织伸入实质形成小梁，其中可有血管断面。

（2）白髓：染成深蓝色，由密集淋巴组织构成，散在分布，呈圆形或椭圆形。

（3）红髓：分布于白髓之间，由脾索和脾窦构成。脾索染成红色，呈条索状，脾索之间的狭窄空隙为脾窦。

（4）边缘区：位于白髓和红髓交界处，淋巴细胞较白髓稀疏。

3. 高倍镜观察

（1）被膜和小梁：被膜的致密结缔组织中含弹性纤维和平滑肌纤维。被膜表面覆盖间皮，为单层扁平上皮。实质中有小梁的各种断面，其内有时可见管腔较大的小梁动脉或小梁静脉的断面。

（2）白髓（图 12-3B）

1）动脉周围淋巴鞘：是围绕中央动脉周围的弥散淋巴组织。中央动脉管壁的内膜有内皮和内弹性膜。中膜有 1 ~ 2 层平滑肌环绕。

2）脾小结：即淋巴小结，位于动脉周围淋巴鞘的一侧。脾小结内可有中央动脉分支的断面，并常有生发中心。

（3）红髓：

1）脾窦（血窦）：为不规则的腔隙，窦壁内皮细胞附于脾索，呈长杆状，可见它的各种断面，含核的胞体向窦腔内隆起。窦腔内有血细胞。

2）脾索：位于脾窦之间，呈不规则条索状。主要由索状淋巴组织构成，其内富含各种血细胞、巨噬细胞等，不必分辨。

【示教内容】

一、腭扁桃体 (palatine tonsil)

取材：狗的腭扁桃体

染色：HE 染色

1. 肉眼观察　标本的一侧紫红色且向扁桃体内部凹陷，此为表面的黏膜上皮；另一侧为底面，有粉红色的被膜包裹。上皮深面有成片着紫色的为淋巴组织。

2. 低倍镜观察（图 12-4）

（1）黏膜：由复层扁平上皮和固有层组成。

1）上皮和隐窝：表面为复层扁平上皮。有的部位上皮向下方结缔组织凹入，形成较深的隐窝。隐窝深部上皮可见免疫细胞浸润。

2）固有层：位于上皮深面，结缔组织较少，内含黏液腺。在隐窝周围固有层内，有许多淋巴小结和弥散淋巴组织，淋巴小结可有生发中心。

（2）被膜：位于扁桃体的底面，由致密结缔组织构成。

二、毛细血管后微静脉 (postcapillary venule)

取材：狗的淋巴结

染色：HE 染色

在高倍镜下观察副皮质区，可见内皮为立方形的毛细血管后微静脉（图 12-5）。

【自测题】

一、思考题

1. 什么是淋巴组织？有哪些类型？分布在哪些部位？有何功能？

2. 淋巴结浅层皮质的组织结构和功能。

3. T、B 淋巴细胞在淋巴结和脾各分布在何处？各有什么功能？

二、名词解释

1. 单核 – 吞噬细胞系统
2. 淋巴小结
3. 胸腺小体
4. 血 - 胸腺屏障
5. 白髓
6. 脾血窦

三、讨论题

1. 什么是淋巴细胞再循环？有什么意义？
2. 体内参与免疫功能的细胞有哪些？

（包图雅）

第十三章　内分泌系统

【知识概要】

内分泌系统 (endocrine system) 由内分泌腺和分布于其他器官内的内分泌细胞组成。内分泌细胞的分泌物称激素（hormone），激素作用的器官或细胞称靶器官或靶细胞。内分泌腺结构特点是：腺细胞排列成索状、团状或围成滤泡状，无导管，毛细血管丰富。内分泌细胞可分为两类，大多数为含氮激素分泌细胞，胞质内含有粗面内质网和高尔基复合体及分泌颗粒。类固醇激素分泌细胞仅包括肾上腺皮质和性腺内分泌细胞，胞质内含有丰富的滑面内质网和呈管状嵴的线粒体，含较多脂滴，无分泌颗粒。

【实验内容】

一、甲状腺 (thyroid gland)

取材：狗的甲状腺

染色：HE 染色

1. 肉眼观察　标本包括两个腺体，大部分染成粉红色结构为甲状腺。位于甲状腺的边缘，染成蓝紫色的卵圆形小块为甲状旁腺（图 13-1A）。

2. 低倍镜观察

（1）被膜：腺体表面呈粉红色的薄层结缔组织。

（2）实质：有许多大小不同的滤泡构成。滤泡壁为单层上皮细胞，腔内充满红色均质状胶质。滤泡之间的结缔组织内有丰富的毛细血管。

3. 高倍镜观察（图 13-1B）

（1）滤泡：由单层立方或低柱状上皮围成，细胞的高低随功能状态而发生形态变化。胞质着色较浅，核呈圆形。滤泡腔内充满粉红色均质状胶质，是滤泡上皮细胞分泌物，即碘化的甲状腺球蛋白。

（2）滤泡旁细胞：位于滤泡壁上皮细胞之间或滤泡之间的结缔组织中。细胞体积较大，呈圆形或椭圆形，细胞核较大呈圆形，胞质染色较浅。

二、甲状旁腺 (parathyroid gland)

取材：狗的甲状旁腺

染色：HE 染色

1. 肉眼观察　甲状腺边缘一蓝紫色的卵圆形小块。

2. 低倍镜观察 （图 13-1A）

（1）被膜：由薄层粉红色结缔组织组成。

（2）实质：腺细胞密集排列成索状或团状，其间有少量结缔组织，内有丰富的毛细血管。

3. 高倍镜观察　重点为两种细胞（图 13-2）。

（1）主细胞：数量多。细胞呈多边形或圆形，细胞界限不清楚。胞浆着色浅，核圆，位于中央。

（2）嗜酸性细胞：数量较少，单个或成群分布于主细胞之间，胞体较大，胞质嗜酸性，核小且染色深（根据动物种类不同而异。猫、狗等动物中无嗜酸性细胞）。

三、肾上腺 (adrenal gland)

取材：动物肾上腺

染色：HE 染色

1. 肉眼观察　肾上腺切面呈三角形或半月形，周围着色浅的部分为皮质，中央着色深的部分为髓质。

2. 低倍镜观察　辨认皮质的三个带（图 13-3A）。

（1）被膜：位于表面，由结缔组织组成，染成浅红色。

（2）皮质：由于细胞排列和染色不同，由外向内依次分为三带，三带之间无明显界限。

1）球状带：位于被膜下，较薄，腺细胞排列成球团状，细胞核小，着色深。

2）束状带：位于球状带的内侧，最厚，腺细胞排列成单行或双行索条状，着色浅。胞质呈泡沫状（系脂滴在制片时溶解所致）。

3）网状带：位于束状带内侧，紧靠髓质，较薄，着色较深，腺细胞排列成条索状且相互吻合成网。

（3）髓质：位于腺体中央，较薄，与网状带分界常不明显（动物一般分界很清楚）。髓质细胞被染成黄褐色（固定液内含铬盐，胞质内的颗粒可被铬盐染成黄褐色，故又称嗜铬细胞）。细胞排列成索状或团状，并相互连接成网，还有管腔较大的中央静脉或其属支。偶尔可见胞体较大的交感神经节细胞。

3. 高倍镜观察

（1）皮质：

1）球状带：细胞较小，呈锥形或圆形，核小，染色深。细胞团间有血窦。

2）束状带：细胞较大，为多边形，胞质内含较多脂滴，脂滴在制片时溶解，故呈泡沫状，核染色较浅。细胞索间有血窦。

3）网状带：细胞小，呈不规则形，染色较深，细胞索吻合成网，网孔内有血窦。有些细胞核固缩，染色深。

（2）髓质：（图 13-3B）

1）嗜铬细胞：较大，呈多边形，内含黄褐色的嗜铬颗粒，核圆，染色浅，细胞索或团之间有血窦。

2）交感神经节细胞：有的切片可见胞体大，核圆，核仁明显的多极神经元，数量少，单个或 2～3 个成群散在于髓质（大多数切片中无交感神经节细胞）。

3）中央静脉：管腔大，不规则，管壁厚薄不匀（由于纵行平滑肌多成束排列所致）。

四、垂体 (hypophysis)

取材：人垂体

染色：HE 染色

1. 肉眼观察　（图 13-4A）标本为椭圆形，染色深区域为远侧部，占垂体的大部分；染色浅的为神经部。两者之间有狭窄部分为中间部。有些标本上结节部和漏斗部看不见。

2. 低倍镜观察　外有薄层结缔组织被膜。分辨远侧部、神经部和中间部的位置。

（1）远侧部：腺细胞密集排列成团索状，其间有丰富的血窦和少量的结缔组织，可见细胞的形态和染色不同分为嗜酸性细胞、嗜碱性细胞和嫌色细胞。

（2）神经部：染色浅的部分，细胞成分较少。主要是浅粉红色的纤维为无髓神经纤维，其间可见较多的圆形或椭圆形的细胞核为垂体细胞核。

（3）中间部：位于远侧部与神经部交界区域。特点是腺细胞排列成大小不同的滤泡，滤泡腔内含有红色或灰蓝色胶质。

3. 高倍镜观察

（1）远侧部：根据胞质的染色，分为三种腺细胞（图 13-4B）。

1）嗜酸性细胞：数量较多，体积较大，呈圆形或多边形，细胞界限明显，胞质呈嗜酸性。核圆染浅紫色。

2）嗜碱性细胞：数量较少，体积最大，呈圆形或多边形，细胞界限不清楚，胞质呈嗜碱性。核圆染色浅。

3）嫌色细胞：数量最多，细胞最小，呈圆形或多边形，由于胞质少且染色很浅，故细胞界限不明显。

（2）神经部：主要是大量浅紫色的无髓神经纤维（思考：是什么神经元的轴突？）；其间神经胶质细胞（垂体细胞）散在，胞浆不易看见，一般只见卵圆形的核；有的胞质内含黄色或棕黄色的色素颗粒；还可见大小不一、圆形或椭圆形浅红色的均质状小块，即赫令体（Herring body）（思考：赫令体的实质是什么？）；有丰富的血窦（图 13-4C）。

（3）中间部：由单层立方形细胞围成滤泡，腔内有红色或灰蓝色的胶质。滤泡周围有嫌色细胞和嗜碱性细胞。

【示教内容】

一、滤泡旁细胞

观察甲状腺滤泡旁细胞的分布。

取材：狗的甲状腺

染色：镀银法

高倍镜观察：滤泡之间及滤泡壁上单个或成群分布，呈圆形或椭圆形，胞质中含大量棕黑色嗜银颗粒，核圆，色浅（图 13-5）。

二、肾上腺的脂类（类固醇）

观察肾上腺皮质脂类的分布。

取材：动物肾上腺

染色：苏丹黑 B

高倍镜观察：肾上腺皮质各带细胞均含有蓝黑色的脂滴，以束状带含量最多，核圆位于细胞中央，不着色。髓质细胞不含脂滴。

【自测题】

一、思考题

1. 简述内分泌腺的一般特点。

2. 结合甲状腺滤泡上皮细胞超微结构特点，论述甲状腺素合成、储存和释放的过程。

3. 试述肾上腺皮质的组织结构与功能。
4. 试述垂体组成与下丘脑的关系。

二、名词解释

1. 类固醇激素分泌细胞
2. 含氮激素分泌细胞
3. 甲状腺滤泡
4. 滤泡旁细胞
5. 甲状旁腺主细胞
6. 嗜铬细胞
7. 赫令体

三、讨论题

结合本章学过的知识，试述甲状腺、肾上腺、腺垂体分泌激素异常会导致哪些疾病。

（任明姬）

第十四章　消化管

【知识概要】

消化管 (digestive tract) 是从口腔至肛门的连续性管道，依次分为口腔、咽、食管、胃、小肠和大肠。从食管到大肠管壁结构具有共同的分层规律，由内向外依次分为四层，即黏膜、黏膜下层、肌层和外膜，其中黏膜层结构变化最大，与其功能相适应。观察消化管结构应先识别四层结构，特别要注意观察黏膜层的结构特征，因黏膜结构是区分各段消化管的主要标志。

【实验内容】

一、舌 (tongue)

取材：兔舌

染色：HE 染色

1. 肉眼观察 （图 14-1A ）垂直断面。一侧凹凸不平，着蓝紫色的为舌背部黏膜，其深面染成红色的是舌肌。

2. 低倍镜观察　舌由黏膜和舌肌构成。

（1）黏膜：由复层扁平上皮和固有层组成。其表面有许多突起称舌乳头，人类主要有丝状乳头、菌状乳头和轮廓乳头三种。固有层由结缔组织组成，呈粉红色。

1）轮廓乳头：位舌界沟前方，柱状、粗大、乳头顶部平整，周围黏膜深陷形成环沟，沟外黏膜再向上隆起形成轮廓状结构。乳头侧壁与环沟的上皮内均有味蕾分布，呈卵圆形，染色浅。轮廓乳头沟底附近有味腺，胞质呈红紫色，为浆液性腺（图 14-1B ）。

2）丝状乳头：数量最多，遍布舌背，其突起略高，呈圆锥形、顶尖底宽，若乳头被斜切，则不见顶部尖端突起。上皮的浅层细胞常角化，呈粉红色。

3）菌状乳头：较少，散在于丝状乳头之间。体积较大，顶端肥大，基部较窄，呈蘑菇状，上皮不角化，乳头两侧上皮中可见味蕾；固有层内毛细血管丰富。

（2）舌肌：位于固有层下方、厚，为各种走行的骨骼肌纤维束，故标本可见不同的断面。其间有结缔组织、脂肪组织及舌腺（小黏液腺）。

3. 高倍镜观察　重点观察味蕾结构，在切片上味蕾呈淡染的卵圆形小体（图 14-1C ）。其长度与上皮厚度相等。味蕾顶端有一小孔为味孔。与舌表面相通。味蕾由三种细胞组成，但不易区分。

（1）味细胞：包括明细胞和暗细胞（根据染色深浅得名），均为长梭形。明细胞数量少，较粗大，着色较浅，核为椭圆形。暗细胞着色较深。

（2）基细胞：位于基部，细胞呈锥形。

二、牙磨片或牙切片

取材：人的牙

染色：未染色

1. 肉眼观察　标本为牙的纵磨面。牙体分为牙冠、牙根和牙颈三部分。牙的组织结构分为：

（1）釉质：在牙冠表面，呈乳白色或浅黄色。

（2）牙本质：占牙的大部分，构成牙的主体，淡黄色。

（3）牙骨质：包在牙根表面，难以分辨。

（4）牙髓腔：为牙中轴的小空隙。

2. 低倍镜观察 （图 14-2）

（1）釉质：呈浅黄色，有纵行的细纹为釉柱。此外尚可见以牙尖为中心的深暗的弧形线，与釉柱长轴垂直，称为芮氏线。

（2）牙本质：所见的深色粗细不一的平行小管为牙小管（内充有不同程度的紫红色色素），其间为牙本质的基质。

（3）牙骨质：较薄，如同骨组织，但无哈弗斯系统，骨陷窝少，仅在近牙根处可见到散在的陷窝。

三、食管 (esophagus)

取材：人的食管

染色：HE 染色

1. 肉眼观察　标本为横切面，管腔呈不规则形，腔面紫蓝色区为黏膜上皮。

2. 低倍镜观察　分辨食管管壁，由内向外分四层结构，既黏膜、黏膜下层、肌层和外膜（图 14-3）。

3. 高倍镜观察

（1）黏膜：分三部分，上皮为未角化的复层扁平上皮；固有层呈粉红色，为细密结缔组织，其中含小血管和食管腺导管的断面；黏膜肌层为纵行平滑肌束（故肌纤维为横切面），为食管的特征之一。

（2）黏膜下层：为疏松结缔组织，含小血管和食管腺等。食管腺主要是黏液性腺和少量的混合腺。腺泡染色浅，腺腔很小。腺细胞呈锥体形，胞质着浅蓝色，核染色深。腺导管小，由单层立方或矮柱状细胞围成。

（3）肌层：由两层肌组织构成，大致内环外纵。两层之间可见肌间神经丛。食管各段的肌组织组成不同，其中上 1/3 段是骨骼肌，下 1/3 段是平滑肌，中 1/3 段两者兼有。（你看到的是何种肌组织？属食管的哪一段？）

（4）外膜：是纤维膜，由结缔组织构成。

四、胃 (stomach)

取材：狗的胃底

染色：HE 染色

1. 肉眼观察　标本为长条形组织，染色较深的一面为黏膜。

2. 低倍镜观察　分清胃壁的四层结构。

（1）黏膜：表面为单层柱状上皮，有许多较浅的上皮凹陷形成胃小凹。上皮下为固有层，内含大量的胃底腺。腺体之间的结缔组织少。固有层下面是黏膜肌层，由内环、外纵两层平滑肌组成（图 14-4A）。

（2）黏膜下层：位于黏膜肌深面，由疏松结缔组织组成，内含血管等。

（3）肌层：较厚，平滑肌组成，大致分为内斜、中环、外纵三层，在肌层之间可见肌间神经丛。

（4）浆膜：由疏松结缔组织和间皮构成（在制片过程中，有的间皮可能脱落）。

3. 高倍镜观察　重点观察胃底黏膜的结构。

（1）上皮：为单层柱状上皮，主要由表面黏液细胞组成，细胞核位于基部，顶部胞质充满黏原颗粒，因制片过程中被溶解而呈现透明区或空泡状。

（2）胃底腺：固有层内可见许多不同断面的胃底腺，选择开口于胃小凹的胃底腺的纵切面观察。主要观察三种细胞（图 14-4B）。

1）主细胞：数量最多，主要分布于胃底腺的体和底部。细胞呈矮柱状，核圆，位于基底部。基部胞质呈嗜碱性，染成紫蓝色，顶部胞质呈现空泡状结构（由于酶原颗粒被试剂溶解所致）。

2）壁细胞：数量较少，分布于胃底腺颈、体部；胞体较大，多呈圆锥形，核圆而深染，居中，有时一个细胞中可见双核，胞质强嗜酸性，着深红色。（请结合壁细胞的超微结构特征解释为什么壁细胞胞质呈嗜酸性。）

3）颈黏液细胞：分布于胃底腺的颈部，细胞界限不易分清，细胞呈柱状或烧杯状，胞核扁圆形，位于基底部，细胞质染色较浅，故不易分辨。

五、空肠 (jejunum)

取材：猫的空肠

染色：HE 染色

1. 肉眼观察　纵断面上，可见有数个较高的突起，是小肠环行皱襞，在皱襞表面可见有许多细小的突起，为肠绒毛。

2. 低倍镜观察　先分辨管壁四层（注意与十二指肠及回肠相区别），然后重点观察肠绒毛和小肠腺（图 14-5A）。它们是判断小肠的重要依据。

（1）黏膜：黏膜表面有许多伸向肠腔的突起，为小肠绒毛，绒毛的纵切面呈指状，横切面为卵圆形。固有层有不同断面的小肠腺。（注意：肠绒毛和小肠腺的组成？在切片中如何区分二者？）黏膜肌层由内环、外纵两层平滑肌组成，染成粉色。

（2）黏膜下层：由疏松结缔组织组成，内含小血管、淋巴管等。

（3）肌层：内环、外纵两层平滑肌。其间可见肌间神经丛。

（4）浆膜：由结缔组织和间皮组成。

3. 高倍镜观察

（1）肠绒毛：为指状突向管腔。表面为单层柱状上皮，上皮的游离面染色较红的薄层结构为纹状缘（思考：纹状缘电镜下是什么结构？有何功能意义？），在柱状的吸收细胞之间有杯状细胞。绒毛中轴是固有层的结缔组织，其中央可见中央乳糜管，还可见到毛细血管、散在的纵行平滑肌纤维、淋巴细胞等（图 14-5B）。

（2）小肠腺：位于固有层内，是黏膜上皮下陷形成的单管腺，小肠腺开口于相邻绒毛之间，以吸收细胞为主，还夹有杯状细胞。在肠腺的底部有三五成群的锥体形细胞，胞质顶部含有许多粗大的嗜酸性颗粒，即潘氏细胞（猫无潘氏细胞，看示教），是小肠腺专有细胞。

嗜银细胞（内分泌细胞）需特殊染色显示。

六、十二指肠 (duodenum)

取材：猫的十二指肠

染色：HE 染色

十二指肠与空肠结构基本相似，其特点是在黏膜下层有十二指肠腺（黏液腺）（图 14-6）。

七、回肠 (ileum)

取材：狗的回肠

染色：HE 染色

镜下回肠与空肠结构基本相似，只是绒毛细而短。绒毛上皮中杯状细胞多，其最大特点为固有层中有一团蓝紫色的集合淋巴小结（图 14-7）。

八、结肠 (colon)

取材：狗的结肠

染色：HE 染色

1. 肉眼观察　标本呈长条形，是结肠的横断面，一侧隆起且表面不整，染成蓝紫色的为黏膜，依次分辨四层。

2. 低倍镜观察　分辨管壁四层，注意与小肠相区别（图 14-8）。

（1）腔面平整无绒毛。

（2）上皮内有大量的杯状细胞。

（3）固有层内充满长而直的结肠腺。

3. 高倍镜观察　着重观察黏膜。

（1）黏膜上皮：为单层柱状上皮，柱状细胞的纹状缘不明显，肠上皮内有大量杯状细胞。

（2）结肠腺：主要由柱状细胞和大量的杯状细胞组成。

【示教内容】

一、阑尾 (appendix)

取材：人的阑尾

染色：HE 染色

低倍镜观察：管壁结构与结肠相似，重点观察黏膜，阑尾的主要特点是：

（1）结肠腺短而稀。

（2）固有层内有大量的淋巴小结和弥散淋巴组织突入黏膜下层，故黏膜肌层很不完整（图 14-9）。

二、肌间神经丛

取材：猫肠肌层

染色：镀银染色

1. 低倍镜观察　平滑肌纤维被银染成棕黄色，杆状核呈黑褐色，可见少量椭圆形黑褐色成纤维细胞核。同时可见深褐色，胞体大而圆，多突起成群分布的神经元与神经纤维，即神经丛。

2. 高倍镜观察：可见胞体、突起内均有交织成网状深褐色的神经原纤维分布。胞突细长，走行不规则。神经元的核是白色空泡状，核仁不显。

三、潘氏细胞 (Paneth cell)

取材：大白鼠的小肠

染色：天青－伊红染色

高倍镜观察：在小肠腺的底部可见三五成群的潘氏细胞。细胞呈锥体形，细胞顶部含许多粗大的嗜酸性颗粒，染成红色，核圆或卵圆形，位于细胞基部（图 14-10）。

【自测题】

一、思考题

1. 试述消化管壁的一般结构。
2. 试述胃底腺主细胞和壁细胞的分布、结构及功能。
3. 试述胃黏膜结构特点及其自我保护机制。
4. 试述小肠绒毛结构及与消化、吸收的关系。
5. 胃底腺分泌的盐酸是在壁细胞的什么部位合成的？是细胞内合成还是细胞外合成？

二、名词解释

1. 胃底腺
2. 胃黏膜 - 碳酸氢盐屏障
3. 肠绒毛
4. 潘氏细胞
5. 表面黏液细胞
6. 微皱褶细胞

三、讨论题

1. 消化管结构如何构成机体免疫系统的第一道防线？
2. 结合本章学过的内容谈谈导致恶性贫血、胃溃疡形成的原因。镜下观察到胃上皮中出现杯状细胞，意味着什么？

（任明姬　李雅静）

第十五章　消化腺

【知识概要】

消化腺 (digestive glands) 包括大消化腺（大唾液腺、胰腺和肝），及分布于消化管壁内的许多小消化腺（小唾液腺、食管腺、胃腺和肠腺等）。大消化腺为实质器官。腺实质由腺泡和导管组成，但肝的结构不同，由肝小叶和门管区组成，其中肝小叶包括中央静脉、肝板、肝血窦、胆小管组成，门管区内有小叶间静脉、小叶间动脉和小叶间胆管。

【实验内容】

一、腮腺 (parotid gland)

取材：人的腮腺

染色：HE 染色

1. 肉眼观察　腮腺表面有薄层红染的被膜，腺体被分为许多红色的小区（小叶）。

2. 低倍镜观察　（图 15-1）

（1）被膜：在腺体的表面，由结缔组织构成，被膜伸入腺实质内，将腺体分为许多小叶，其内有许多染色深的腺泡和各级导管。

（2）小叶间的结缔组织中有较大的导管和小血管。小叶间导管由单层或假复层柱状上皮组成。

3. 高倍镜观察　重点观察小叶的结构，小叶内充满浆液性腺泡和各种切面的导管。

（1）浆液性腺泡：呈圆形或椭圆形，腺腔小。腺细胞呈锥体形。细胞顶部胞质常含有粗大的红色酶原颗粒，细胞基部嗜碱性较强。核圆，着色较深，位于细胞基部。

（2）导管：包括闰管、纹状管和小叶间导管。

1）闰管：与腺泡相连，管腔细小，管壁由单层立方或扁平上皮组成。

2）纹状管（分泌管）：管径粗，管壁为单层柱状上皮，注意核位于细胞上部，胞质嗜酸性强，着鲜红色。

3）小叶间导管：位于小叶间的结缔组织内，较粗，管壁由单层柱状或假复层柱状上皮组成。

二、颌下腺 (submaxillary gland)

取材：人的颌下腺

染色：HE 染色

1. 肉眼观察　标本为颌下腺的一部分。

2. 低倍镜观察　（图 15-2A）

（1）表面有薄层粉红色的结缔组织被膜，蓝紫色的小块为小叶，内含有不同切面的腺泡，着色深浅不一，是混合性腺；腺泡间有较多的分泌管及较少的闰管。

（2）小叶间的结缔组织中，有小叶间导管和血管。

3. 高倍镜观察　（图 15-2B）着重观察腺泡的结构。浆液性腺泡较多，黏液性和混合性腺泡较少。

（1）浆液性腺泡：腺细胞呈紫红色，核圆，位于细胞基部。

（2）黏液性腺泡：腺细胞呈浅蓝色、核扁圆形，位于细胞基部。

（3）混合性腺泡：由浆液性腺细胞和黏液性腺细胞共同组成。黏液性细胞在内，而浆液性细胞呈半月状排列在外侧，此种浆液性细胞称为浆半月。

三、胰腺 (pancreas)

取材：人的胰腺

染色：HE 染色

1. 肉眼观察　标本可见形态不规则、大小不等的区域为小叶。

2. 低倍镜观察　表面有结缔组织被膜，实质的许多小叶界限不明显（图 15-3A）。

（1）外分泌部：有许多紫红色的腺泡及导管的各种断面。

（2）内分泌部：散在外分泌部之间，着色较浅、大小不等的细胞团为胰岛。

（3）小叶间的结缔组织中有小叶间导管。

3. 高倍镜观察

（1）腺泡：为浆液性。腺细胞呈锥形，细胞顶部含嗜酸性的酶原颗粒，基部嗜碱性强，核圆，位于细胞基部，腺腔内常见泡心细胞，细胞呈扁平或立方形，胞质不明显。核染色淡，呈圆形或椭圆形（思考：泡心细胞是什么细胞？）（图 15-3B）。

（2）闰管：管径小，由单层扁平上皮构成。有时纵断面上可见闰管与泡心细胞相连续。由于闰管长，故闰管的断面较多。

（3）胰岛：周围有少量结缔组织。细胞数目不定，染色浅，腺细胞呈不规则排列，相互连接成索状或团状，细胞间毛细血管丰富。腺细胞的类型不易区分。

（4）小叶间导管：由单层立方上皮或矮柱状上皮构成。

四、肝 (liver)

取材：猪肝和人肝

染色：HE 染色

1. 肉眼观察　可见标本被分成许多小的区域，即肝小叶。

2. 低倍镜观察　（图 15-4A）

（1）先观察猪肝，可见肝表面有浆膜，肝实质被结缔组织分隔成许多分界明显的多边形区域，即肝小叶。肝小叶中央的管腔为中央静脉，其周围放射状排列的条索状结构为肝索。肝索之间的间隙为肝血窦，与中央静脉相通。在相邻的几个肝小叶之间结缔组织较多，内含三种管道，即门管区。

（2）再观察人肝，可见人肝的结缔组织较少，故肝小叶分界不清。可根据邻近几个肝门管区的位置以及中央静脉，大致划分肝小叶的范围。

3. 高倍镜观察

（1）肝小叶（图 15-4B）：

1）肝细胞索（肝板）：由单行肝细胞组成板状结构，围绕中央静脉呈放射状排列，并互相连接成网。肝细胞体积较大，多边形，内含 1～2 个核，位于中央，核仁明显，胞质染色嗜酸性。可见小空泡（制片时脂肪、糖原被溶解所致）。

2）肝血窦：为肝细胞索之间的间隙。窦壁由内皮细胞组成。内皮细胞核扁圆，染色较深，胞质少，不易辨认。窦腔不规则，可见体积较大，具有突起的星形细胞，即肝巨噬细胞或称库普弗细胞（Kupffer cell）。常以突起与窦壁相连，核染色较浅，胞质丰富。

3）中央静脉：位于肝小叶中央，壁薄而不完整，由内皮和少量结缔组织构成；有孔与血窦相连。

（2）肝门管区（图 15-4C）：

结缔组织中有三种伴行的管道，但每种管道断面往往不止一个。

1）小叶间动脉：腔小而圆，管壁厚，中膜有环形平滑肌。

2）小叶间静脉：腔大、壁薄，管腔不规则。

3）小叶间胆管：由单层立方上皮构成（胞质清亮，核圆且着色较深）。

【示教内容】

一、肝糖原

取材：兔肝

染色：过碘酸雪夫反应（简称 PAS 反应，PAS 反应阳性为紫红色沉淀物，表示该部位有多糖）。

镜下观察：在肝细胞胞质中呈现紫红色的颗粒为肝糖原，核的反应为阴性。肝糖原在肝小叶内的分布不一致，中央静脉周围肝细胞的糖原含量较少，颜色较浅；肝小叶周边肝细胞的糖原含量较多，染色较深（图 15-5）。

二、胆小管 (bile canaliculus)

取材：猫肝

染色：镀银染色

高倍镜观察：肝细胞之间可见有黑褐色弯曲走行的条纹即胆小管（图 15-6）。

三、肝巨噬细胞 (hepatic macrophage)（库普弗细胞 Kupffer cell）

取材：大白鼠肝

染色：台盼蓝活体注射

高倍镜观察：可见粉红色索条状之背景为肝细胞索，位于肝细胞索之间的肝血窦内，可见有贴近窦壁的较大具有突起的星形细胞，即肝巨噬细胞，胞质中充满着大小不等的蓝黑色点状被吞噬的染料（台盼蓝）。核呈卵圆形，棕红色（图 15-7）。

【自测题】

一、思考题

1. 试述胰腺的结构和功能。
2. 从肝细胞的结构特点说明其多种功能。
3. 试述肝血窦和窦周隙的结构和功能意义。
4. 试述肝血循环途径及其功能意义。

二、名词解释

1. 胰腺腺泡
2. 胰岛
3. 肝小叶
4. 肝板
5. 肝血窦
6. 窦周隙
7. 贮脂细胞
8. 肝巨噬细胞
9. 胆小管
10. 肝门管区
11. 肝细胞的邻接面

三、讨论题

1. 根据本章学过的内容谈谈导致黄疸性疾病和肝硬化的病因。
2. 比较肝小叶内胆汁和血流途径及方向（用箭头表示）。

（任明姬）

第十六章　呼吸系统

【知识概要】

呼吸系统 (respiratory system) 包括鼻、咽、喉、气管、主支气管和肺。从鼻腔到肺内终末细支气管为导气部，起保持气道畅通和净化吸入空气的作用。从肺内呼吸性细支气管至末端的肺泡为呼吸部。气管与主支气管的管壁由内向外分为黏膜、黏膜下层和外膜三层。肺表面被覆浆膜，肺组织分实质和间质两部分。实质包括肺内支气管树及其终末的大量肺泡，从叶支气管到终末细支气管为肺的导气部，呼吸性细支气管以下各段均出现了肺泡，具有气体交换功能，称为肺的呼吸部；间质包括结缔组织及血管、淋巴管、神经等。

【实验内容】

一、气管 (trachea)（横切面）

取材：人的气管

染色：HE 染色

1. 肉眼观察　管壁中紫蓝色 C 形结构是透明软骨环，缺口侧为气管后壁的背侧。

2. 低倍镜观察　从腔面由内向外分辨管壁的三层结构（图 16-1）。

（1）黏膜：由上皮和固有层组成。上皮为假复层纤毛柱状上皮，固有层由疏松结缔组织构成，内含较多的淋巴细胞，弹性纤维较多，呈亮红色，还有腺体导管及血管断面。

（2）黏膜下层：与固有层相连，无明显界限，着色较浅，由疏松结缔组织组成，其中含有混合性腺体。

（3）外膜：较厚，由 C 形透明软骨环和疏松结缔组织构成，软骨环缺口处有弹性纤维组成的韧带、平滑肌束和气管腺。

3. 高倍镜观察

（1）黏膜：上皮为假复层纤毛柱状上皮，基膜较厚，柱状细胞游离面有纤毛，柱状细胞之间可见较多杯状细胞，由于胞质内黏原颗粒在制片过程中被溶解，胞质染色浅，呈透明状。组成上皮的细胞高矮不一，因此，细胞核不在一个平面上，似有多层。

（2）黏膜下层：疏松结缔组织内有较多的小血管、淋巴管和气管腺，深红色为浆液腺，粉红色为黏液腺。

（3）透明软骨环：呈 C 形，染成紫蓝色。软骨周边部：软骨细胞体积小，呈扁圆形，散在分布。靠近中央，细胞体积渐大，成群分布，形成同源细胞群。

二、肺 (lung)

取材：猫肺

染色：HE 染色

1. 肉眼观察　切片呈海绵状，可见大小不等的管腔断面。

2. 低倍镜观察　分辨导气部和呼吸部，注意支气管各级分支与血管的区别。

（1）导气部：包括小支气管、细支气管和终末细支气管（图 16-2A）。

1）小支气管：管径粗，管壁厚，三层分界不明显。黏膜上皮为假复层纤毛柱状上皮，有杯状细胞，但当管腔由粗变细时，上皮内杯状细胞逐渐变少。上皮下方的疏松结缔组织中含少量混合性腺，大小不等的透明软骨片及间断的平滑肌纤维。

2）细支气管：管径较小，管壁较薄。上皮由假复层纤毛柱状逐渐移行为单层纤毛柱状，杯状细胞少，混合性腺及软骨片很少或消失，环形平滑肌纤维增多。

3）终末细支气管：管径细，黏膜形成明显皱襞，腔面为单层柱状上皮，无杯状细胞、混合性腺及软骨片，平滑肌形成完整的环行。

（2）呼吸部：包括呼吸性细支气管、肺泡管、肺泡囊和肺泡（图 16-2B）。

1）呼吸性细支气管：管壁甚薄，部分由肺泡围成，上皮为单层立方状，上皮下仅有少量的结缔组织和环形平滑肌。管壁上有肺泡的开口，开口处单层立方上皮移行为单层扁平上皮。

2）肺泡管：管壁有许多肺泡开口，相邻肺泡间的肺泡管处呈结节状膨大，其表面有单层立方上皮覆盖，深面有少量平滑肌。

3）肺泡囊：为几个肺泡共同围成的囊腔，在相邻肺泡开口处无平滑肌，只有少量结缔组织，切片中看不到结节状膨大。

4）肺泡：为形态不规则的薄壁囊泡，相邻肺泡之间的薄层结缔组织为肺泡隔。

3. 高倍镜观察要点　重点观察肺泡，肺泡为多面形囊泡，彼此紧密相连，肺泡壁很薄，由肺泡上皮及肺泡隔的结构（图 16-2C）。

1）肺泡上皮：Ⅰ型肺泡细胞胞质部极薄，仅能根据其面向肺泡腔的扁平形细胞核来分辨。Ⅱ型肺泡细胞散在分布，细胞略凸向肺泡腔，呈立方或圆形，核圆，胞质着色浅。

2）肺泡隔：位于相邻肺泡之间的薄层结缔组织，可见许多的毛细血管断面。肺泡隔和肺泡腔内可见含黑色颗粒的细胞为尘细胞。

【示教内容】

一、嗅黏膜

取材：狗嗅部

染色：HE 染色

镜下观察（图 16-3）：

1. 上皮：为特化的假复层柱状上皮，由嗅细胞、柱状的支持细胞和锥形的基细胞组成。嗅细胞呈梭形，核圆，染色略深，位于细胞中部是双极神经元。基膜明显。

2. 固有层：为薄层结缔组织，有许多浆液性嗅腺、血管。

二、肺内弹性纤维

取材：兔肺

染色：醛复红 – 丽春红橘黄 G– 亮绿法

镜下观察：弹性纤维染成紫色，胶原纤维着绿色，平滑肌纤维和红细胞染成黄色。

三、肺血管注射

取材：兔肺

染色：先冲洗肺血管内的血液，再注入墨汁、制成切片、用苏木精复染。

镜下：肺内血管充满墨汁，染成黑色。各种细胞核染成蓝色。

【自测题】

一、思考题

1. 简述气管管壁的组织结构。
2. 试述从气管至终末细支气管各段的结构变化规律。
3. 试述肺泡的结构与呼吸功能的关系。

二、名词解释

1. 肺泡上皮
2. 肺泡隔
3. 肺巨噬细胞
4. 气 - 血屏障

三、讨论题

1. 在炎症时肺泡隔增厚是否会影响气体交换，为什么？
2. 结合呼吸系统组织结构，谈谈吸烟对机体健康的危害。

（陈阿梅）

第十七章 泌尿系统

【知识概要】

泌尿系统 (urinary system) 包括肾、输尿管、膀胱和尿道。肾产生尿液，其余为排尿器官。肾实质分为皮质和髓质。髓质由十几个肾锥体组成，皮质由髓放线、皮质迷路和肾柱组成。肾实质由大量肾单位和集合管构成。每个肾单位包括一个肾小体和一条与它相连的肾小管，是尿液形成的结构和功能单位。肾小管汇入集合管，二者合称泌尿小管。肾内的少量结缔组织、血管和神经等构成肾间质。

【实验内容】

一、肾 (kidney)

取材：兔的肾

染色：HE 染色

1. 肉眼观察　标本呈扇形，周边深红色是皮质，有圆球形的肾小体和条纹状的髓放线，中央染色较浅部分是髓质。有的锥体旁有染色深的肾柱，为深入锥体之间的皮质部分。

2. 低倍镜观察　皮髓交界的较大血管为弓形动脉、静脉；在髓放线之间的血管为小叶间动脉；在髓质内的为直小动、静脉。

（1）被膜：最表面，由薄层致密结缔组织构成。

（2）皮质：由皮质迷路及髓放线两部分相间排列而成（图 17-1A）。

1）皮质迷路：由圆球形肾小体和肾小管曲部构成，此处肾小管的断面呈圆形、弧形等。

2）髓放线：位于皮质迷路之间，由成束的纵切或斜切的小管构成。

（3）髓质：主要由大小不等的泌尿小管（肾小管直行部分、集合管）组成，其中有血管断面，但无肾小体。

3. 高倍镜观察

（1）皮质（图 17-1B）：

1）肾小体：由肾小囊及血管球组成。肾小囊壁层为单层扁平上皮，脏层紧贴血管球表面与毛细血管的内皮不易分开，两层之间的空腔为肾小囊腔。血管球呈现为大量毛细血管的切面，可含血细胞。

2）近端小管曲部（近曲小管）：管壁厚，管腔小而不规则，上皮细胞为单层立方或锥体形，细胞游离面有刷状缘，细胞界限不清；核圆位于近基底部，胞质呈强嗜酸性染成深红色。

3）远端小管曲部（远曲小管）：断面较近曲小管少，管径较小，管壁较薄，管腔较大而规则，上皮细胞呈立方形，界限较清楚，胞质嗜酸性弱，着色浅，细胞游离面无刷状缘，胞核位于细胞中央、核间距离较小。

4）球旁复合体：在切到血管极的肾小体可见。①球旁细胞：位于入球微动脉处，中膜平滑肌细胞变成肥大暗淡的上皮样细胞，呈立方形或多边形，细胞核圆形或卵圆形（图 17-1C）。②致密斑：为远端小管靠近肾小体侧的上皮细胞，呈高柱状，核致密染色深（图 17-1D）。③球外系膜细胞：位于出入球微动脉和致密斑之间三角区的一群细胞，核呈卵圆形，染色较深。

（2）髓质：

1）细段：位于髓放线及髓质中的细管结构，管腔小，由单层扁平上皮构成，细胞核呈卵圆形突向腔面，着色浅；可见薄而染成红色的胞质围成管壁，腔内无血细胞（注意与毛细血管相区别，毛细血管内皮核呈梭形，着色深，胞质薄如细线样，腔内常见红细胞）（图 17-1E）。

2）集合小管：由立方上皮构成，胞质染色明亮，核圆着色深，细胞界限清楚。

3）乳头管：由高柱状上皮构成，细胞界限清楚。

二、膀胱 (urinary bladder)

取材：狗的膀胱

染色：HE 染色

1. 肉眼观察　标本的一侧表面染成蓝紫色的为黏膜上皮。

2. 低倍镜观察　注意区分黏膜、肌层与浆膜（图 17-2）。

（1）黏膜：由变移上皮和结缔组织形成的固有层构成。黏膜突向管腔形成皱襞。

（2）肌层：很厚，由平滑肌组成，肌纤维大致呈内纵、中环、外纵排列（三层不易分辨）。

（3）浆膜：为纤维膜（膀胱顶部是浆膜）。其内含有神经纤维束。

3. 高倍镜观察

（1）黏膜：

1）上皮：为变移上皮，浅层细胞较大；呈伞形或长方形，常含 1～2 个圆形核，细胞质胞浆浓缩，染色较深。其下方为 1～2 层梨形细胞，最深层为立方或矮柱状细胞。上皮下方之基膜不清楚。当膀胱内充满尿液时，则上皮变成 2～3 层细胞。当膀胱空虚时，上皮呈 6～7 层细胞。

2）固有层：由致密结缔组织构成，其下方无明显黏膜下层。

（2）肌层：由平滑肌束构成，大致可分为内纵、中环、外纵三层。

（3）浆膜：此层较薄，表面有一层间皮。其下方疏松结缔组织内含血管、神经，除膀胱顶部其他部分无间皮。

【示教内容】

一、球旁细胞 (juxtaglomerular cell)

取材：猫的肾

染色：Bowie 法（甲基紫 – 毕布利希猩红法）

镜下观察：入球微动脉进入肾小球血管极处，血管壁中膜平滑肌细胞变成上皮样细胞，称球旁细胞。细胞呈立方形，核大而圆、胞质较多，内含大量紫色的分泌颗粒。肾小管染成红色。

二、肾血管注射

取材：狗的肾

染色：先将肾内血液冲洗干净，再注入墨汁，制成切片，用苏木精复染。

镜下观察：肾内血管充满黑色的墨汁，结合血管的部位和形态。可了解肾的血管分布。着重观察血管球与入球微动脉及出球微动脉相连。各种细胞核染成蓝色。

【自测题】

一、思考题

1. 请结合原尿形成的过程叙述肾小体的结构。
2. 请比较肾小管各段的结构特点和功能。
3. 试述近曲小管上皮细胞的光镜和电镜结构特点及其与重吸收的关系。
4. 试述肾内血液循环的特点和意义。

二、名词解释

1. 滤过膜
2. 肾单位
3. 球旁复合体
4. 足细胞

三、讨论题

当滤过屏障受到破坏之后，尿液可能会发生什么变化？

（耿世佳）

第十八章　男性生殖系统

【知识概要】

男性生殖系统 (male reproductive system) 由睾丸、生殖管道、附属腺及外生殖器组成。睾丸是产生精子和分泌雄性激素的器官。生殖管道具有促进精子成熟，营养、贮存和运输精子的作用。附属腺包括精囊、尿道球腺和前列腺。附属腺和生殖管道的分泌物参与精液的组成。

【实验内容】

一、睾丸 (testis)

取材：人的睾丸

染色：HE 染色

1. 肉眼观察　标本中呈椭圆形的结构为睾丸，它的一侧有一长条形的结构是附睾。睾丸表面染成粉红色为白膜，在睾丸与附睾相接部位增厚为睾丸纵隔。睾丸纵隔可见一些不规则细长裂隙为睾丸网。

2. 低倍镜观察　分辨睾丸表面的被膜和其深面的实质。在睾丸纵隔内见睾丸网。睾丸的被膜由外向内依次为鞘膜脏层（单层扁平上皮加上薄层结缔组织）和白膜（较厚的致密结缔组织）。表面有致密结缔组织构成的白膜，其内有很多不同断面的生精小管。管壁厚，小管基部为一层粉红色的基膜，生精小管由多层大小不一的细胞构成，紧贴基膜外为梭形肌样细胞。生精小管之间的结缔组织中血管丰富，并含成群的间质细胞（图 18-1A）。

3. 高倍镜观察

（1）生精小管（图 18-1B）：管壁由生精上皮构成，分为生精细胞和支持细胞两种。生精细胞按发育过程有秩序排列，从外向内可见：

1）精原细胞：紧贴基膜上，细胞较小，呈圆形或椭圆形，核圆着色较深。

2）初级精母细胞：位于精原细胞内侧。为数层体积较大的细胞，呈圆形；核圆较大，呈分裂相。核内有粗大着深蓝色的染色体。

3）次级精母细胞：位于初级精母细胞内侧。细胞较小，核圆着色较深。由于次级精母细胞形成后，立即分裂为精子细胞，存在时间短，故不易见到。

4）精子细胞：靠近腔面，体积较小，核圆且小，着色较深。

5）精子：呈蝌蚪状，头部被染成深蓝色，尾部为淡红色的丝状，成群并以其头部附着于支持细胞顶部或侧面，尾部朝向管腔。

6）支持细胞：位于生精细胞之间，其形态难以辨认，核呈三角形或不规则形，长轴与管壁垂直。着色浅，核仁明显。

（2）间质细胞：位于生精小管之间的结缔组织内，细胞呈圆形或多边形，单个或成群分布；核圆，着色浅，胞质嗜酸性。

（3）直细精管：位于生精小管和睾丸网之间，单层立方上皮，腔大不规则。

二、附睾 (epididymis)

取材：人的附睾

染色：HE 染色

1. 肉眼观察　在睾丸一侧有一长条形的组织为附睾。

2. 低倍镜观察　表面有结缔组织构成的被膜。实质有两种管道，输出小管组成附睾的头，其管壁较薄，管腔不平；附睾管组成附睾的体和尾，其管壁较厚，管腔平整。

3. 高倍镜观察

（1）输出小管：上皮由矮柱状细胞和高柱状纤毛细胞相间排列而成，故管腔面不规则。基膜外有少量环行的平滑肌（图 18-2A）。

（2）附睾管：上皮为假复层纤毛柱状上皮，表面有细长微绒毛（静纤毛），管腔规则，基膜外有平滑肌。管腔见许多精子。由附睾头部至尾部，平滑肌逐渐增多（图 18-2B）。

三、前列腺 (prostate gland)

取材：人的前列腺

染色：HE 染色

1. 肉眼观察　一侧表面染色深红为被膜，实质为许多大小形状不一的腔隙，即前列腺腺泡腔；其余染成红色的是结缔组织隔（图 18-3）。

2. 低倍镜观察

（1）表面有致密结缔组织和平滑肌组成的被膜，伸入腺实质，构成支架。

（2）腺泡：腺腔较大，腔面形状不规则，腺上皮形成皱襞，是由前列腺被膜内平滑肌收缩所致。腔内有染成粉红色的分泌物浓缩形成的圆形或椭圆形的前列腺凝固体。

3. 高倍镜观察　同一腺泡的腺上皮形态不一，多为单层柱状或假复层柱状上皮，亦可有单层立方上皮。

四、输精管 (ductus deferens)

取材：人输精管

染色；HE 染色

1. 肉眼观察　标本为输精管横切面，管壁很厚；管腔窄小。

2. 低倍镜观察　管壁由黏膜、肌层和外膜组成（图 18-4）。

（1）黏膜：上皮为较薄的假复层柱状上皮，固有膜为结缔组织。由于平滑肌收缩至使黏膜突入管腔形成皱襞，管腔不规则。

（2）肌层：厚，由内纵、中环、外纵行平滑肌纤维构成。

（3）外膜：由结缔组织组成。

【自测题】

一、思考题

1. 精子的发育分哪几个阶段？在光镜下如何区别？

2. 简述支持细胞的结构和功能。

二、名词解释

1. 生精细胞
2. 支持细胞
3. 间质细胞
4. 精子发生
5. 血睾屏障

三、讨论题

1. 各级生精细胞在生精小管的形态特点和位置变化是什么？
2. 支持细胞和间质细胞在精子的发育中起到哪些作用？

（赵若雷）

第十九章　女性生殖系统

【知识概要】

女性生殖系统 (female reproductive system) 包括卵巢、输卵管、子宫、阴道和外生殖器。卵巢产生卵细胞并分泌性激素；输卵管输送生殖细胞，是受精的部位；子宫是产生月经和孕育胎儿的器官。乳腺则产生乳汁，哺育婴儿。青春期开始，在垂体激素作用下，生殖器官形态结构和功能发生周期性变化。

【实验内容】

一、卵巢 (ovary)

取材：猫的卵巢

染色：HE 染色

1. 肉眼观察　标本为卵圆形，着紫红色。较厚的周围部为皮质，内有大小不等的空泡，是发育中的卵泡。中央着色较浅的狭窄部分为髓质。

2. 低倍镜观察　卵巢表面覆盖有单层立方形或扁平状的上皮，其深面是致密结缔组织构成的白膜。皮质在外周，有致密的结缔组织和不同发育阶段的卵泡、黄体或白体。髓质在卵巢的中央，由疏松结缔组织构成，内含血管（图 19-1A）。

3. 高倍镜观察　皮质中有下列不同发育阶段的卵泡。卵泡都呈球状，但大小、形状和结构各异，重点观察各期卵泡。

（1）原始卵泡：数量很多，排列成群，位于皮质浅层。体积小，由位于其中央、较大的初级卵母细胞和周围一层扁平的卵泡细胞构成（细胞界限不易分清，只能看到染色较深的扁圆形的核）（图 19-1B）。

（2）初级卵泡：位于原始卵泡的深层，由原始卵泡发育而来，卵泡体积随之增大。在初级卵母细胞增大的同时，其周围出现均质、着鲜红色的透明带。卵泡细胞由扁平形变成立方形和柱状，双层至多层。并在多层卵泡细胞间出现一些小腔隙，内有少量卵泡液。

（3）次级卵泡：由初级卵泡继续发育增大而成。体积更大，卵泡细胞之间的腔隙汇合成一个大的卵泡腔，内充满卵泡液。由于卵泡腔的形成，卵泡细胞分成两部分。围绕着卵泡腔的数层卵泡细胞称颗粒层；透明带周围的一层高柱状卵泡细胞呈放射状排列，为放射冠。而初级卵母细胞、透明带、放射冠及周围的卵泡细胞一起突向卵泡腔形成卵丘。若切面未经过卵母细胞，则卵泡见不到卵丘。卵泡膜分为内、外两层，内层含较多的多边形细胞和血管，外层纤维多（图 19-1C）。

（4）近成熟卵泡：体积更大，且接近卵巢的表面，卵泡腔非常大，颗粒层变薄。卵丘根部的放射冠与周围的卵泡细胞间出现裂隙。

（5）闭锁卵泡：卵泡闭锁可发生于卵泡发育的任何阶段，形态差异大，其表现为卵母细胞核固缩或消失，透明带皱缩或不规则形并与周围的卵泡细胞分离，卵泡壁的卵泡细胞凋亡，卵泡内出现巨噬细胞等。

（6）黄体：为圆形的淡红色的细胞团，内部多为粒黄体细胞，细胞较大呈多角形，着色较浅，胞核圆形，染色较深。膜黄体细胞体积较小，着色较深多位于周边。两种黄体细胞的胞质内都含有黄色类脂颗粒，因制片时类脂颗粒被溶解而呈空泡状（图 19-1D）。

（7）间质腺：在猫、兔的卵巢中，有许多散在的间质腺。间质腺细胞排列成团或索条状。细胞较大，呈多边形，核圆，胞质染色浅，含空泡状脂滴。

二、子宫 (uterus)

取材：人的子宫

染色：HE 染色

（一）子宫内膜增生期

1. 肉眼观察　染成紫色的部分是内膜，红色的部分是肌层。

2. 低倍镜观察　由内到外观察子宫壁结构，可区别出内膜、肌层和外膜三层结构。内膜腔面上皮呈单层柱状，固有层结缔组织中形成很多长、短不等的子宫腺和小血管（螺旋动脉）。肌层很厚，由成束的平滑肌构成，内含很多较大的血管，外膜为浆膜（图 19-2）。

3. 高倍镜观察　着重观察内膜。

（1）子宫腺：较直，断面较少，腺腔较小且无分泌物，腺上皮与内膜上皮相同，亦为单层柱状。

（2）基质细胞：数量多，呈梭形或星形，细胞界限不清楚，核较大为卵圆形，色深。

（二）子宫分泌期

1. 肉眼观察　标本为长方形，一端染成紫色为内膜，其余染成红色为肌层。

2. 低倍镜观察　分辨子宫壁三层。

3. 高倍镜观察　着重观察内膜。注意与增生期比较。

（1）子宫内膜更厚。

（2）子宫腺：数量多，增长、弯曲、腺腔扩大，腔内有分泌物。

（3）螺旋动脉：数量较多，成群分布，腔大，壁薄（充血）。

（4）基质细胞：分裂增生，胞质含脂滴，成为前蜕膜细胞。

（5）固有层水肿，可见结缔组织空隙增大。

三、乳腺 (mammary gland)（静止期）

取材：猴的乳腺

染色：HE 染色

1. 肉眼观察　标本为乳腺中的一小部分，着蓝紫色的小团为乳腺小叶，着色浅的是脂肪组织。

2. 低倍镜观察　大部分是结缔组织，含脂肪细胞，乳腺小叶分散，小叶间为致密结缔组织，内含小叶间导管，小叶内腺泡较少，难以与导管区分（图 19-3）。

3. 高倍镜观察　小叶内腺泡稀少，腺泡上皮为单层立方或柱状，腺腔狭窄或不明显，与小叶内导管难以分辨。小叶间导管和总导管腔较大，由单层柱状到复层柱状上皮组成，近皮肤处移行为复层扁平上皮。

四、输卵管 (oviduct)

取材：人的输卵管

染色：HE 染色

1. 肉眼观察　管腔面染成紫色的为黏膜。

2. 低倍镜观察　管壁由黏膜、肌层和浆膜构成。重点观察黏膜，其皱襞发达，高且分支突入管腔（图 19-4）。

3. 高倍镜观察

（1）黏膜：表面为单柱状上皮，纤毛细胞较大，弱嗜酸性，纤毛不太明显。分泌细胞夹于纤毛细胞间，较小，嗜酸性较强。固有层为薄层疏松结缔组织。

（2）肌层：为内环、外纵两层平滑肌。

（3）外膜：为浆膜。

【自测题】

一、思考题

1. 卵泡发育分哪几个阶段？光镜下如何区别。

2. 简述透明带的形成、结构和功能。

3. 比较子宫内膜增生期与分泌期的形态和结构。

二、名词解释

1. 生长卵泡

2. 次级卵泡

3. 黄体

4. 间质腺

5. 门细胞

6. 月经周期

三、讨论题

1. 如何分辨各级卵泡的不同切面及间质腺的结构？

2. 乳腺活动期与甲状腺滤泡的区别。

3. 子宫内膜的腺体、螺旋动脉、基质在不同时期的区别。

（耿世佳）

组织学综合实验

综合实验一　巨噬细胞吞噬功能测定——皮泡法

巨噬细胞在炎症和异物等刺激下活化成游走的巨噬细胞，它具有趋化性定向运动、吞噬和清除异物及衰老伤亡的细胞、分泌多种生物活性物质以及参与和调节人体免疫应答等功能。通过皮泡法收集活体巨噬细胞，并与 CRBC 接触，观察巨噬细胞吞噬力。

【试剂及材料】

1. 斑蝥酊剂　取药用斑蝥以 95%乙醇制成 10%酊剂，室温下浸泡两周后使用。

2. 鸡红细胞（CRBC）悬液　取鸡血 1 ~ 2ml，阿氏液抗凝（放 4℃冰箱可保存 2 ~ 4 周）。试验前用无菌生理盐水洗 3 次，然后配成 5% CRBC 悬液。

3. Giemsa 染色液。

【实验步骤】

1. 取 $1cm^2$ 大小的滤纸片 2 张，蘸满斑蝥酊，置于一侧前臂皮肤上，在滤纸片上压一块稍大的塑料片，上面再敷以清洁纱布，固定。

2. 4 ~ 5h 后，取下塑料片和滤纸，可见局部皮肤发红，表皮开始松动，用一拱形塑料盖将局部罩好，固定包扎以防止开始形成的水泡破裂。

3. 48h 后，局部皮肤即形成一个完整的水泡。将皮肤消毒后，用无菌注射器小心抽取皮泡内渗出液，盛于无菌试管中。

4. 局部用消毒纱布敷盖，2 天后取下纱布。此法患者无疼痛及任何不良反应。 斑蝥酊诱发的皮肤炎性渗出液有多有少，大多在 1 ~ 2ml，最多的可达 8ml。皮泡液中含巨噬细胞数平均为 30% ~40%，最多可达 80%。

5. 取皮泡渗出液 0.5ml；加 CRBC 悬液 0.01ml［CRBC 数约为（5 ~ 6）$\times 10^6$］；混匀，置 37℃水浴中 30min，（每隔 10min 轻轻摇动一次）。1000r/min 离心 5min，弃上清，留少许液体将细胞充分混匀，涂片，甲醇固定，Giemsa 染色（或 G-W 混合染色），油镜下观察并计数 100 ~ 200 个巨噬细胞。

综合实验二　疏松结缔组织铺片

疏松结缔组织（loose connective tissue）又称蜂窝组织（areolar tissue），其特点是细胞种类较多，纤维数量较少，排列稀疏，血管丰富。在体内分布广泛，起连接、支持、营养、防御、保护和修复等功能。疏松结缔组织铺片的染色是组织学技术中的难点。一般的染色存在着两种纤维对比不够鲜明，各种细胞成分较难区分的缺点。用醛品红染弹性纤维和肥大细胞呈紫色，用伊红染胶原纤维呈红色，但是这样往往会把背景也染上红色，使胶原纤维显示不清，为探讨一种使胶原纤维与弹性纤维、肥大细胞、巨噬细胞同在一张标本上都能明显地显示出来，该实验根据疏松结缔组织不同组织成分特性采用不同染液对比染色，以找到更合适的染液，制作优质教学铺片。

【实验材料】

1. 实验动物　健康成年大鼠，体重 200 ~ 250 g。

2. 器械材料　显微镜、恒温箱、电炉、手术剪刀、镊子、眼科剪刀、解剖盘、解剖分离针、无菌注射器、染色缸、试剂瓶、烧杯、盖玻片、载玻片、玻璃棒。

3. 试剂准备

（1）0.8% 的台盼蓝注射液：台盼蓝 0.8g 加入蒸馏水 100ml 中，灭菌处理。

（2）醛复红染液：碱性品红 0.5g、三聚乙醛 1ml、浓盐酸 1ml、70% 乙醇 100ml。

（3）偶氮卡红染液：偶氮卡红 B (Azocarmine B)0.5g、冰醋酸 0.2ml、蒸馏水 100ml。

（4）Bouin 固定液：苦味酸饱和水溶液 75 份、甲醛 25 份、冰醋酸 5 份。

（5）各级乙醇 70%、80%、90%、95%、100%，二甲苯。

（6）2.5%戊巴比妥。

【实验步骤】

1. 用 250g 左右的大白鼠，腹腔注射 1% 的台盼蓝。

每天注射：第一次 2.5ml；第二次 3.0ml；第三次 3.5ml；第四次起隔日注射 3.5ml（共 4 ~ 5 次）。

2. 麻醉动物，剪开腹部取皮下疏松结缔组织铺于载片，待干。

3. 10% 甲醛溶液固定 10 ~ 15 分钟（甲醛溶液用时新配）。

4. 自来水冲洗数次。

5. 将铺片放于碱性复红混合液中，在 40℃温箱内染 15 分钟，水洗，再用 95% 乙醇，分色 1 ~ 2 分钟。经此步骤后可区分出组织细胞、肥大细胞、弹力纤维。

碱性复红染料的配制：碱性复红 4g；间苯二酚 4g；蒸馏水 200ml。

先将染料混合于烧杯内，加热至沸后加 2% 的三氯化铁溶液 25ml，继续煮 5 分钟，冷却过滤。将滤物沉淀，放于温箱内充分烘干。然后将沉淀物连同滤纸溶于 95% 乙醇内，间接加热至沸，冷却后过滤最后需加足到 200ml，再加 4ml 盐酸即成。盛于干净瓶中备用。

6. 水洗，再入偶氮卡红混合液，在 60℃温箱内复染 1 ~ 2 分钟（染料要先预热，溶解 30 分钟以上，方可使用）。

偶氮卡红染液的配制：偶氮卡红 0.25g；蒸馏水 100ml；加热溶解后加冰醋酸 1ml。

7. 偶氮卡红出来后，直接入亚尼林油乙醇（95% 乙醇每毫升加亚尼林油 7 ~ 8 滴）溶液分色 1 ~ 2 分钟。

8. 脱水，透明，封片。

【注意事项】

1. 从固定到染色的整个过程中，都不应把肠系膜取下，以防止其回缩。

2. 用二甲苯透明时，一定用软毛刷清洁肠系膜的表面染料沉淀或其他杂质污染物。

3. 为了避免湿的肠系膜较软、易变形、封固后铺片不平的缺点，透明后应将肠系膜重新展平晾干，再剪开，封固。

4. 封固前，彻底去除组织内的水分或乙醇，防止褪色。

综合实验三　HE 染色法

苏木精 - 伊红染色（hematoxylin-eosin stain），简称 HE 染色。苏木精是碱性染料，细胞内染色质和核糖体等成分呈酸性，很容易与带正电荷的苏木精结合而被染色，苏木精在碱性溶液中呈蓝色，所以细胞核和胞质内核酸呈紫蓝色。伊红是一种酸性染料，可使细胞质和细胞外基质中碱性蛋白质成分着红色。通过 HE 染色达到使不同的组织结构呈现不同的颜色，从而达到细胞间区别辨认的目的。

【实验材料】

10% 甲醛固定液、梯度乙醇（浓度分别为 50%、70%、80%、90%、95%、100%）、二甲苯、石蜡、HE 染色液、蛋白甘油、中性树胶、生理盐水。

【实验步骤】

1. 脱蜡　二甲苯，5min ×2 次。

2. 水合　100% 乙醇：3 min ×2 次，95% 乙醇 → 90% 乙醇 → 80% 乙醇 → 70% 乙醇各 2min，蒸馏水洗，3min。

3. 苏木精（Ehrlich）染液，10min。自来水洗去除多余染液。

4. 分化　5%～1% 的盐酸乙醇，数秒到数十秒，分化的目的是去掉组织中过染的染料，使颜色对比和细胞背景更加美艳和清晰。因酸能破坏苏木精的结构，使色素与组织解离，故分化不可过度。蒸馏水速洗终止分化。

5. 蓝化　淡氨水，10～30 秒。自来水洗（LM 下镜检细胞核分色质量）。

注：分化之后苏木精在酸性条件下处于红色离子状态，在碱性条件下处于蓝色离子状态。

6. 1% 伊红 Y 染液，5min，蒸馏水速洗。伊红染色程度应以苏木精对核的着色程度为参照标准，掌握其染色时间，以达到对比鲜明为宜。注：伊红易溶于水。

7. 脱水　乙醇梯度为 70% → 80% → 90% → 95% → 100%，逐级脱水，低浓度乙醇有分化作用，要严格控制掌握时间，一般数秒钟，高浓度每级 2～5min。注：LM 下镜检细胞核与细胞质颜色对比情况，注意标本面朝上放置切片。

8. 透明　二甲苯，5min ×2 次。二甲苯透明的组织利于光线透过。

9. 树胶封固切片。

10. 镜下观察　细胞核还有细胞质中的碱性物质被染成紫蓝色，细胞质被染成红色。

【注意事项】

1. 染色中脱蜡要彻底，较陈旧的二甲苯要延长脱蜡时间。入下一级乙醇前尽量吸干切片上残留的乙醇液。

2. 伊红易溶于水，控制好脱水时间。

3. 区分水合和脱水的乙醇浓度梯度。

【思考题】

1. 苏木精 - 伊红的染色原理是什么？

2. 简述 HE 染色步骤？

3. 染色过程中分化与蓝化的目的是什么？

综合实验四　血涂片的制作

血涂片是通过特定的方法将血液按一定方向均匀涂开的过程，微观上使细胞由球形变为平面形或近平面形平铺在载玻片上。血涂片的显微镜检查是血液细胞学检查的基本方法，对血液病的诊断有很大参考价值。因此，血涂片制备是否合格直接关系到检验结果的质量。若血片制备和染色不良，常使细胞鉴别发生困难，甚至导致错误结论。例如，血膜过厚细胞重叠缩小，血膜太薄白细胞多集中于边缘；染色良好的血片是血液学检查的主要基本技术之一。血涂片染色包括两个过程：固定和染色。固定是将细胞蛋白质和多糖等成分迅速交联凝固，以保持细胞原有形态结构不发生变化。

【实验材料】

显微镜、采血针、载玻片、盖玻片、中性树胶、酒精棉球、染色架、Wright 染液、缓冲液（pH6.4）滴管、特种蜡笔等。

【实验内容】

1. 染色原理　细胞的染色既有物理的吸附作用又有化学的亲和作用。借助各种细胞和细胞的各种成份、化学性质的不同，其对各种染色料的亲和力也不一样。因此用染色液染色后在同一血片上可以看到各种不同的色彩，例如血红蛋白嗜酸性颗粒为碱性蛋白质与酸性染料伊红结合染成粉红色称为酸性物质，细胞核蛋白和淋巴细胞浆为酸性，与碱性染料亚甲蓝或天青结合染成蓝色或紫色称为碱性物质，中性颗粒成等电状态与伊红和亚甲蓝均可结合，染紫红色称中性物质。

Wright 染料是由亚甲蓝和伊红的化合物溶于甲醇而制成。伊红是带负电荷的酸性染料，亚甲蓝是带正电荷的碱性染料，两种染料结合在一起溶解在甲醇中后，又重新解离成为带负电荷的伊红离子与带正电荷的亚甲蓝离子，从而使带不同电荷的蛋白质加以吸附。血细胞内含有不同等电点的蛋白质，在相同的酸度下带有不同的电荷，因而能选择性地吸附相应的染料而受染。Wright 染料对氢离子浓度极为敏感，因此用缓冲液稀释染液，可加固染色作用。

2. Wright 染液的配制

Wright 染料：Wright 粉剂 1g；甲醇 600ml；优质甘油 20ml。

3. 实验步骤

（1）消毒：按摩取血部位（通常为耳垂或无名指尖腹部），使血液通畅；用酒精棉消毒采血针和取血部位。

（2）取血：待乙醇干后，快速刺破皮肤，使血液自然流出（勿挤）。取一小滴血置于干净载玻片一端。

（3）涂片：取另一张边缘平整的载玻片，使其一边与载有血滴的载玻片呈 35°～45°角相交，血滴沿载玻片的边缘展开至载玻片宽度，将斜置的载玻片快速向前推动形成一薄层血膜。

（4）晾干：血涂片必须完全干燥后才能染色。染色前先在涂片上用蜡笔画出染色区域，然后滴加染液，使染液完全淹没在划定的区域内。

（5）染色：滴加 Wright 染料放平处静置 1～2 分钟后（此步骤主要起固定作用），加等量的双蒸水或磷酸盐缓冲液于染液中，染色 5～10 分钟。染液上若出现金属薄膜，说明染料有效。染色时间视染料的成熟程度及室温条件而定。染色时不要摇动，否则易于产生沉淀。

（6）冲洗：流水洗，镜下快速观察染色效果。

（7）封片：晾干后中性树胶封片保存。

（8）显微镜下观察：低倍镜下可见许多无核橘红色的红细胞和少量核呈紫蓝色的白细胞；中性粒细胞、嗜酸性粒细胞，淋巴细胞、单核细胞的细胞核染成紫蓝色，且核质对比明显，粒细胞颗粒清晰；嗜酸性粒细胞颗粒大为红色；血小板为不规则，内含紫蓝色颗粒。

高倍镜下可见：

1）红细胞：红细胞为圆形无核的橘红色细胞，数目最多，细胞中央着色浅，周缘着色较深。有时可见几个红细胞连在一起，似钱串状。

2）中性粒细胞：白细胞中数目最多的细胞，易于找到。体积较红细胞大，呈圆形。细胞质内有分布均匀的细小的染成浅红色或浅紫色颗粒。细胞核呈杆状或分叶状，分叶核之间有染色质丝相连，分 2～5 叶不等，细胞核着色较深，染色质呈团块状。

3）嗜酸粒细胞：数目较少，胞体较中性粒细胞稍大，呈圆形。细胞质中充满粗大而均匀的染成亮红色的嗜酸性颗粒，细胞核多为 2 叶，染色质较致密。

4）嗜碱粒细胞：数目最少，涂片中不易找到。胞体大小与中性粒细胞相近，核形状不规则，常呈 S 形，核着色较浅，轮廓常不清楚。胞质中可见大小不等、分布不均、呈深蓝紫色的嗜碱性颗粒。

5）淋巴细胞：以小淋巴细胞居多，核圆或椭圆形，一侧常有凹痕。染色质呈粗块状，着色深；胞质很少，呈天蓝色，可见少量浅紫色的嗜天青颗粒。

6）单核细胞：是血细胞中体积最大的细胞，呈圆形或椭圆形，核为肾形或马蹄形，染色质稀疏。胞质较丰富，呈灰蓝色，也可见少量浅紫色的嗜天青颗粒。

7）血小板：形状不规则，大多聚集在一起，周围部分呈透明浅蓝色，中央部分有紫蓝色颗粒。

【注意事项】

1. 新鲜配制的染料偏碱，须在密封、室温或是 37℃下贮存一定时间。一般一周可用，一个月后效果最佳。

2. 玻片的清洗　新玻片常有游离碱质，因此应用清洗液或 10% 盐酸浸泡 24 小时，然后再彻底清洗。用过的玻片可放入适量肥皂水或合成洗涤剂的清水中煮沸 20 分钟，再用热水将肥皂和血膜洗去，用自来水反复冲洗，必要时再置 95% 乙醇中浸泡 1 小时，然后擦干或烤干备用。使用玻片时只能手持玻片边缘，切勿触及玻片表面，以保持玻片清洁，干燥，中性、无油腻。

3. 推片时要快速、均匀地推动载玻片，切忌中间停顿，否则血膜呈波浪状。

4. 细胞染色对氢离子浓度十分敏感，在染色过程中玻片必须化学清洁，配制瑞氏染液必须用优质甲醇，稀释染液必须用缓冲液，冲洗用水应近中性，否则各种细胞染色反应异常，致使细胞的识别困难，甚至造成错误。

5. 一张良好的血片，要求厚薄适宜，头体尾分明，分布均匀，边缘整齐，两侧留有空隙。血片制好后最好立即固定染色，以免细胞溶解和发生退行性变。

6. 血膜未干透，细胞尚未牢固附在玻片上，在染色过程中容易脱落，因此，血膜必需充分干燥。

7. 染色时间与染液浓度、室温高低、细胞多少有关。染液越淡，室温越低，细胞越多，所需染色时间越长或应适当增加染液量，因此染色时间应视具体情况而定。特别是更换新染料时必须经试染，摸索最佳染色条件。

8. 染液不可过少，以防蒸发干燥染料沉着于血片上难冲洗干净。

9. 冲洗时应用流水将染液冲去，不能先倒掉染液，以免染料沉着于血片上。

10. 染色过深可用甲醇或乙醇适当脱色，最好不复染，必须复染时，可将染液先稀释好再复染。

11. 染色时应注意保护血膜尾部细胞，不能划掉。因为体积较大细胞常在此处出现。

综合实验五　精子活力检测与精液涂片制作法

精子活力是指精子活动的能力或强度。活动的精子是穿透宫颈黏液，进入输卵管并与卵细胞结合的最基本条件，因此是精液常规分析内容之一。

精子活力一般分为 5 个等级：0 级表示精子不能活动；1 级表示精子活动能力差，只在原地蠕动；2 级表示精子活动力一般，只向前曲线运动；3 级表示精子活动很好，直线向前运动；4 级表示精子活动极好，呈快速直线前向运动。正常时，3 级与 4 级之和应超过 50%，活动精子中至少有 25% 的精子呈直线快速运动。

【实验目的】

掌握小鼠附睾精子采集方法；掌握血细胞计数板法精子计数及精子活力检测。

【实验步骤】

1. 以颈部脱臼法处死实验鼠，用 75% 乙醇棉球消毒腹部开口部位的被毛及皮肤，剪开下腹壁，暴露生殖系统。

2. 找到睾丸、附睾、输精管，无菌分离附睾。用眼科剪除去附睾周围的系膜及脂肪，温生理盐水快速冲洗至干净。

3. 取附睾尾，制备精子悬液。置精子培养液或 0.9%NaCl 溶液中将其剪碎，于 37 ℃水浴锅中孵育 20 分钟，待精子游出。

4. 吸管吸取精子悬液，滴一滴于载玻片或血细胞计数板上，显微镜下观察精子游动，分别计数 a、b、c、d 级精子数。（WHO 最新规定，精子活力分 a、b、c、d 四级。a 级：快速前向运动；b 级：慢或呆滞的前向运动；c 级：非前向运动；d 级：不动的精子。）

5. 将载玻片或血细胞计数板置 50℃水浴锅内，5 ~ 10min 杀死精子，计数总精子数。

6. 每份精液重复观察计数 3 次，取平均值计算精子活力。

综合实验六　体外受精

体外受精 (In Vitro Fertilization 或 external fertilization ）是指哺乳动物的精子和卵子在体外人工控制的环境中完成成熟和受精过程的技术，英文简称为 IVF。主要包括卵母细胞的采集、精子获能和受精三部分。由于它与胚胎移植技术 (ET) 密不可分，又简称 IVF-ET。在生物学中，把体外受精胚胎移植到母体后获得的动物称试管动物 (test-tube animal)。这项技术成功于 20 世纪 50 年代，在最近 20 年发展迅速，现已日趋成熟而成为一项重要而常规的动物繁殖生物技术。

【实验材料】

KM 小鼠 (SPF)、孕马血清促性腺激素（ PMSG ）、人类绒毛膜促性腺激素 (HCG)、透明质酸酶、受精培养液、KSOM 液、氨基酸、75% 乙醇、PBS 溶液、无菌培养皿、显微镜 (体视)、无菌手术器械（眼科剪、眼科镊）、1ml 无菌注射器、巴斯德吸管、热台、CO_2 培养箱、超净工作台、1.5ml EP 管、电刺激采精器、采精瓶等。

【实验内容】

一、采集卵母细胞（采用超数排卵法）

1. 超数排卵　选择 30 日龄清洁级小鼠，于小鼠发情间期或前期注射促性腺激素（先腹腔注射 5U PMSG 间隔 48h 后再注射 5U HCG ）促进卵子成熟并排卵。

2. 于注射 HCG 13h 后处死小鼠，打开小鼠腹腔，无菌条件下剪取小鼠输卵管，并迅速转移到 60ml 已预热的体外操作液中。

3. 将装有输卵管的培养皿转移到超净工作台中，用眼科镊撕裂输卵管壶腹部，将卵冠丘细胞复合体从输卵管中挤出。

4. 用巴斯德吸管将卵冠丘细胞复合体轻轻吸走，移入透明质酸酶中，轻吹吸直到卵丘颗粒细胞与卵母细胞分离（镜下观察）。

5. 将上一步骤中的卵母细胞转移到提前平衡好的 3 个体外操作液的液滴中洗涤，每个液滴洗 3 次。

6. 将卵母细胞移入已过夜平衡的培养液的微滴中，置 37℃，CO_2 浓度为 5% 的培养箱中培养等待受精。

二、采集精液并完成获能

1. 活体取精法　用电流等物理方法刺激雄性动物的阴茎或其他性敏感区，使雄性动物被刺激发情，直至射精，用采精瓶采集射出的精液；或者是处死小鼠，打开小鼠腹腔，无菌条件下剪取小鼠附睾尾及输精管，并迅速转移到已预热的体外操作液中。

2. 将装有附睾及输精管的培养皿转移到超净工作台中，用眼科剪剪开附睾尾并反复挤压，使精子游出。

3. 收集小鼠精子悬液于无菌 EP 管中，离心洗涤后，将精子移入受精培养液中，置 37℃，CO_2 浓度为 5% 的培养箱中培养 1 ~ 1.5h 使其获能。

三、小鼠精子和卵母细胞的体外受精

1. 取获能精子，并调整精子密度达 (1 ~ 2.5) × 10^6/ml。

2. 将备好的精子加入到含有 M Ⅱ期卵母细胞的培养液液滴中，37℃，CO_2 浓度为 5% 的培养箱中培养 5 ~ 6h。

3. 将第二步骤中的受精皿取出，用培养液洗涤卵母细胞数次，去掉多余的精子和碎片。

4. 在倒置显微镜下观察受精卵母细胞中的有无 2NP 及第二极体。

5. 将未受精卵及异常受精卵挑出，正常受精卵洗涤后转移至以平衡过并添加 AA 的 KSOM 培养液中继续培养以备移植。

【注意事项】

1. 卵母细胞及精子获取的所有操作步骤，均保证无菌操作。

2. 从剪取输卵管到卵母细胞收集都要在加热台上操作；而取精液是不可在加热台上操作。

3. 卵母细胞在透明质酸中不宜停留过久，一般不超过 1min。

4. 在液滴转移和细胞清洗时，尽量少带前一液滴，以避免清洗不干净。

5. 体外操作时间不易过久，防止造成微环境渗透压及 pH 的改变。

下 篇

病 理 学

病理学基础实验

第二十章　细胞和组织的适应与损伤、损伤的修复

教学目标与要求

掌握：萎缩、肥大、增生、化生的概念及其类型；萎缩的病理变化，变性的概念，细胞水肿的概念及病理变化，脂肪变性的概念及病理变化，玻璃样变的类型及病理变化。坏死的概念、基本病变、类型及其形态特征；坏死的结局，再生的概念、类别和不同种类细胞的再生潜能及其包含的细胞种类。肉芽组织的概念、成分、形态特征、作用及结局。创伤愈合的基本过程和类型；骨折愈合的过程。

熟悉：肥大、增生的病理变化及其关系。玻璃样变的概念、黏液样变的概念及病变特征；病理性钙化的概念及类型。细胞凋亡的概念，修复的概念；上皮、纤维组织、毛细血管、肌肉和神经组织的再生过程。瘢痕组织的形态及作用。

大体改变

一、正常心脏（heart）

1. 标本为成年人正常心脏。

2. 重量约260g，心壁由心内膜、心肌、心外膜构成，心肌壁厚度：左右心房壁较薄，厚0.1～0.2cm，左心室壁最厚，达0.8～1.0cm，右心室壁厚0.2～0.3cm，心肌纤维呈螺旋状排列，大致分为内纵行、中环行、外斜行三层，心瓣膜位于房室孔和动脉口处，可以阻止心房和心室收缩时血液倒流，三尖瓣周径11cm，肺动脉瓣8.5cm，二尖瓣10cm，主动脉瓣7.5cm（图20–1）。

二、心脏肥大 (hypertrophy of heart)（高血压之心脏）

1. 标本为成人高血压的肥大心脏。

2. 体积增大，重量增加，外形无明显改变，色灰白略带黄，表面光滑，有光泽。切面见左室壁心肌明显增厚，厚达1.5cm（正常为0.8～1.0cm），乳头肌增粗。心腔无明显变化，此为左心室向心性肥大。心内膜及二尖瓣均无明显异常，心冠状动脉内膜有少量黄色斑块

（轻度粥样硬化），胸主动脉内膜也有多数黄色或灰白色隆起的斑块，多位于肋间动脉开口处（图 20–2）。

三、心脏萎缩（atrophy of heart）

1. 标本为一成人心脏（根据主动脉口径可以证实）。

2. 体积较正常心脏显著缩小，重量也减轻（尸检记录记载重 150g，正常成人心脏重 240 ~ 300g），变小的心脏仍保持原来形态（说明心脏均等地缩小）。心脏颜色呈灰褐色。心外膜增厚并且松弛有皱褶，其中的冠状血管弯曲呈蛇行状（因心肌萎缩、心脏变小，而血管不相应地变短之故）。

3. 如果切开心腔，心肌的颜色和厚度及肉柱、乳头肌应是什么样（图 20–3）？

四、肾盂积水 (nephrohydrosis)（肾压迫性萎缩）

1. 标本为一肾。

2. 肾体积增大体积：15cm×7cm×5cm（正常肾约 11cm×5cm×3cm），肾外形基本保持，色灰白，表面光滑。由肾门对侧剖开后，见肾盂肾盏均明显扩张（其中积水已流出），肾实质受压萎缩变薄，皮质厚 2 ~ 3mm（正常肾皮质厚 0.6cm）。皮髓质界限变得不甚清楚。在肾盂与输尿管连接处，有一结石堵塞管腔。该结石大小 2.2cm×2.0cm×2.0cm。色灰黑（混有血液之故），表面较光滑。结石质地较坚实（草酸盐为主的尿结石）。

3. 试推论结石与肾盏积水的因果关系（图 20–4）。

五、脑室积水 (hydrocephalus)（脑压迫性萎缩）

1. 标本取自一小儿的脑。

2. 脑的体积显著增大，甚而超过成人脑的大小，外形上尚能辨认出大脑及脑干等结构。颜色浅黄白色与正常脑组织相近，大脑表面脑沟变浅，脑回变平、变宽。

3. 切面见各脑室（侧脑室、第三脑室等）均高度扩张（其中脑脊液切开时已流失）。脑实质因受压显著萎缩变薄，最薄处仅 2 ~ 3mm（图 20–5）。

六、正常肝（liver）

1. 标本为成年人正常肝。

2. 肝表面覆以致密结缔组织被膜，肝门部的结缔组织随门静脉、肝动脉、肝静脉和肝管的分支伸入肝实质，将实质分成许多肝小叶，成人肝有 50 万 ~100 万个肝小叶，肝小叶中央有一条沿其长轴走行的中央静脉，肝小叶之间各种管道密集的部位为汇管区（图 20–6）。

七、肝细胞水肿 (cellular swelling of liver)

1. 标本为沿长轴切开的小儿肝。

2. 肝体积稍增大，外形正常（能清楚地辨认出肝右叶、左叶），表面光滑，色灰白，包膜紧张。

3. 切面隆起，边缘外翻，色灰白贫血状，状如煮过样外观，失去正常光泽而变得混浊（应以尸检当时观察为佳）（图 20–7）。

八、肝脂肪变 (fatty change of liver)

1. 标本为一小儿肝。

2. 肝体积稍增大（肝左叶边缘变钝），外形无明显变化，色淡黄色，包膜紧张，光滑。

3. 切面稍隆起，呈一致性淡黄白色。（因脂肪比重较轻，故脂肪变性严重的肝可浮于水面上。以刀切之，刀上可粘有脂滴；肝切除处见一混合性血栓）（图 20–8）。

九、结缔组织玻璃样变性 (hyaline degeneration)

1. 标本为额状断面的左右肺及心脏。

2. 脏器大小及位置无异常，从前面观察，两肺与壁层胸膜和膈肌有纤维性（陈旧性）粘连，以肺下叶为重。从后面观察，两侧肺上下叶间亦有粘连，脏层与壁层心包纤维性粘连，心包腔完全闭锁。粘连心包和肺膈肌粘连处因纤维组织增生而明显增厚，厚者可达 1cm，质地致密、坚实，灰白色，半透明，状如毛玻璃，此即结缔组织玻璃样变（图 20–9）。

十、结缔组织黏液样变性（mucoid degeneration）（纤维脂肪瘤黏液样变性）

1. 标本为手术切除的男性睾丸纤维脂肪瘤。

2. 皮肤色稍深，表面不平有明显皱褶，切面皮下有一近球形的瘤结节，大小约 6.5cm×5cm×5cm，与周围组织界限清楚，有包膜。瘤结节的切面，质地松软，多呈灰白色半透明胶冻状（黏液样变性）。其中尚残留数个黄色区域，为尚未完全黏液样变的纤维脂肪瘤的脂肪组织分化区。真皮及皮下组织水肿变厚，并且变得疏松（图 20–10）。

十一、淋巴结干酪样坏死（caseous necrosis of lymph node）

1. 标本为手术切除的数个颈部淋巴结。

2. 体积增大，大者可达 3.8cm×3.0cm×3.0cm，呈圆形，色灰白，淋巴结间为疏松纤维组织及脂肪组织。

3. 切面可见多数坏死灶，形不整，黄白色，质地较周围淋巴组织疏松，状如奶酪，此即干酪样坏死（图 20–11）。

十二、手干性坏疽（dry gangrene of hand）

1. 标本为电击伤患者的左手。

2. 手体积缩小，干燥，皮肤已剥脱，尚保持手的外形。色灰黑，污秽状，此即手的干性坏疽。于腕部坏疽区与健康组织有明显界线（分界性炎），有处健康组织与坏疽区间已出现裂沟（图 20–12）。

十三、脾贫血性梗死（anemic infarct of spleen）

1. 标本为白血病之脾。

2. 沿长轴切开的脾，体积增大，长 14.5cm，厚 7cm（正常脾重 130 ~ 150g，长 13cm，厚 3.5cm，宽 8.5cm），浅灰褐色，脾被膜大部光滑，标本上端被膜表面粗糙，失去正常光泽，有少量纤维素附着，色灰褐或黑褐（因固定液未浸及该处，暴露于空气中干枯而致黑褐色）。

3. 切面见脾比正常致密，脾小结消失，标本之上端有一略呈三角形（立体观为锥形）的病灶，其底靠近被膜，尖端指向脾门，底宽 6.5cm，高约 3cm，梗死区质地致密，色灰白，有处呈褐色（出血）。梗死区与周围脾组织之间有一清楚的界线，此乃分界性炎，其中色暗褐处为充血出血带（图 20–13）。

十四、阿米巴性肝脓肿（amoebic liver abscess）

1. 标本为两侧肺、膈肌及肝。

2. 肝之右叶可见一小儿头大小空腔，腔内坏死组织大部分液化（切开后流出），空腔边缘见黄白色破絮状坏死物附着，为尚未彻底液化坏死的汇管区结缔组织、血管、胆管等，此即阿米巴肝脓肿。

3.“脓肿”周围纤维组织增生，新鲜标本“脓肿”已穿透膈肌破入右胸腔，故右肺下叶与膈肌粘连，表面有灰白色脓样渗出物附着（图 20–14）。

镜下改变

一、心肌褐色萎缩（brown atrophy of myocardium）

1. 标本为成人左心室乳头肌切片，大部分心肌纤维变细，部分心肌细胞核亦变小，但横纹尚可见（图 20–15A）。

2. 于心肌细胞核的两端有褐色色素颗粒堆积（脂褐素）（图 20–15B）。心肌纤维间质细胞稍有增生。

二、气管黏膜鳞状上皮化生（squamous metaplasia of bronchus）

1. 标本取自小儿的气管，气管黏膜表面原有的假复层纤毛柱状上皮大多已不可见，代之以复层鳞状上皮，黏膜下腺体的导管上皮亦有此种改变，黏膜下腺体间有少量淋巴细胞浸润（图 20–16A）。

2. 于化生上皮表面及化生上皮之间，尚可见有少许残存之柱状上皮（图 20–16B）。

3. 仔细观察可见化生的鳞状上皮的细胞多呈多角形或立方形，胞质丰富，核圆形位于细胞中心，但典型鳞状上皮的层次尚不十分清楚（图 20–16C）。

三、胃黏膜肠上皮化生（gastric intestinal metaplasia）

1. 标本取自慢性胃炎患者的胃壁。

2. 胃黏膜上皮转变为肠上皮细胞 (图 20–17A)，杯状细胞散在于胃黏膜上皮内，固有层见大量慢性炎细胞浸润 (图 20–17B)。

四、肾近曲小管上皮细胞水肿（renal proximal tubule epithelial cellular swelling）

1. 肾小球无明显异常，有的肾小管管腔内可见有粉染絮状物，是因有些肿胀的上皮细胞破裂后，蛋白性物质入腔内所致（图 20–18A）。肾间质血管充血。

2. 肾近曲小管上皮细胞肿胀，致使管腔变小，细胞界限不清（图 20–18B)。

3. 胞质内有弥漫分布的粉色颗粒（将聚光器下移，使视野光线变暗时则更清楚）（图 20–18C）。有的细胞核被粉染颗粒掩盖而不能查见。

五、肝脂肪变性（fatty change liver）

1. 肝的正常结构基本保持，可看出肝小叶的轮廓，但是几乎所有肝细胞均受累，以肝小叶周边带的肝细胞改变最为严重（图 20–19A）。

2. 肝细胞胞质内可见大小不等，数目不一的圆形空泡，空泡有张力感（此种空泡为胞质内的脂肪滴在制片过程中被乙醇等溶解所致）（图 20–19B）。

3. 有的肝细胞的形态难以辨认，胞浆内仅见一大空泡，胞核被挤压到细胞的一侧，肝细胞极易误认为脂肪细胞（图 20–19C）。

六、结缔组织玻璃样变（瘢痕疙瘩）（connective tissue hyalinization）(keloid）

1. 标本取自皮肤瘢痕组织。

2. 皮肤表面变平，上皮脚消失，表皮下被增生的纤维组织所代替，皮肤附属器官（毛囊、汗腺等）大多消失（图 20–20A）。

3. 增生的纤维组织走行紊乱，部分为多个走行不规则、粉染均质的带状结构，此即结缔组织的玻璃样变，其质地致密，失去纤维性（图 20–20B），其中看不到纤维细胞核（图 20–20C）。

七、脾小动脉玻璃样变（splenic artery hyalinization）

脾白髓（即脾滤泡）的脾小结中央动脉及部分小梁动脉管壁增厚（图 20–21A)，红髓充血（图 20–21B），挤压血管腔变小、变形，管壁平滑肌萎缩消失，已失去正常结构，代之以均匀粉染、无结构的物质，此即脾小动脉壁的玻璃样变（图 20–21C）。

八、淋巴结淀粉样变性（amyloid degeneration of lymph node）

1. 标本取自腋窝淋巴结，该患者出现淋巴结无痛性、进行性肿大，并有相应压迫症状。

2. 淋巴滤泡结构破坏，周围见少量淋巴细胞（由于蛋白质代谢障碍，异常蛋白质沉积于淋巴结导致淋巴结淀粉样变性）(图 20–22A）。

3. 淋巴结间质内见淀粉样物质沉积，HE 染色为橘红色均质状物（图 20–22B）。

4. 刚果红染色为橘红色（图 20–22C）。

九、肾小管营养不良性钙化（tubules dystrophic calcification）

1. 标本取自升汞中毒的肾。

2. 肾小球增大，基底膜变厚（图 20–23A），肾小管上皮细胞水肿。

3. 坏死部分肾小管可见深蓝色钙化斑块，此为升汞中毒后致肾小管上皮细胞坏死，而后钙盐沉积之故（图 20–23B）。

十、坏死细胞核的改变（肝灶状坏死）（changes in the nucleus necrosis）

1. 肝小叶结构尚可辨认，肝组织内见有散在大小不一，形状不整的小坏死灶，该坏死灶染色较淡，已失去正常肝细胞索的结构（图 20–24A）。

2. 高倍镜下观察，坏死区肝细胞，胞质着色较红，并含有黄褐色色素颗粒，部分细胞核颜色很淡，少数细胞核变小，着色深（核固缩）（图 20–24B）。

3. 极少数细胞胞质内见散在的深蓝色核碎片（核碎裂），可见残存的核膜或核完全消失（核溶解）（图 20–24C）。

4. 坏死之肝细胞间有许多中性粒细胞浸润。坏死灶以外的肝细胞有水肿、脂肪变性及少量黄褐色色素沉着（图 20–24D）。

十一、肉芽组织（granulation tissue）

1. 标本取自眼结膜创面处之肉芽组织，切片可见残存的结膜鳞状上皮（图 20–25A）。

2. 最表层为炎性渗出物，渗出物的下面为肉芽组织（图 20–25B），由成纤维细胞及新生的毛细血管、炎细胞组成。

3. 肉芽组织深层胶原纤维成分增多，毛细血管数目减少，且走行方向不与表面垂直，白细胞也减少，提示逐渐向纤维组织成熟转化（图 20–25C）。

4. 新生毛细血管走行方向大多与创面垂直，内皮细胞核体积较大，呈椭圆形，向腔内突出（图 20–25D）。

5. 成纤维细胞为梭形或星形，体积较大，胞浆丰富呈浅蓝色，境界不清，胞核呈卵圆形，着色较淡（图 20–25E）。

（李秀霞　王　芳）

第二十一章　局部血液循环障碍

教学目标与要求

掌握：淤血的概念、原因、病变和后果；掌握肝、肺淤血的特点。血栓形成及血栓的概念；血栓形成的条件、类型及结局。栓塞及栓子的概念；血栓栓塞的常见部位及其后果。梗死的概念、类型和病理变化。

熟悉：充血的概念和类型。血栓形成的过程和对机体的影响。梗死的原因及条件。栓子运行途径；脂肪栓塞、气体栓塞的概念和对机体的影响。

大体改变

一、慢性肺淤血（chronic pulmonary congestion）

标本为肺的一部分，体积变大（重量增加），大部被膜紧张光滑，肺尖部被膜增厚色灰白，侧面被膜上可见蛇皮样外观（系小叶间隔水肿所致），切面呈一致性暗褐色，质地较致密，标本上部有数个扩张成小囊的支气管（切面的黑色斑点为炭末沉着）（图 21-1）。

二、慢性肝淤血（chronic liver congestion）

标本为部分肝，体积增大，外形正常，表面包膜紧张，透过包膜可见红褐色条纹或斑点（图 21-2），为人为造成破损。切面上有许多较大的管腔，有的管腔有凝血为静脉，此外可见弥漫分布的红黄相间的花纹，状如药物槟榔的切面，故又称槟榔肝（图 21-3）。

三、静脉血栓（venous thrombus)

1. 标本为一段静脉（股静脉）。于剖开之管腔内见一灰黑色之血栓。其上端极小的白色部分为血栓头部（白色血栓）（图 21-4)，其余大部分为血栓体部，黑褐色与灰白色相间（混合血栓）。血栓表面粗糙不平，干燥而质脆。与血管壁之关系密切，不易剥离；最下端断面所见的黑褐色部分为血栓尾部（红色血栓）。标本中部血管旁为红色血栓处的一个断面（图 21-4)。

2. 标本为门静脉的一段，于剖开的静脉内见管腔已被灰黑色的血栓堵塞，大部分血栓表面光滑。（因血栓与血管内膜粘连紧密，在剖开血管时，内膜附着于血栓表面一起被剥离之故）。部分血管内壁上附有血栓之小块，相应部位的血栓表面粗糙不平，这都说明血栓与血管的关系非常密切。血栓的断面呈黑褐与灰白相间之层状结构，说明其为混合血栓（图 21-5、图 21-6)。

四、左心耳附壁血栓 (LAA thrombus)

标本为成人心脏，体积稍大，外形及心外膜无明显异常，剖开后暴露出左心房及左心室。房、室均有肥厚及扩张，二尖瓣增厚且变形，腱索变粗，说明有心内膜炎的改变。在左心耳内有灰黑色血栓附着，表面粗糙，质脆，干燥而易碎 (图 21-7)。

五、肾贫血性梗死 (anemia of renal infarction)

标本为肾的一部分，表面光滑，可见到数个不整形的黄白色坏死区 (图 21-8)，大者 2.5cm×2.0cm，坏死区周围可见暗褐色充血出血带。切面见数个大小不等的略呈三角形的黄白色坏死区 (立体观为锥体形)。其底面向着被膜而尖端指向肾门，周围有褐色充血、出血带。坏死区质地致密，正常结构消失 (图 21-9)。

六、肾梗死后瘢痕 (renal infarction scar)

肾外形及大小无异常，在肾门对侧中间处肾表面有一不整形凹陷区，大小 2cm×1cm，深 0.6cm，色灰褐 (图 21-10)。切面见凹陷部位肾实质由瘢痕取代，所以分不出皮髓质界限。其余肾实质及肾盂等处未见病变 (图 21-11)。

七、肺出血性梗死 (pulmonary hemorrhagic infarct)

标本为另一患者的左肺，体积稍大。切面：肺下叶紧靠胸膜有暗红色的近三角形病灶 (立体观为锥形)，此即出血性梗死区 (图 21-12)。梗死区变实，其底部面向胸膜，尖端指向肺门，与周围组织分界清楚，有一薄的发黄的炎性反应带相隔。肺门处可见肺动脉栓塞 (图 21-12)。

八、小肠出血性梗死 (intestinal hemorrhagic infarct)

标本为手术切除的小肠，标本的中间长约 6.5cm 的一段肠管较正常处变细，黑褐色。此即小肠的出血性坏死区。该处之浆膜表面失去光泽，有少量的渗出的纤维蛋白覆盖 (图 21-13)。切面见两个出血性坏死灶 (从浆膜面观，因灶间有出血故连成一片)。各长约 2cm 和 2.5cm，该处肠壁增厚，正常结构与层次消失，色暗红，与周围正常组织分界清楚，黏膜面皱襞消失，有少量片状或絮状渗出物附着 (图 21-14)。

镜下改变

一、慢性肺淤血 (chronic pulmonary congestion)

1. 肺泡壁明显增厚，肺泡壁中毛细血管扩张，充满血液。肺泡壁有轻度纤维组织增生 (图 21-15)。

2. 肺泡腔内有较多巨噬细胞，其胞质内有多少不等的黄褐色色素颗粒，此种细胞称心力衰竭细胞。有处可见到肺泡腔内有红细胞及粉染的液体 (图 21-16)。

3. 肺小叶间隔变宽，主要由于水肿所致 (图 21-17)。

二、慢性肝淤血（chronic liver congestion）

1. 肝小叶中央静脉扩张充血（因血已流出，故只见扩张之管腔）。中心带之肝窦扩张充血。此即肝小叶中心带淤血。该处之肝细胞因受压萎缩而变小或坏死（核溶解、核浓缩）。肝细胞及星形细胞质内有大量黄褐色色素颗粒（图 21-18）。

2. 肝小叶周边带之肝细胞胞质内可见大小不等圆形空泡（因变性之脂肪滴在制片过程中被乙醇等溶去所致）。此为肝细胞脂肪变性（图 21-19）。

三、混合血栓（mixed thrombus）

切片中可见，分枝状、均匀粉染的颗粒状条索，此即血小板梁。在小梁表面附着数量不等的白细胞，于小梁之间可见少量纤维素，相互交织成网，其中网罗有大量白细胞和红细胞（图 21-20）。

四、血栓机化（股静脉）（thrombus organization）

肉眼观察：切片中可见一个脉管，完全被堵塞，中心之红色处为尚未机化之红色血栓，其周围为增生的肉芽组织（图 21-21）。

镜下观察：静脉之管腔完全为血栓及血栓机化所形成肉芽组织所充塞（图 21-21），最中心为红色血栓尚未机化之部分，主要为红细胞及少量白细胞构成，大部分血细胞均溶解而融成一片。其周围为血栓机化部分，即肉芽组织（由成纤维细胞、新生之毛细血管及白细胞组成），肉芽组织靠近原有之血管壁处，有数个较扩张之管腔，其中有的可能使血管再通（图 21-22）。

五、肾贫血性梗死（anemia of renal infarction）

1. 肉眼观察切片见一略呈三角形粉白色区域。此即梗死区（图 21-23）。

2. 镜下观察梗死区染成粉红色，细胞核大部溶解消失，但肾小球、肾小管及血管等组织轮廓尚可辨认，靠近被膜处的肾组织尚未完全坏死。坏死区周围有一层炎性反应带，其中有大量中性粒细胞浸润。再向外有一层充血出血带并有中性粒细胞及单核细胞浸润（图 21-23）。

3. 其余肾组织有充血、淋巴细胞浸润，肾小管内可见各种管型（图 21-24）。

（翁立新　贾永峰　张东泽）

第二十二章 炎 症

教学目标与要求

掌握：炎症的概念。炎症的基本病理变化。各种炎细胞在炎症中出现的意义。急性炎症的病理学类型，炎症的结局。肉芽肿性炎症的概念、类型和病变特征。

熟悉：炎症的局部临床表现、全身表现及炎症的意义。一般慢性炎症的病理变化特点。

大体改变

一、纤维素性心包炎（fibrinous pericarditis）

标本为心脏（图 22-1A 和图 22-1B），大小和外形均无明显异常（图 22-1A 标本心尖变钝圆），心脏表面和心包壁层内面有大量渗出的纤维素附着，色灰白或带黄白色，心外膜失去正常光泽，变得粗糙，呈绒毛状，故称之为绒毛心。

二、喉白喉（假膜性炎）（diphtheria）(pseudomembranous inflammation)

标本 (图 22-2) 为小儿的咽喉及气管标本，从背侧剖开，主要病变在喉部，喉黏膜及会厌喉面黏膜失去正常光泽，粗糙，表面覆有一层灰白色的膜状物，此即为假膜。咽喉黏膜及腭扁桃腺表面也有假膜附着，舌、气管及食管下段均未见明显异常（此患者病中曾做气管切开术）。

三、急性化脓性阑尾炎（acute suppurative appendicitis）

阑尾明显变粗，尤以远端为甚（图 22-3A）。其直径可达 1.3cm，阑尾表面的血管扩张充血，浆膜面混浊，失去正常光泽，有一薄层浅黄色脓性渗出物附着，病理诊断为急性化脓性阑尾炎，即蜂窝织炎性阑尾炎。

阑尾变粗，色黄白，浆膜面混浊，失去正常光泽，充血不明显，在距远端约 2cm 处，阑尾系膜的对侧有一穿孔，病理诊断为急性化脓性阑尾炎并发穿孔（图 22-3B）。

四、慢性阑尾炎急性发作 (acute exacerbation of chronic appendicitis)

瓶中有两个阑尾，上边阑尾变粗，浆膜面失去正常光泽，有发黄的脓性渗出物附着（图 22-4A）。下边的阑尾远端变粗明显，浆膜面明显充血，有处见少量灰白发黄的脓性渗出物附着（图 22-4B）。切面：阑尾壁显著增厚达 0.6cm，腔变小，腔内也有少量脓汁，此为慢性阑尾急性发作之标本（图 22-4C）。

五、脑脓肿 (brain abscess)

标本（图 22-5）为小儿大脑的额状断面，右侧大脑半球体积增大，大脑表面无明显变化，切面见顶叶近表面的脑实质内有一近球形的脓肿，其直径约 2.5cm，腔内充满黄白色脓汁（先固定后切开，故脓汁凝固）。脓肿与周围脑组织分界清楚，有一明显的脓肿膜相隔。于顶叶深部白质中亦见有两个较小的脓肿。

六、慢性肺脓肿 (chronic lung abscess)

标本（图 22-6）为手术切除的一个肺叶（肺门处手术创面有出血），肺叶体积增大，表面胸膜紧张，有一处胸膜失去正常光泽，混浊，有少量纤维素附着，切面见近胸膜处有一近球形的脓肿，直径 5cm，腔内有脓汁附着，黄白色，脓肿与周围肺组织分界清楚。脓肿壁为一灰白色的脓肿膜（炎性肉芽组织），厚 0.2 ~ 0.3cm。

七、脓胸（empyema）

标本为小儿胸壁的一部分，外观：皮肤有一处隆起为皮下脓肿（图 22-7A），胸壁内面（图 22-7B）即胸膜腔内有淡黄白色脓汁，固定后呈片状，附着于胸膜表面（注：本标本位置与身体颠倒）。

八、慢性胆囊炎急性发作（伴胆石症）（acute exacerbation of chronic cholecystitis）

标本（图 22-8）为手术切除的胆囊，胆囊体积增大，表面失去正常光泽，附着有少量黄白色脓性纤维性渗出物，剖面见胆囊壁变厚，黏膜面网状皱襞大多消失而变平，胆囊腔内有数个大小不等的结石。

九、慢性滑膜炎（chronic synovitis）

标本（图 22-9）为部分关节囊，滑膜组织并带有部分皮肤。滑膜因慢性炎症而变厚，滑膜表面呈乳头状增生，灰白色并突向关节腔内，有处有陈旧性出血而呈灰黑色。滑膜腔有一瘘管与外界相通，开口于皮肤，瘘管于皮肤表面的开口处有肉芽组织增生，周围的皮肤因瘢痕组织收缩故呈放射状皱纹。

镜下改变

一、蜂窝织炎性阑尾炎（phlegmonous inflammation appendicitis)

1. 肉眼观察切片。为阑尾之横切面，阑尾壁变厚，黏膜面不完整，阑尾腔内有渗出物。

2. 镜下见阑尾腔内有脓性渗出物（变性坏死的中性粒细胞叫脓细胞），黏膜表面大部脱落形成溃疡（图 22-10A），黏膜层、黏膜下层及肌层有充血、出血、水肿及弥漫性中性粒细胞浸润（图 22-10B）。中性粒细胞为圆形，胞质淡粉色，无明显颗粒，核为分叶状。

3. 阑尾系膜充血、水肿并且有弥漫性中性粒细胞浸润。

二、慢性胆囊炎（有异物巨细胞反应）（chronic cholecystitis）

1. 切片为胆囊壁组织。整个囊壁显著增厚，低倍镜下观察见黏膜上有一处脱落，形成浅表的溃疡，溃疡底部为炎性肉芽组织（图 22-11A）。胆囊壁内纤维组织增生并有淋巴细胞为主的炎性细胞浸润，其中混有少量浆细胞及巨噬细胞，少数巨噬细胞吞噬有含铁血黄素。

2. 于胆囊壁内可见多数大小不等的多核巨细胞，该细胞体积较大（约为单核细胞的十多倍），形状不规则，胞质丰富呈粉红色，核呈圆形或椭圆形，其数目可达十多个甚至几十个，无一定排列。多数巨细胞吞噬或包绕黄色无定形的胆汁及胆固醇结晶（因被乙醇、二甲苯溶解而形成菱形裂隙），此为异物巨细胞（图 22-11B）。

三、纤维素性腹膜炎（cellulose peritonitis）

1. 标本为小肠组织。黏膜层、黏膜下层及内肌层均无明显异常（因死后自溶、肠黏膜表层有脱落）（图 22-12A）。

2. 主要病变（图 22-12B）在小肠的浆膜层，浆膜表面有大量纤维蛋白（素）渗出，呈红染的丝状或不整形块状，其中混有少量白细胞及核碎屑。浆膜表面的间皮细胞大部脱落，浆膜全层充血水肿，成纤维细胞轻度增生，并有各种炎性细胞浸润，其中有淋巴细胞、浆细胞、中性粒细胞及少量巨噬细胞。此种炎症已累及外肌层。

四、鼻黏膜慢性炎（鼻息肉）（chronic inflammation of the nasal mucosa）(nasal polyp)

1. 标本为数个息肉状增生的鼻黏膜组织。息肉呈半岛状，表面被覆假复层纤毛柱状上皮，间质增生、充血、水肿，并有炎性细胞浸润，主要为淋巴细胞、浆细胞及嗜酸性粒细胞，有处有淋巴滤泡形成（图 22-13A）。

2. 注意观察以下三种炎细胞形态（图 22-13B）。

淋巴细胞：其体积比红细胞稍大，细胞呈圆形，有一个圆形深染的细胞核，胞质甚少嗜碱性（紫蓝色）。

浆细胞：细胞体积比中性粒细胞稍大，细胞呈卵圆形，胞核为圆形，位于细胞的一端，细胞核的染色质呈车辐状排列，胞质丰富为嗜碱性，被染成紫蓝色。

嗜酸性粒细胞：细胞大小与浆细胞相似，细胞为圆形，胞质内含有粗大的嗜酸性颗粒，被染成红色。胞核多为两叶状或肾形。

五、肺脓肿（lung abscess）

肉眼观察切片为脓肿的一部分。

镜下（图 22-14）见：脓肿腔为脓汁，即脓性渗出物，其中主要为变性坏死的中性粒细胞，并混有坏死组织及少量纤维素。脓肿壁为薄炎性肉芽组织构成。脓肿周围及肺组织亦有炎性反应，主要表现为血管周围淋巴细胞浸润。

（马秀梅　王　芳）

第二十三章 肿　瘤

教学目标与要求

掌握：肿瘤的概念。肿瘤的异型性的概念及肿瘤的异型性病理变化。肿瘤的命名原则。肿瘤的生长方式和扩散途径。良性与恶性肿瘤的区别。 癌与肉瘤的病变特点及两者的区别。癌前病变、异型增生、原位癌以及上皮内瘤变的概念。

熟悉：肿瘤性与非肿瘤性增生的区别。肿瘤的形态（大体形态和组织形态）。肿瘤对机体的影响。常见肿瘤的病理形态特点及好发部位。癌前病变的常见类型。

大体改变

一、皮肤乳头状瘤（skin papilloma）

1. 肿瘤组织取自阴茎包皮，肿瘤基底部带有少量包皮组织，肿瘤大小约2.8cm×2.0cm×2.0cm，颜色灰褐，稍硬，表面不平呈乳头状。切面见肿瘤组织的乳头状结构更为清楚，向表面生长，与正常组织分界清楚，无向皮下组织浸润的现象（图 23-1）。

2. 标本为带有皮肤之肿瘤组织，肿瘤与周围皮肤分界清楚，呈大小较一致的乳头状突起于皮肤表面，呈灰褐色（图 23-2A）。切面肿瘤组织呈灰白色，呈外生性生长，皮下组织无浸润现象，为良性肿瘤生长之特点（图 23-2B）。

二、乳腺纤维腺瘤 (breast fibroadenoma）

标本为切除的部分乳腺。乳腺切面于乳腺组织内有一个略呈椭圆形之肿瘤结节，大小为 6.5cm×4.5cm，有包膜，与周围组织分界清楚。肿瘤切面灰白色，可见许多大小不等、走行不规则之裂隙。此为扩张之肿瘤性腺管组织，其间为多数走行不规则的灰白色纤维条索（图 23-3）。

三、甲状腺腺瘤（thyroid adenoma）

标本取自甲状腺肿瘤部位，周围带有部分正常甲状腺组织。切面于甲状腺组织内见有一圆形的肿瘤，有完整包膜，与周围组织分界清楚，肿瘤切面浅褐色半透明状，较周围甲状腺组织致密（图 23-4）。

四、卵巢多房性黏液性囊腺瘤（multicellular ovarian mucinous cystadenoma）

标本为卵巢肿瘤，左侧标本为椭圆形之囊性肿物，19cm×9cm×9cm，表面光滑，灰白色。肿瘤之切面有数个大小不等之囊腔，囊腔内充满胶冻样半透明物质，此为固定后凝固之黏液。囊腔周围有一层灰白色较厚之囊壁，内面光滑（图 23-5A）。右侧标本带有部分输卵管组织，有的囊腔内胶冻状黏液因有出血而呈暗红褐色（图 23-5B）。

五、卵巢单房性浆液性囊腺瘤（unilocular ovarian serous cystadenoma）

标本为单房性囊状肿物，大小 15cm×21cm×10cm，囊肿表面可见附着输卵管组织呈灰白色，表面光滑（图 23-6）。

六、卵巢单房性乳头状囊腺瘤（unilocular ovarian papillary cystadenoma）

标本为一已被剖开之卵巢囊性肿瘤，大小约 20cm×10cm×9cm，为单房性，囊腔内液体已全部流出。囊壁厚约 0.2cm，内面有多数大小不等之乳状物突起，互相融合成菜花状，此为囊壁肿瘤性上皮向腔内增生所致。此种类型之卵巢囊腺瘤容易发生恶变（图 23-7）。

七、腮腺多形性腺瘤（腮腺混合瘤）（pleomorphic adenoma of parotid）(mixed tumor of parotid)

标本取自腮腺。一侧带有皮肤，皮下深部有一肿瘤呈椭圆形，大小约 12cm×9cm×8cm，有一不完整之包膜（图 23-8A）。切面肿瘤结构呈多样性，可见半透明区域（为黏液样组织或软骨样组织），有处呈灰白色或黄白色（为上皮及纤维组织），有处尚见扩张之小囊腔。质地软硬不一，说明肿瘤实质是由各种不同组织混合所构成（图 23-8B）。

八、鳞状细胞癌（squamous cell carcinoma）

1. 标本为手术截断之右手。在手背皮肤表面有一肿瘤，面积为 8cm×6cm，颜色灰白，该处正常皮肤组织已完全被破坏，肿瘤呈菜花状向表面隆起，有一处有坏死破溃，有一处可见肿瘤向周围组织浸润性生长（图 23-9）。

2. 标本 A　为切除的阴茎。阴茎表面有灰白色菜花状肿瘤组织生长，该处皮肤已全部被破坏，肿瘤与周围正常组织间分界不清，此例阴茎癌系发生于包皮内面，向四周浸润生长并已穿破皮肤（图 23-10）。

3. 标本 B　为切除的阴茎，阴茎的龟头部已被肿瘤组织代替，表面不平，呈灰白色菜花状（图 23-11A），切面见龟头处有肿瘤生长，肿瘤灰白色，向深部浸润性生长，海绵体已被肿瘤侵及（图 23-11B）。

九、胶样型直肠癌（collid carcinoma of rectum）

标本为一段直肠并带有肛门皮肤，直肠壁增厚达 2.5cm，其中可见灰白色癌组织浸润，有些区域呈半透明胶冻样。直肠黏膜表面坏死脱落形成明显溃疡，各层正常结构不清，肠腔狭窄。癌组织与正常组织无明显分界（图 23-12）。

十、隆起型大肠癌（回盲部）（polypoid colorectal cancer）

标本为切除的回盲部（可见被切断的阑尾）（图 23-13A），肠管已剪开，盲肠可见一 3cm×5cm 大小之肿瘤，形状不规则，呈结节状，该处黏膜皱襞消失，肿瘤中心部有溃疡形成。由于肿瘤向肠腔内生长的同时也向肠壁内呈浸润性生长，故肠壁增厚，正常的各层结构遭破坏，而不可辨认。回肠末端黏膜表面有数个小息肉形成（图 23-13B）。

十一、纤维瘤（fibroma）

标本取自卵巢发生的肿瘤。肿瘤呈圆形，灰白色，表面光滑，包膜完整，与附近组织无粘连（图 23-14A）。切面可见灰白色纵横交错之纤维条索、质硬、致密（图 23-14B）。

十二、脂肪瘤（lipoma）

标本为由皮下摘除的肿瘤，外形呈分叶状，包膜完整。颜色为淡黄色，似脂肪组织（图 23-15）。切面呈黄色，其中可见灰白色的细条索，为肿瘤之结缔组织间质。

十三、子宫平滑肌瘤（多发性）（uterine leiomyoma）

标本为切除之子宫，体积增大，外观已变形，于纵剖面子宫黏膜下、肌层内及浆膜下均有大小不等、界限清楚之肿瘤结节，质硬色灰白（图 23-16A）。肿瘤切面见有许多呈编织状的束状结构，为走行方向不规则的肿瘤性平滑肌纤维束（图 23-16B）。

十四、海绵状血管瘤（cavernous hemangioma）

标本为切开之肿瘤组织，左图标本肿瘤位于皮下呈红褐色，由许多小腔隙组成海绵状（因切除标本时血液流出之故），与周围组织界限不清（图 23-17A）。右图标本肿瘤切面呈蜂窝状，黑褐色，仔细观察，可见肿瘤系由多数大小甚一致的血窦构成。黑褐色为腔内凝固之血液，肿瘤界限尚清楚（图 23-17B）。

十五、纤维肉瘤（fibrosarcoma）

标本为一截除之前臂，于前臂桡侧上端见一肿瘤，形状不规则（图 23-18A）。肿瘤切面呈淡灰褐色，质软而均匀细腻，有一处有出血及坏死，无明显包膜，与周围境界不清，肿瘤组织在肌肉间呈浸润性生长（此纤维肉瘤是由筋膜发生的）（图 23-18B）。

十六、恶性黑色素瘤（malignant melanoma）

1. 标本为发生于手指之黑色素瘤。手指远端膨大，正常组织已被肿瘤代替，表面呈破溃状（图 23-19A），肿瘤大小约 4cm×3cm，切面呈灰黑色或灰白色，与周围组织分界不清（图 23-19B）。

2. 标本为发生于脚掌中部之黑色素瘤，2cm×1.6cm，色黑。突出于皮肤表面（图 23-20）。

十七、畸胎瘤（teratoma）

1. 标本为切开之卵巢的畸胎瘤，肿瘤为囊性，于切开时有多量油脂样物质已取出。囊壁光滑，于内面（囊壁已翻转）一结节上附有牙齿及少数毛发（图 23-21）。

2. 标本为切开之卵巢的畸胎瘤，除毛发之外，可见腔内充满皮脂样物质，肿瘤上部为黏液性囊腺瘤区域，以上均属囊性畸胎瘤（图 23-22）。

3. 标本为发生于骶尾部之畸胎瘤。瘤组织包括一段肠管及脂肪组织，属于实体性畸胎瘤（图 23-23）。

十八、肝转移性癌（ metastatic tumor of live ）

标本为肿大肝的一部分，肝稍发黄，于切面及表面均可见多数灰白色圆形或椭圆形结节，即为转移性肿瘤结节（图 23-24A），有的表面癌结节中心部凹陷称为癌脐（图 23-24B），因癌组织坏死所致，呈均匀分布，大小相差不悬殊（与原发性肝癌比较而言），境界清楚，此为转移性肿瘤之特点（镜检证实为肺癌肝转移）。

十九、肺转移性瘤（肉瘤）(metastatic tumor of lung)

标本为肺的一部分。肺表面见多个隆起的半球形肿物，切面肺组织内也见多数圆形的肿瘤结节，大小不等但相近，境界清楚，分布较均匀。瘤组织较细腻灰白色（图 23-25），有的结节有出血坏死改变（镜检证实为肉瘤转移至肺）。

二十、外阴白斑（癌变）(leukoplakia)

标本为手术切除的外阴，外阴皮肤色素消失变白，变厚且硬，皮纹消失而变得较平，白斑与周围界限不太清楚（图 23-26）。标本上方组织向表面增生形成灰白色结节状肿块，质地较硬，表面稍呈粗糙不平，有破溃，其基底部呈浸润生长为癌变区域（镜检证实为鳞状细胞癌）。

二十一、乙状结肠息肉病（恶变）(adenomatous polyposis of colon)

标本为一段切除之乙状结肠。肠壁因充血水肿而变厚，但大部分结构正常。黏膜面有多数散在的小息肉向肠腔内突入，息肉大小从绿豆大到黄豆不等，表面光滑，颜色灰白，有的息肉带蒂（图 23-27A），于标本上方黏膜面有一 3.5cm×3.0cm 大小之息肉状肿物，表面呈菜花状，有出血及坏死，此息肉切片证实已有恶变（图 23-27B ）。

二十二、大肠腺瘤 (adenoma of large intestines)

标本为一段切除之直肠。肠壁因充血水肿而变厚。黏膜面有一直径 3.5cm 大小之息肉状肿物，表面呈菜花状（图 23-28）。

镜下改变

一、皮肤乳头状瘤（ skin papilloma ）

1. 肉眼观察　皮肤一处向外增生呈乳头状，即为肿瘤组织。

2. 镜下观察

（1）肿瘤向表面呈乳头状生长（图 23-29A），表面被覆的瘤细胞分化较高，形态与正常鳞状上皮相似，其排列层次与正常上皮也无大差异，仅角质层、颗粒层及棘细胞层明显增厚（图 23-29B）。

（2）乳头的中心为结缔组织及血管构成的间质，其中有少量白细胞浸润。

二、甲状腺腺瘤（thyroid adenoma）

1. 玻片标本取自甲状腺，肉眼可见一圆形结节，此即腺瘤部分。

2. 镜下见瘤组织由甲状腺滤泡样组织构成。滤泡大小不等，大部分滤泡内充满粉染的胶样物质。

3. 构成滤泡的瘤细胞排列成单层，大部为立方形，有的为柱状，少数为扁平状。细胞分化良好，与正常滤泡上皮细胞极相似。无核分裂象。有少数瘤细胞呈小的乳头状生长并向腔内突入（图 23-30A）。

4. 瘤组织周围有纤维性包膜，其周围正常甲状腺组织有受压现象（图 23-30B），部分包膜内面可见吞噬脂质的巨噬细胞。

三、鳞状细胞癌（squamous cell carcinoma）

1. 玻片取材自阴茎肿瘤处。镜下见表面鳞状上皮恶变向深部浸润性生长（观察正常皮肤与癌交界处）。癌细胞形成条索状或团块状，称为癌巢（图 23-31A）。

2. 癌巢周边（外层）的癌细胞呈柱状，与正常鳞状上皮的基底细胞形态相似。癌巢中部为较大的多边形细胞，与正常的棘细胞相似。有的癌巢中心可见层状角化物染成粉红色，为角化珠（又称癌珠）(图 23-31B）。癌细胞分化尚好，但是排列结构与正常鳞状上皮不同，具体表现为癌巢外层细胞排列与正常鳞状上皮有相似之处。但癌细胞（尤其是癌巢周边部的细胞）仍然显示大小不等、形状不一。核偏大，染色深，染色质粗且分布不均匀。并可查见有核分裂象。说明有细胞异型性（图 23-31C）。

3. 间质为结缔组织及血管，间质内有炎性细胞浸润（肿瘤破溃继发感染所致）。

四、结肠黏液癌（mucinous carcinoma of colon)

1. 切片标本之一侧尚可见少许正常的结肠黏膜，其余部分各层肠壁结构已全部破坏，于癌组织表面有一层炎性渗出物覆盖。

2. 于黏膜层、黏膜下层及肌层等处，均可见多数浸润的癌细胞，排列成团块、条索状或巢状（图 23-32A），癌细胞体积较小，呈圆形或椭圆形，胞浆内出现大量黏液分泌而呈透明。胞核相对较小，深染，黏液将胞核挤压于胞浆一侧，形似戒指，故称印戒细胞（图 23-32B）。可见少数核分裂象。

3. 有一处癌组织产生大量黏液物质，称为“黏液湖”(图 23-32C），其中漂浮小堆的或散在的癌细胞。

五、结肠腺癌（adenocarcinoma of colon）

1. 标本取自结肠，用肉眼观察玻片，一侧为正常结肠黏膜，另一侧着色深呈破溃状为肿瘤组织。

2. 镜下观察，肿瘤细胞排列成不规则的腺管状或条索状，呈浸润性生长，已侵及肌层（图 23-33A）。

3. 癌细胞形态不一，大小不等，多为柱状，胞浆呈淡粉色，核较大，着色深，极向紊乱，癌细胞排列呈多层，有核分裂象（图 23-33B、C）。

4. 间质为结缔组织及血管，其间有炎性细胞浸润。

六、子宫颈原位癌 (carcinoma in situ of cervix)

（见第 28 章图 28-6）

七、平滑肌瘤（子宫）(leiomyoma)

（见第 28 章图 28-8A、B）

八、海绵状血管瘤（cavernous hemangioma ）

1. 瘤组织由许多大小不等之血管腔及血窦组成，腔内充满血液，窦腔内壁衬以内皮细胞，管壁较薄，血液流出后似海绵状，故称海绵状血管瘤（图 23-34A）。

2. 血窦间有少量疏松结缔组织，即肿瘤间质（图 23-34B）。

九、纤维肉瘤（fibrosarcoma ）

1. 低倍镜观察　瘤组织主要由走行不规则、束状排列的梭形细胞和结缔组织及血管等间质所构成（图 23-35A）。几处瘤组织因坏死而染成粉红色。

2. 高倍镜观察　瘤细胞呈梭形，分化程度较低，大小不等，可见胶原形成。核呈长椭圆形或圆形，大小不等，染色质呈网状，似成纤维细胞，瘤细胞病理性核分裂象较多见，并可见瘤巨细胞（图 23-35B）。

十、淋巴结转移性腺癌（metastatic adenocarcinoma of lymph node)

1. 切片为淋巴结。部分淋巴结正常结构已不可见，被腺癌组织所代替（图 23-36A）。

2. 淋巴结部分被转移性腺癌组织所代替（图 23-36B），癌细胞有明显异型，病理性核分裂象多见。

（贯永峰　云芬　孙勤暖）

第二十四章　心血管系统疾病

教学目标与要求

掌握：动脉粥样硬化的基本病理变化。冠状动脉粥样硬化性心脏病的概念、类型。心肌梗死的概念、类型、病理变化及合并症。缓进型高血压病的病理变化（动脉、心、肾、脑、视网膜病变）。风湿病的基本病变；风湿性心脏病的病理变化。感染性心内膜炎的概念及类型。二尖瓣和主动脉瓣狭窄和（或）关闭不全的心脏形态变化。

熟悉：重要器官的动脉粥样硬化及对机体的影响。冠状动脉粥样硬化性心脏病的病因和发病机制。心绞痛的概念。急进型高血压病的特点。风湿性关节炎、皮肤的风湿性病变。感染性心内膜炎的病因及病变特征；亚急性感染性心内膜炎与风湿性心内膜炎的区别和关系。心瓣膜病的概念、病因和类型。

大体改变

一、急性风湿性心内膜炎（acute rheumatic endocarditis）

标本为已剖开之小儿心脏，暴露出左心房及左心室，心脏大小外形正常。心外膜光滑，左心房及左心室无明显扩张，瓣膜厚度基本正常。于二尖瓣闭锁缘上，见有散在的灰白色粟粒大小的赘生物（图 24-1A、图 24-1B）。乳头肌及腱索均无明显改变。左心房后壁内膜粗糙不平，形成皱折，此即 Mc Callum 氏斑。

二、再发性风湿性心内膜炎（recurrent rheumatic endocarditis）

标本为已切开之成人心脏，暴露出左心房及左心室。左心房扩张，左心室略有缩小，二尖瓣的瓣膜增厚且互相粘连而变形，表面粗糙不平，在增厚的瓣膜上可见 3～4 个小的灰白色赘生物，为再发之新鲜赘生物，此即再发性风湿性心内膜炎。瓣膜上的红色区域为瓣膜内出血，腱索变粗变短或消失，乳头肌变粗（图 24-2）。

三、二尖瓣狭窄（mitral stenosis）

标本为已剖开之成人心脏，暴露出左心房及左心室，二尖瓣明显变形，瓣膜增厚并互相粘着，瓣膜表面粗糙不平，乳头肌变粗，腱索变短，与瓣膜互相粘连，左心房呈现高度扩张，左心室腔明显变小（图 24-3）。

四、二尖瓣狭窄及关闭不全（mitral stenosis and insufflciency）

标本为已剖开之成人心脏，暴露出左心房及左心室，左心房扩张，并有轻度肥厚，二尖瓣轻度增厚，以瓣膜边缘腱索附着处较为明显，两侧瓣叶的交界处已互相粘连，二尖瓣周径仅 6.5cm（正常约为 10cm）。腱索变粗变短，并有粘连、乳头肌稍变粗，心室壁厚度及心室腔未见明显改变（图 24-4）。

五、二尖瓣狭窄及关闭不全（mitral stenosis and insufflciency）

标本为自主动脉瓣剖开之成人心脏。暴露出主动脉弓及左心室。于主动脉左侧为未完全剖开之左心房及二尖瓣。从标本上方向下观察，见二尖瓣互相粘着，致瓣口狭小，呈鱼口状。心室壁稍变厚，心室略扩大，主动脉及主动脉瓣均有动脉粥样硬化改变而增厚（图 24-5A、图 24-5B）。

六、高血压病之肾（原发性固缩肾）（hypertension of kidney）

标本为成人的肾，较正常之肾缩小（重量减轻），表面呈细小的颗粒状，其大小较一致，分布均匀，呈灰白色。切面见皮质变薄，于皮髓质交界处之弓形动脉及较大之动脉管壁均增厚变硬。此即小动脉哆口的改变（图 24-6A、图 24-6B）。

七、高血压病之脑干出血及蛛网膜下隙出血（brainstem hemorrhage and subarachnoid hemorrhage of hypertension）

标本为一小脑及脑干。脑桥表面蛛网膜下隙有大片出血，切面有大小不等之出血区，脑底部椎动脉、基底动脉管壁变厚、变硬、并见有黄白色斑块，为动脉粥样硬化病变（图 24-7）。

八、大脑出血（brain hemorrhage）

标本为大脑两半球的额状断面，右侧大脑半球体积稍增大，侧面脑表面血管周围有出血，切面见右侧大脑半球内相当于豆状核、尾状核及内囊处有一较大的黑色出血区，大小约 4cm×2.5cm，该处正常结构已消失。出血已破入侧脑室内，侧脑室扩张，充满凝血块（图 24-8）。

九、主动脉粥样硬化（腹主动脉）（aortic atherosclerosis）

1. 标本 A　为脂纹期。于动脉内膜见有散在的黄色斑点及条纹。多数与动脉纵轴平行，有的条纹互相融合，形成片状稍隆起于内膜表面，此为较早期之主动脉粥样硬化病变（图 24-9）。

2. 标本 B　为粥样斑块期，动脉内膜隆起之斑块，形状不甚规整，颜色不一致，呈黄色或黄白色，说明已有粥样灶形成，有的斑块内有红色的区域，为斑块内出血所致，有的斑块内有钙盐沉着（图 24-10）。

3. 标本 C　为纤维斑块期，于动脉内膜表面见有大小不等的隆起斑块。直径数毫米至 1cm 左右。多数斑块位于腰动脉开口附近，斑块表面光滑，无溃疡及血栓形成，斑块颜色与动脉内膜相似。斑块主要为纤维组织增生，局部内膜增厚所致（图 24-11）。

十、脑底动脉粥样硬化（cerebral atherosclerosis）

标本为小脑、脑桥、延髓及部分大脑，从脑底部基底动脉及主要分支的血管外面可见到血管内有节段性的黄白色斑块，此处的血管稍变粗（图 24-12）。

十一、冠状动脉粥样硬化合并心肌梗死（coronary atherosclerosis with myocardial infarction）

标本为一成人心脏，剖开左心，暴露左心室及部分主动脉。心肌切面见有大片黄白色区域，范围大，形状不规则，此即心肌梗死区（图 24-13A）。

梗死区相当于左室前壁，境界大致清晰，梗死区周边部有处可见黑色的充血出血带，梗死病变严重部位，因心肌破坏消失、致心室壁明显变薄，尤以心尖部为突出，已有室壁瘤形成(图 24-13B)。在心室间隔之前下部可见一处穿孔。

从心脏表面观察，于一处剖开之左冠状动脉前降支内见有血栓形成（图 24-13C），该处冠状动脉管壁增厚变硬，是心肌梗死之形成原因。无坏死的心室壁增厚，乳头肌变粗，左心室扩张。主动脉内有粥样硬化斑块。

十二、克山病的心脏（keshan disease of heart）

1. 标本 A　为小儿的心脏，暴露出左心室及主动脉。左心室扩张，心尖部略钝圆。肉柱稍扁平，于心室壁切面上，可见散在的灰白色小病灶（瘢痕灶），形状不规则，境界较清楚，病变以乳头肌及肉柱尤为明显(图 24-14A、图 24-14B）。

2. 标本 B　为成人心脏，整个心脏体积增大，心外膜大部分光滑。标本正面为剖开的左心室及主动脉根部，主动脉内膜有少许粥样硬化斑块，主动脉瓣正常。左心室内膜可见多数由小米粒至黄豆大的灰白色病灶，为克山病心肌坏死灶。此种改变也见于心肌及乳头肌的切面，近心尖部的肉柱间有许多黑褐色的物质，为附壁血栓形成（图 24-15）。

十三、亚急性感染性心内膜炎（subacute infective endocarditis）

标本为成人心脏，剖开左心暴露左心室及主动脉，心脏比正常增大，心室壁增厚。主动脉瓣大部分已被破坏，于残存主动脉瓣上见灰白色，质软，易碎之息肉状赘生物，表面粗糙不平（图 24-16A、图 24-16B）。

镜下改变

一、风湿性心肌炎及心包炎（rheumatic endocarditis and pericarditis)

1. 标本为心肌组织，心肌纤维未见明显改变，主要改变在间质。心肌间质多数血管扩张充血。部分小血管旁可见大致呈梭形的结节状病灶，此即风湿小结(图 24-17A)。部分风湿小结中心可见结缔组织呈纤维素样变性。构成风湿小结的细胞成分有 Aschoff 细胞、成纤维细胞、淋巴细胞及单核细胞。Aschoff 细胞体积大，胞浆丰富，嗜碱性，核圆形或椭圆形，单个泡状核，核膜清楚，染色质常浓集于核中心，并向核膜放射，横切面似枭眼状，纵切面染色质状似毛虫（图 24-17B、图 24-17C）。

2. 心外膜结缔组织增生，小血管数目增多，并扩张充血，间质水肿，有中性粒细胞、淋巴细胞及少量浆细胞浸润。心外膜表面附有一层粉染的条块状或网状物。此即渗出的纤维素（纤维蛋白）(图 24-17D）。

二、高血压病肾（hypertension of kidney）

1. 部分肾小球已完全纤维化，并有透明变性。残存之肾小球部分呈代偿性肥大（图24-18A）。肾小球的入球小动脉管壁增厚，有透明变性。其正常结构消失呈一致性粉染。皮质内小叶间动脉，因纤维组织增生而使管壁增厚，动脉管腔相对狭小。

2. 肾曲管有死后自溶改变，部分肾曲管扩张，部分肾曲管萎缩，有的肾曲管内可见透明管型（图24-18B）。

3. 间质纤维组织轻度增生及水肿，并有少量淋巴细胞浸润。皮髓质交界处之弓形动脉管壁因纤维组织增生而增厚，动脉管腔变小（图24-18C）。

三、主动脉粥样硬化（aortic atherosclerosis）

1. 肉眼观察　标本之凸面为动脉内膜（图24-19A），凹面为外膜。镜下见内膜纤维组织增生而明显变厚，并有明显的透明变性。标本之一端于增厚之内膜层，见有集聚成片的泡沫细胞（图24-19B）（吞噬脂质的巨噬细胞）。彼此呈镶嵌状排列。细胞体积大，胞浆透明，核小而浓染。

2. 于增厚的内膜下方靠近中膜处，为一片无结构的淡粉色物质，是为粥样化病灶。于此粥样化物质内可见菱形的裂隙（图24-19C）。系胆固醇结晶在制片过程中被溶去而残存之痕迹。

3. 于增厚内膜处及粥样硬化区域内均可见有蓝染的钙盐沉着（图24-19D）。

四、克山病的心肌（keshan disease of heart）

1. 标本取自心室间隔（切片两边均可见心内膜），见心肌内散在有大小不一，形状不等的局限性病灶（染色浅的区域）。

2. 病灶形态不一，大多数病灶为肌溶坏死灶，肌浆大部消失，肌膜仍保持，核固缩或消失，形成透亮的网状空架，有少量白细胞浸润。少数病灶之空架塌陷，心肌纤维消失，代之疏松的纤维组织，形成早期瘢痕（图24-20A、图24-20B）。

五、亚急性感染性心内膜炎（subacute infective endocarditis）

1. 切片为主动脉瓣膜组织，瓣膜因纤维组织增生而变厚。并有大量新生之毛细血管及以中性粒细胞为主的炎性细胞浸润。

2. 瓣膜表面有一较大之赘生物，主要由血小板、纤维素及少量白细胞构成。于其深部可见多数蓝色密集的细颗粒状物质凝集成堆，为菌落（图24-21A）。有处可见有钙盐及含铁血黄素沉着。赘生物的底部有炎性细胞浸润。并有新生的毛细血管及成纤维细胞长入（图24-21B）。

（于慧玲）

第二十五章　呼吸系统疾病

教学目标与要求

掌握：大叶性肺炎及小叶性肺炎的病理变化、并发症及二者的区别。慢性阻塞性肺疾病（COPD）的概念 。慢性支气管炎的概念、病变特点。肺气肿、肺心病的概念。肺癌的病理变化及早期肺癌和隐性肺癌的概念。

熟悉：慢性支气管炎的病因和临床病理联系。病毒性肺炎的病理变化；肺气肿的类型、病理变化和临床病理联系。肺心病的病变特点。硅肺的病理变化及并发症。肺癌的扩散途径。

大体改变

一、大叶性肺炎 (lobar pneumonia)

1. 标本 A　标本为成人左侧肺之切面。系凯氏液原色固定，上、下两个肺叶形状正常，体积略增大。切面可见肺组织呈一致变实，失去正常肺组织海绵状结构，暗红色，颇似肝，下叶中间近上部明显。颜色灰红，稍粗糙，质地变实，原因是肺泡间隔内毛细血管仍处于扩张充血状态，而肺泡腔内均充满红细胞及纤维素之故。胸膜失去光泽，表面有渗出之絮状纤维素（图 25-1A ）。

2. 标本 B　标本为成人之右侧肺，形状、大小无明显改变。肺切面见上叶大部分为正常肺组织，仅中间部分有变实，呈灰白色。肺中叶全部一致性实变，肺叶体积略增大，干燥，颗粒状，颜色灰白，颇似肝，故称灰色肝样变期。肺下叶一侧肺组织也有实变区，灰白色，但未侵犯全叶，体积变化不明显。胸膜表面失去光泽，稍变厚，并有渗出的网状纤维素，叶间胸膜（主要为上叶与中叶）有纤维性粘连（图 25-1B ）。

二、小叶性肺炎 (lobular pneumonia)

1. 标本 A　标本为小儿的肺，切面肺组织有散在分布的大小不等的灰白色实变病灶，直径多在 0.5 ~ 1cm，形状不规则，境界清楚。多数病灶的中心可见一小孔，此即病变细支气管的横断面。说明病变以细支气管为中心按小叶分布。病灶间的肺组织呈暗红色。胸膜表面有处呈蛇皮样外观，系肺小叶间隔水肿所造成的。透过胸膜也可查见肺的大小不等的灰白色实变病灶（图 25-2A ）。

2. 标本 B　标本为小儿的肺，切面见肺组织中有散在的大小不等的实变区，为小叶性肺炎病灶，有些病灶互相融合呈片状，称为融合性小叶性肺炎；病灶灰白色，境界清楚，胸膜表面未见明显改变（图 25-2B ）。

三、支气管扩张（bronchiectasis）

标本为成人一侧肺之一部分，肺叶体积明显变小，切面见多数扩张支气管，管腔大小不等，形状不一，有的呈囊状，有的呈圆柱状或不规则的形状。管壁略增厚，周围肺组织受压萎陷，因而使扩张的支气管间的距离相对靠近，并显得支气管数目增多，胸膜表面可见有陈旧性胸膜炎改变（图 25-3）。

四、硅肺（silicosis）

1. 标本 A　标本为成人之右侧肺，各肺叶的形状、大小无明显改变（图 25-4A）。

2. 标本 B　切面各叶均可见到一些散在的帽针头大小的灰白色小结节，境界清楚（触之有砂粒感），此即硅结节。此外，肺切面除可以见到一些血管外，还可见到一些扩张的小支气管。肺表面及切面所见之黑色斑块为炭末沉着所致。此标本的炭末沉着较正常人为重。说明死者同时也伴有炭末沉着病。胸膜有纤维组织增生、陈旧性胸膜炎的改变（图 25-4B）。

五、间质性肺气肿（interstitial emphysema）

标本为小儿肺，颜色灰白，在两肺上叶之肺膜下、肺门及纵隔处可见多数大小不等的成串透明气泡。此因肺泡破裂气体逸入肺间质所致（图 25-5）。

六、肺大泡（emphysematous bullae）

楔形肺切除标本两块，切缘见铁丝结扎，肺边缘见两个直径超过 1cm 的较大囊泡，壁薄如纸，囊内为气体，此为肺大泡（图 25-6）。

七、原发性肺癌（primary lung cancer）

标本为两侧肺，于右肺近肺门处可见大块状灰白色之癌组织，形状不规则，呈树根样向肺内浸润性生长，该处正常肺组织均被癌组织代替而消失。癌组织较致密，质地较脆，一处癌组织包绕于支气管周围，并沿支气管壁向肺内直接蔓延。气管及支气管周围淋巴结肿大并有灰白色之癌组织侵及，互相融合在一起。周边部肺组织灰白色实变，系癌组织侵及肺内所致。患者胸膜显著增厚，膈面胸膜及叶间胸膜均有明显粘连（图 25-7）。

镜下改变

一、大叶性肺炎（灰色肝样变期）(lobar pneumonia)

1. 肺组织普遍一致性变实，肺泡腔及细支气管内均充满炎性渗出物，主要成分为中性粒细胞（部分白细胞有变性坏死）、大量纤维素和少量单核细胞，并且常可见到网状的纤维素通过肺泡间孔与邻近的肺泡相连的现象。由于肺泡腔内有大量纤维素及中性粒细胞，肺泡壁毛细血管受压迫，肺泡腔内几乎很少见到红细胞（图 25-8A、25-8B）。

2. 肺泡壁及细支气管周围：血管充血不明显，其中可见少量中性粒细胞浸润。

3. 肺胸膜增厚，血管充血，纤维组织水肿，并有中性粒细胞浸润。胸膜表面附有渗出之纤维素，其中混有少量中性粒细胞。

二、大叶性肺炎肉质变伴有小脓肿形成（ pulmonary carnification associated with small abscess ）

1. 肉眼观察切片　肺组织全部变实，其中可见数个形状不规整的空隙，为伴发之小脓肿，并见胸膜变厚。

2. 镜下见肺泡腔内炎性渗出物已残存不多，被肉芽组织（主要由新生毛细血管和成纤维细胞构成）所代替，肉芽组织充填于各处肺泡腔内。肺泡腔内肉芽组织通过肺泡间孔与相邻的肺泡内肉芽组织相连接，此即肺肉质变（图 25-9A、25-9B ）。

3. 有处可见小脓肿，脓肿腔内为坏死崩解之组织。并混有一些中性粒细胞。脓肿壁为少量炎性肉芽组织构成。

4. 胸膜增厚，有水肿及纤维结缔组织增生，血管显著充血，并有炎细胞浸润。

三、小叶性肺炎 (lobular pneumonia)

1. 肉眼观察肺组织切片可见散在的形状不规则、大小不一的实变区。镜下，多数实变区中央可见一细支气管，管腔内充满炎性渗出物。主要成分为中性粒细胞、脓细胞，并有少量单核细胞。部分细支气管黏膜被破坏，上皮细胞坏死脱落（图 25-10A、25-10B ）。

2. 细支气管之周围肺泡：肺泡壁毛细血管轻度充血，肺泡腔内充满中性粒细胞及单核细胞，纤维素很少，部分肺泡腔内有浆液渗出。

3. 未变实的肺组织有代偿性肺气肿改变，肺泡扩张，肺泡间隔变窄并断裂，相邻肺泡融合成较大的囊腔。部分肺泡壁充血。

四、硅肺（ silicosis ）

1. 用肉眼观察玻片，肺组织大部分实变，其中可见大小不等红染的硅结节，形状不规则。

2. 部分肺泡结构尚可辨认，大部分区域为大小不等的结节状病灶所占据，结节有的孤立存在，呈圆形或椭圆形，有的结节互相融合，形状不规则。结节主要由增生的纤维组织构成，大部分已呈玻璃样变。此种玻璃样变的胶原纤维呈同心圆层状或旋涡状排列，状如洋葱之切面观。在胶原纤维之间可见少数成纤维细胞及一些尘埃颗粒。部分结节内可见小血管，或居中心，或偏向一侧（图 25-11A、25-11B ）。

3. 其余部位肺泡壁因纤维结缔组织增生而变厚。肺泡大小不等，多数呈萎陷状态。少部分肺泡扩张呈轻度肺气肿改变。胸膜因纤维组织增生而变厚。

五、肺小细胞癌（ small cell lung carcinoma ）

1. 切片一侧为正常肺组织，另一侧为肺癌组织，染成深紫蓝色，团块状。

2. 癌细胞弥漫分布或呈片状、条索状排列，被少量纤维组织所分隔。癌细胞体积较小，轮廓不清，多为圆形或卵圆形，胞浆甚少，似淋巴细胞；细胞核相对较大，着色较深，核分裂象易见，可呈梭形或燕麦状，故又称燕麦细胞癌。癌组织内有的区域尚残存有肺泡壁的结构，肺泡腔内充满癌细胞。有一处癌组织有坏死（图 25-12A、25-12B ）。

3. 癌组织与正常肺组织交界处之淋巴管及细支气管内可见癌细胞团，表示有转移。
4. 邻近肺组织受压萎陷。

（徐晓艳）

第二十六章　消化系统疾病

教学目标与要求

掌握：Barrett 食管的概念；慢性萎缩性胃炎的病理变化；消化性溃疡的病理变化、结局及并发症。病毒性肝炎的基本病变、临床病理类型及其病变特征；肝硬化的概念、门脉性肝硬化和坏死后性肝硬化的病变特点、临床病理联系。早期食管癌的概念及中晚期食管癌的主要病变类型；早期胃癌的概念、进展期胃癌的主要病变类型；良、恶性溃疡的鉴别要点；大肠癌的概念及主要病变类型；原发性肝癌的大体类型及组织学类型。

熟悉：慢性胃炎的类型和病变特点。阑尾炎的病因及类型；病毒性肝炎的病因、传染途径及发病机制；肝硬化的病因；食管癌扩散途径；早期胃癌的肉眼类型；胃癌的扩散途径；大肠癌的扩散途径。

大体改变

一、慢性萎缩性胃炎 (chronic atrophic gastritis)

标本为手术大部切除之胃，已从胃大弯剖开暴露出胃腔；切面胃壁厚度基本正常，颜色灰白，部分胃壁因水肿而略增厚，尤以幽门区明显。胃体部黏膜结构正常，而幽门部之胃黏膜皱襞消失，黏膜变薄，于黏膜表面可见多数高粱米粒大小之颗粒状隆起（此系黏膜固有层内之淋巴组织因慢性炎症而增生所致）。浆膜面于一处见多数不整形的黄褐色区域（因标本未固定好而干燥所致）外，其余浆膜之颜色均呈灰白色，并见毛细血管扩张、充血（图 26-1）。

二、慢性胃溃疡 (chronic gastric ulcer)

标本为手术大部切除之胃。已沿胃大弯剖开。标本上端为幽门侧，下端为贲门侧，于胃小弯幽门处见一横行走向的椭圆形黏膜缺损，此即溃疡病灶，大小约 2cm×1.2cm，溃疡边缘整齐，状如刀割，底部清净，溃疡之幽门侧边缘略呈阶梯状，贲门侧较耸直而呈潜掘状，胃黏膜稍增厚，皱襞走行清楚，围绕溃疡病灶呈放射状排列。浆膜面有纤维性粘连（图 26-2）。

三、急性化脓性阑尾炎（acute suppurative appendicitis）

（见图 22-3A、22-3B）

四、慢性阑尾炎急性发作 (acute exacerbation of chronic appendicitis)

（见图 22-4A、22-4B、22-4C）

五、慢性胆囊炎急性发作（伴胆石症）（acute exacerbation of chronic cholecystitis）

（见图 22-8）

六、Crohn 病

病变呈节段性分布，病灶间黏膜正常。溃疡互相融合形成与肠管纵轴平行的裂隙状溃疡。溃疡间的黏膜下层高度水肿而增厚，黏膜呈鹅卵石样改变。病变处肠壁因伴纤维化变厚、变硬，致肠腔狭窄（图 26-3）。

七、门脉性肝硬化（portal cirrhosis）

1. 标本 A　为成人之整个肝，体积较正常肝明显缩小，但外形基本正常，肝边缘变钝，硬度增加，整个肝表面可见多数弥漫分布的大小不等的黄白色圆形结节。结节直径为 0.1～0.5cm，整个肝呈灰黄色，贫血状，肝包膜明显增厚，肝门处可见门静脉内有一灰白色的血栓（图 26-4A）。

2. 标本 B　肝缩小极为明显（重量减轻，质地变硬），肝表面及切面均可见弥漫分布的圆形黄白色小结节，直径为 0.1～0.5cm（图 26-4B）。

八、食管静脉丛曲张（esophageal varices）

标本为一段食管。下方为食管贲门端，见食管黏膜下静脉显著扩张充血，并见有些曲张之血管已发生破裂（图 26-5）。

九、直肠静脉丛曲张（rectal varices）

标本为肛门及部分直肠，于直肠末端近肛门处，黏膜皱襞显著隆起，呈灰色。切面可见多数扩张之静脉，管腔内充满凝血块（图 26-6）。

十、慢性脾淤血（chronic passive congestive splenomegaly）

标本为一脾，体积较正常者稍大，质硬、包膜轻度增厚。切面质地较致密，呈暗红褐色。脾小梁清晰可见。脾小结不易辨认。脾门处静脉扩张，并有血栓形成（图 26-7）。

十一、胆汁性肝硬化（biliary cirrhosis）

标本为一小儿肝，肝表面不甚平滑，呈细颗粒状，大小为 0.1～0.2cm。于表面及切面均见有黄绿色的条纹及斑点，是为胆汁淤积所致，在黄绿色的斑点及条纹之间可见灰白色条索，此即增生之纤维组织。被膜也有增厚（图 26-8）。

十二、食管癌（carcinoma of esophagus）

1. 标本 A　为食管下段连同部分胃壁，为髓质型食管癌，癌组织在约 5cm 的一段食管壁内呈浸润性生长，使管壁均变厚，并累及食管的全周及管壁多层组织，黏膜脱落有溃疡形成，管腔变窄，癌组织质地均匀、较软、灰白色，浆膜有出血，食管旁有数个肿大之淋巴结相互粘连，切面灰白（癌转移之淋巴结）（图 26-9A）。

2. 标本 B　为蕈伞型食管癌，于食管黏膜表面有一约 5cm×2cm 隆起状肿块突入食管腔内，管腔变窄。癌组织灰白色。有出血坏死。从食管切面观察，癌组织向深部浸润生长，已达食管外膜。癌组织已侵犯食管全周之大部（图 26-9B）。

3. 标本 C　为溃疡型食管癌。食管黏膜表面有 2.0cm×2.0cm 大小的不整形溃疡，边缘隆起，底部粗糙不平，有出血坏死，溃疡深 0.8cm，深达肌层（图 26-9C）。

4. 标本 D　为缩窄型食管癌。食管有 1.5cm 一段管壁增厚，管腔狭窄甚至闭锁。肿瘤灰白色，质地硬，累及食管全层，并向两端浸润性生长。食管近端稍扩张（图 26-9D）。

十三、胃癌（carcinoma of stomach）

1. 标本 A　为息肉型胃癌，标本是大部切除之胃，于胃窦部黏膜面见一巨大之息肉状肿物向胃腔内突入。癌组织表面略呈结节状，有浅表性破溃，癌组织也向胃壁内浸润生长，致使胃壁增厚。癌组织周围的胃黏膜皱襞消失（水肿）。浆膜面可见肿大之淋巴结（已有癌转移）（图 26-10A）。

2. 标本 B　为溃疡型胃癌（溃疡恶变），标本是部分胃壁，在小弯侧黏膜面有一较大溃疡，溃疡形状不整，近椭圆形，大小约为 9cm×8.8cm，边缘隆起，如火山喷口状，溃疡底部不平，有一层灰白色渗出物及坏死组织覆盖，有处有出血，癌瘤与周围正常组织无明显界限，周围胃组织皱襞减少、向溃疡集中（图 26-10B）。

3. 标本 C　为浸润性胃癌，标本是切除之部分胃，幽门部黏膜皱襞消失，该处胃壁呈弥漫性增厚变硬，使幽门管处胃腔狭窄；癌组织不形成明显结节而在胃壁内呈浸润生长，与周围正常组织无明显边界。从胃壁的切面观察，可见癌组织已侵及胃壁肌层，致使胃壁的正常层次结构不清（图 26-10C）。

4. 标本 D　为胃黏液癌，标本是部分切除的胃，已剖开。于幽门管及胃窦处胃壁内见有弥漫性灰白色肿瘤组织浸润，致胃壁明显增厚，为 2～4cm，呈半透明胶冻状，幽门管处黏膜脱落形成浅溃疡，肌层不清，浆膜层亦增厚呈半透明状，说明已有肿瘤组织侵及，肿瘤与周围正常组织间无明显分界（图 26-10D）。

十四、原发性肝癌 (primary carcinoma of liver)

1. 标本 A　为巨块型肝癌。于标本切面可见两个巨大的实体性瘤块，大者达 13cm×11cm，近圆形，呈黄白色，质地较软，瘤块的中心部有坏死破溃，于大的瘤块的周围尚可见有几个较小的癌结节，正常肝组织已残留很少，未见有肝硬化之改变（图 26-11A）。

2. 标本 B　为多结节型肝癌，肝体积显著增大，肝被膜下可见多数大小不等的结节向表面隆起，使肝表面凸凹不平。表面可见的大结节为肝癌结节，多数小的结节为肝硬化结节。切面肝癌结节呈黄白色、圆形或椭圆形，并由切面向外膨出。有的肝癌结节互相融合，有的癌结节坏死破溃；肝硬化之结节呈灰褐色，体积较小，且大小较一致，说明此肝癌系在较严重的肝硬化基础上发生的。此外，在门静脉内可见癌栓形成。（图 26-11B）。

十五、胶样型直肠癌（collid carcinoma of rectum）

（见第 23 章图 23-12）

十六、隆起型大肠癌（polypoid colorectal cancer）

（见第 23 章图 23-13A、B）

十七、结肠黏液癌（mucinous carcinoma of colon)

（见第 23 章图 23-32A、B、C）

十八、结肠腺癌（adenocarcinoma of colon）

（见第 23 章图 23-33A、B、C）

镜下改变

一、Barrett 食管（示教）

1. 肉眼观察：组织为活检小块组织

2. 镜下观察：食管黏膜轻度慢性炎症，表现为黏膜内有少量慢性炎细胞浸润，鳞状上皮轻度增生，部分鳞状上皮化生为柱状上皮，化生处黏膜内腺体轻度增生（图 26-12）。

二、慢性萎缩性胃炎 (chronic atrophic gastritis)

标本取自人的胃黏膜组织，胃黏膜部分变薄，固有层腺体减少为小凹上皮明显增生，部分伴轻度肠化（腺体内可见杯状细胞），固有层有慢性炎细胞浸润（图 26-13）。

三、慢性胃溃疡 (chronic gastric ulcer)

1. 标本取材自胃。用肉眼观察切片，于切片之中心见一较大之缺损，此即溃疡病灶，溃疡的一边呈斜坡状，相当于幽门侧，另一边呈潜掘状，相当于贲门侧。

2. 镜下观察：溃疡部之胃黏膜已坏死脱落，于溃疡之两侧可见部分正常之胃黏膜组织，溃疡底由四层组织组成。再用高倍镜仔细观察每一层的结构，最上层有少量炎性渗出物覆盖，主要成分中性粒细胞及纤维素；其下为一层坏死组织，为粉染无结构之条索状物。互相交织成网状，此种坏死组织为纤维素样坏死，部分坏死层内混有少量炎性细胞，再深层为较新鲜的肉芽组织层，其中见多数扩张充血之毛细血管，并有炎细胞浸润；最下层为瘢痕组织，胶原成分增多，毛细血管相对减少，质地致密，有少量炎性细胞浸润（图 26-14A，图 26-14B）。

3. 在溃疡深部见胃壁肌层中断消失，位于瘢痕组织深部内的小动脉管壁增厚，管腔狭窄。

四、慢性胆囊炎伴胆固醇沉积症 (chronic cholecystitis with cholesterol deposition disease)

切片为人的胆囊壁组织。整个囊壁轻度增厚，低倍镜下观察见黏膜上有数个息肉样隆起，镜下观察见息肉内有大量泡沫细胞聚集，该泡沫细胞为巨噬细胞，由巨噬细胞吞噬富含胆固醇脂质形成（图 26-15）。

五、急性（普通型）病毒性肝炎 (acute popular type hepatitis)

1. 玻片为肝穿刺标本，肝细胞索排列紊乱、拥挤、肝窦受压变窄，肝细胞肿胀，胞浆疏松呈网状，少数肝细胞极度增大，其体积为正常肝细胞之两倍左右，呈圆形，胞浆着色极淡，几乎完全透明，状如气球，故称之为气球样变。有的肝细胞内有少许胆色素沉着。

2. 部分肝细胞呈嗜酸性变，并可见嗜酸性小体形成，以肝窦内多见，呈圆形或椭圆形，比红细胞大 1 ~ 2 倍，嗜伊红色（图 26-16A）。

3. 肝小叶内有散在的点状坏死灶，每个坏死灶仅累及少数几个肝细胞，该处见有灶状炎细胞浸润，主要为淋巴细胞及单核细胞（图 26-16B）。

4. 可见再生的肝细胞，该肝细胞体积增大，核大而染色较深，有的可见双核，胞浆略呈嗜碱性。枯否细胞增生肥大，并吞噬有胆色素颗粒和细胞碎屑，汇管区有炎细胞浸润。

六、门脉性肝硬化（portal cirrhosis）

1. 标本为人的肝硬化组织，正常之肝小叶结构完全被破坏，肝组织被增生的纤维组织分隔包绕成大小不等、圆形或椭圆形的肝细胞团，此即假小叶。假小叶内肝细胞索排列紊乱，中央静脉缺如、偏位，有的可见数个中央静脉，有的还可见到汇管区。

2. 假小叶内有的肝细胞呈变性和灶状坏死，于假小叶的周边区可见肝细胞再生现象，肝细胞大，核大或多核。此外，还可见到一些肝细胞内有胆色素沉着和毛细胆管有胆汁淤积。

3. 增生的纤维组织中有较多淋巴细胞浸润，并有多数增生的细小胆管及假胆管（图 26-17）。

七、慢性胃溃疡恶变 (canceration of chronic gastric ulcer)

1. 标本取自人的胃组织，肉眼观察胃黏膜面可见凹陷缺损，即为溃疡，边缘一侧较耸立，为贲门侧，一侧较平缓呈斜坡状为幽门侧。

2. 镜下见溃疡底部结构为四层，由上向下是炎症渗出层、坏死层、肉芽组织和瘢痕组织。深部血管壁增厚，溃疡底及胃壁各层可见炎细胞浸润 (图 26-18A, 图 26-18B)。

3. 溃疡两侧近边缘处可见明显肠上皮化生，靠近溃疡见灶状早期癌变区，即腺管形状不整，大小不等，甚至腺管不完整，细胞深染、核大、核仁明显、极性紊乱等。癌变仅限于黏膜层内。

八、肝细胞癌（hepatocellular carcinoma）

1. 用肉眼观察见切片中心有一椭圆形深染区域，此即肝癌组织。

2. 癌细胞排列成大小不等的团块状，团块之间为少量纤维组织构成之间隔。癌细胞与正常的肝细胞相似，呈多角形，胞浆丰富，嗜酸性，颗粒状，核大深染，可见核分裂象。癌细胞呈梁状排列，与肝细胞索相似，小梁间为血窦。癌细胞间的毛细胆管内可见胆栓。

3. 癌组织周围的肝组织呈肝硬化之改变。肝组织被增生的纤维组织分割成大小不等的假小叶，于肝被膜及间隔内可见大量慢性炎细胞浸润。假小叶内的肝细胞有萎缩及脂肪变性等改变。于肝细胞及枯否细胞内可见少许胆色素。于少数假小叶周围的血管内可见有癌栓（图 26-19）。

（孙勤暖　翁立新　云芬）

第二十七章　泌尿、内分泌、淋巴造血系统及骨关节疾病

教学目标与要求

掌握：霍奇金淋巴瘤的主要病理变化和组织学类型。肾小球肾炎的概念、分类、基本病理变化、临床表现。急性弥漫性增生性肾小球肾炎、快速进行性肾小球肾炎、慢性肾小球肾炎的病理变化。急性和慢性肾盂肾炎的病变特点。弥漫性非毒性甲状腺肿的病理变化。弥漫性毒性甲状腺肿的病理变化。

熟悉：恶性淋巴瘤的概念。髓系肿瘤和白血病的概念。急性弥漫性增生性肾小球肾炎、快速进行性肾小球肾炎、慢性肾小球肾炎的临床病理联系和转归。肾病综合征相关类型肾炎和IgA肾病的主要病理变化、临床病理联系和转归。肾盂肾炎的病因、感染途径、临床病理联系。慢性肾盂肾炎的类型，急性肾盂肾炎的结局及并发症。膀胱尿路上皮癌（移行细胞癌）的分级及病变特点。弥漫性非毒性甲状腺肿和毒性甲状腺肿的区别。糖尿病的分类及病理变化。

大体改变

一、淋巴结霍奇金淋巴瘤（hodgkin lymphoma of Lymph node）

标本A和B均为一组淋巴结，其中每个淋巴结均明显肿大，但大小不等。其中标本A肿大淋巴结之间为疏松结缔组织分隔，使淋巴结彼此境界清楚（图27-1A）。标本B，肿大淋巴结之间为脂肪组织（图27-1B）。上述两标本肿大淋巴结正常结构消失，灰白色，均质状，质地致密而细腻（硬度增加），有处可见白色小坏死区。

二、脾霍奇金淋巴瘤（hodgkin lymphoma of spleen）

标本为一小儿脾，体积显著增大，被膜稍增厚，表面不平滑，呈不规则的结节状。切面见弥漫分布的灰白色结节病灶，结节形状不规则（图27-2）。此种改变状如“斑岩”，故又称“斑岩脾”。

三、骨髓白血病（Myeloid leukemia）

标本为股骨上端（图27-3A）和肱骨上端（图27-3B）的纵剖面，骨髓腔内皆充满灰白色较致密之肿瘤组织，系因长骨红骨髓被过度增生的白血病细胞取代所致（镜检证实为慢性

粒细胞性白血病）。

四、脾白血病（leukemia of spleen）

标本为部分脾，体积增大，包膜紧张并有轻度增厚，硬度增加。切面质地致密、肿胀，呈灰白色，脾小结无法辨认（图 27-4）。

五、肾白血病（leukemia of kidney）

标本为肾，体积明显增大，表面光滑，呈黄白色。切面见肾皮髓质界限不清，呈一致性的黄白色（图 27-5）。

六、新月体性肾小球肾炎（快速进行性肾小球肾炎）（crescentic glomerulonephritis）

标本为肾，体积增大，表面光滑，呈灰白色。切面皮髓质界限有处不清，皮质增厚呈灰白色。皮髓质之正常结构不清，小动脉无明显变化（图 27-6）。

七、弥漫性硬化性肾小球肾炎（颗粒性固缩肾）（diffuse sclerosing glomerulonephritis）

标本为成人肾，体积显著缩小（重量减轻），质地变硬，肾表面灰白色，呈弥漫性细颗粒状，颗粒大小较一致，故称颗粒性固缩肾，包膜粘连不易剥离（图 27-7A）。切面皮髓质境界不清，在尚可辨认皮髓质境界的部位，可见皮质萎缩变薄，肾盂周围脂肪组织增多。切面显示小动脉硬化，管壁增厚，动脉切口哆开（图 27-7B）。

八、肾盂癌（carcinoma of the renal pelvis）

标本为一切开肾，暴露出肾盂。肾盂及肾盏扩张，于肾盂及输尿管内可见数团乳头状肿块充塞，灰白色，有处有出血坏死，肾盂黏膜变厚，肿瘤大部呈外生性生长，有处已向深部浸润。肾实质轻度受压萎缩，肾表面光滑（图 27-8）。

九、膀胱癌（bladder cancer）

1. 标本 A：部分剖开的膀胱，于膀胱后壁见有癌组织向腔内生长，呈大小不等的乳头状，表面粗糙，灰白色，部分因出血而呈灰褐色。从膀胱断面看，瘤组织与正常膀胱壁间无明显界限，说明癌组织已向膀胱壁内浸润生长，并使局部膀胱壁增厚，各层正常结构不清（图 27-9A）。

2. 标本 B：癌组织呈外生性生长，形成息肉状，部分癌组织坏死而形成不规则形溃疡（图 27-9B）。

十、非毒性结节性甲状腺肿（non-toxic nodular goiter）

1. 标本 A 为一甲状腺，甲状腺弥漫性增大，重量增加。表面光滑，被膜完整，无结节形成。切面呈棕褐色，半透明胶冻状，甲状腺滤泡扩大内含类胶物，改变比较一致，无结节或囊腔形成（图 27-10A）。

2. 标本 B 为部分甲状腺组织，体积显著增大，表面有大小不等的结节状隆起，被膜较厚。切面也可见大小不等的结节，结节的周围有灰白色结缔组织包绕。结节内可见大小不等的囊腔，其中充满类胶物，呈棕褐色半透明，有的结节有明显的纤维组织增生，灰白半透明（图 27-10B）。

十一、毒性甲状腺肿（突眼性甲状腺肿）（toxic goiter）

标本为部分甲状腺组织，表面不平（图 27-11A）。切面灰白色，类胶物含量少，有处呈淡褐色，质地较实，无结节形成（图 27-11B）。

十二、佝偻病的肋骨及长骨（Rickets of ribs and long bones）

标本为小儿的肋骨及胸骨。于胸廓内面可见肋骨与肋软骨交界处明显增大呈现结节状，上下排列成行，状如串珠，故名串珠肋（图 27-12）。

十三、骨肉瘤（osteosarcoma）

1. 标本 A 为股骨下端之骨肉瘤，一段股骨带膝关节连同部分皮肤及软组织，倒置于瓶中。股骨下端，呈现梭形肿大，切面见大部分瘤组织为灰白色，与周围组织分界不清，无明显包膜，呈浸润性破坏性生长，一方面向周围肌肉内浸润，同时向骨髓腔内侵入。在瘤组织中有处为黄褐色，质地致密为骨质形成，此为新的骨小梁，与骨干垂直呈放射状排列（图 27-13A）。

2. 标本 B 为一段胫骨及腓骨，于胫骨上端可见一肿瘤，颜色灰白，质地稍软细腻，无新生骨质形成。呈浸润性生长，无包膜，有一处正常骨质已遭破坏而消失，肿瘤组织也向骨髓腔内生长（图 27-13B）。

十四、外生性软骨瘤（chondroma）

标本为切除之拇指，肿瘤发生在指骨处，瘤组织略呈分叶状，切面呈灰白色半透明，颇似正常之透明软骨，肿瘤包膜不完整，部分正常骨组织已被侵及而消失（图 27-14）。

十五、骨软骨瘤（osteochondroma）

标本为手术切除之骨性肿物。其下端附着于部分正常长骨皮质上（图 27-15A）。肿瘤向外生长，表面光滑，界限清楚，质坚实，如以手触之，其硬如骨。肿瘤大部为骨组织所构成，仅肿瘤的游离端有一层帽状灰白色组织，为软骨组织（图 27-15B）。

镜下改变

一、淋巴结霍奇金淋巴瘤（hodgkin lymphoma of lymph node）

1. 淋巴结正常结构已大部分破坏消失，被肿瘤组织所代替。有处可见少量残存的淋巴组织。

2. 肿瘤组织成分复杂，瘤细胞形态多样。

（1）R-S 细胞（Reed-Sternberg 细胞），此种细胞体积大，呈圆形、椭圆形或不规则形，胞浆丰富，略呈嗜碱性，部分胞浆呈嗜酸性。胞核大，呈单核（称为霍奇金细胞）、双核（镜影细胞）（图 27-16A）、多核（图 27-16B），并呈重叠排列，核膜清晰，染色质稀疏。核呈空泡状，可见一较大核仁，多呈嗜酸性，核仁边界光滑整齐，周围有一透明晕。此种瘤细胞散在于组织各处，为诊断本病的必要依据。

（2）此外，还有一些 R-S 细胞的变异细胞，有的核膜薄，染色质呈细颗粒状，核形态不整，有或无核仁，有的核染色较深。可见病理性核分裂象。

3. 除上述肿瘤细胞外，尚可见多数组织细胞及淋巴细胞，并见少量嗜酸性粒细胞及中性粒细胞（图 27-16C）。此外尚有纤维组织增生，并见多数散在分布的小坏死灶。

二、淋巴结非霍奇金淋巴瘤（non-Hodgkin's lymphoma of lymph nodes）

淋巴结正常结构被瘤组织取代。瘤细胞密集成大片状，体积较大，胞浆丰富，嗜双色性。胞核圆形或椭圆形，大小不甚一致。核膜光滑，无裂纹。多数瘤细胞可见核仁。核分裂象多见（图 27-17A）。也可见到双核或多核瘤细胞。间质血管明显充血（图 27-17B）。

三、弥漫性毛细血管内增生性肾小球肾炎（capillaries diffuse proliferative glomerulonephritis）

1. 切片为肾组织。低倍镜下，肾小球弥漫性毛细血管内皮细胞和系膜细胞明显增生，致使肾小球毛细血管丛细胞数目明显增多（图 27-18B），并有中性粒细胞及单核细胞浸润。由于肾小球内细胞数目增多而使肾小球体积显著增大，有的几乎看不到肾小球囊腔（图 27-18A）。血管球之毛细血管有充血。

2. 肾小管上皮轻度浊肿，管腔内有粉染之絮状物。

3. 间质血管充血，并见有中性粒细胞、淋巴细胞等炎细胞浸润。

四、新月体性肾小球肾炎（快速进行性肾小球肾炎）（crescentic glomerulonephritis）

1. 肾小球囊壁层上皮细胞明显增生，而形成细胞性新月体（图 27-19A），部分新月体见纤维素沉积（图 27-19B）。有一处新月体已纤维化变成纤维性新月体（图 27-19C）。有的则为环形体（图 27-19A），甚而整个肾小球已接近完全纤维化。血管球有的变小并呈分叶状。

2. 肾小管有的扩张变大，有的变小，腔内可见管型，以透明管型为最多。

3. 间质血管充血，纤维组织增生较明显。其中见有中性粒细胞及淋巴细胞浸润。

五、弥漫性硬化性肾小球肾炎（diffuse sclerosing glomerulonephritis）

1. 部分肾小球已完全纤维化，并发生玻璃样变（图 27-20A），部分肾小球有纤维性或细胞性新月体，有的为环形体。有的肾小球呈显著代偿性肥大（图 27-20B）。由于纤维组织收缩而使纤维化及玻璃样变的肾小球相互靠近集中（图 27-20A）。

2. 肾小管有的萎缩，有的扩张（图 27-20C），管腔内有少量管型。

3. 间质纤维组织显著增生，并有淋巴细胞浸润，血管充血。小动脉壁变厚（图 27-20B）。

六、膀胱尿路上皮癌（bladder urothelial carcinoma）

取自膀胱肿瘤处。

1. 低倍镜下，一侧为膀胱壁，其表面有乳头状肿瘤（图 27-21A）。

2. 高倍镜下，乳头表面被覆上皮细胞，形态似移行上皮，但层次增厚，细胞数目增多，瘤细胞圆形、梭形。有的细胞核增大以致核大小不一（图 27-21B 和图 27-21C），核着色深，核分裂象易见。有一处瘤细胞侵入乳头中心的间质中及深层组织。间质有慢性炎细胞浸润。

七、胶样甲状腺肿（colloid goiter）

标本取自甲状腺。

镜下观察：

1. 甲状腺滤泡大部分增大，有的增大的非常显著（图 27-22A），滤泡内储积大量粉染一致的胶质，上皮细胞受压而变扁平，少数为立方形（图 27-22B）。

2. 滤泡间隔较薄，其中血管稍充血。

八、毒性甲状腺肿（toxic goiter）

1. 甲状腺滤泡增生，滤泡大小不等，滤泡形状也不规整，滤泡内有的充满胶质，有的甚少，在胶质的周边部出现许多大小不等的吸收空泡（图 27-23A）。

2. 滤泡的上皮细胞也有增生，有一处增生形成乳头，突向腔内，有一处滤泡上皮呈高柱状，核位于基底（图 27-23B）。

3. 甲状腺间质充血，有淋巴细胞增生浸润，一处有淋巴滤泡形成（图 27-23C）。

九、骨肉瘤（osteosarcoma）

标本为骨肉瘤组织。

1. 瘤细胞有两种：一种呈梭形或多边形，大小不等。单个核，核大色深，核分裂象较多；另一种细胞体积甚大，胞浆不整齐，有多个细胞核，为瘤巨细胞，形态与破骨细胞相似（图 27-24A）。

2. 瘤组织中有许多走行紊乱，形状不规则的骨小梁，呈均匀一致粉染（钙质已脱掉），小梁中为骨肉瘤细胞。此为肿瘤性骨组织（图 27-24B）。

3. 肿瘤之间质为少量结缔组织及血管，瘤细胞与间质混杂存在。

十、骨折愈合（骨痂形成）（healing of bone fracture）

标本为兔胫骨上段骨折处切片。

低倍观察切片，骨折处呈梭形肿胀，此即骨痂形成，它将两断端连接在一起（图 27-25A）。

高倍镜观察：

1. 一侧仍为纤维性骨痂，由骨外膜增生的成纤维细胞和新生毛细血管组成：部分长入骨折断端间，部分已纤维化（图 27-25B）。

2. 另一侧外骨痂为骨性骨痂，近骨折处骨痂中有一团增生的软骨组织，其周围可见软骨化骨现象。其余大部分外骨痂为幼稚的编织骨构成，骨小梁排列紊乱，其中骨细胞较大，数目较多，排列不规则。骨小梁表面可见排列成行或成堆的骨母细胞（细胞较大，多角形或不整形，核也大）（图 27-25C）。骨小梁间为少量纤维组织。

3. 骨折断端间尚残留一些坏死组织，其周围有肉芽组织包绕或机化。断端稍远处骨髓腔内亦有一些新生的编织骨和纤维组织。

（施　琳　袁宏伟）

第二十八章　生殖系统和乳腺疾病

教学目标与要求

掌握：子宫颈上皮异型增生、原位癌及子宫颈上皮内瘤变（CIN）的概念和病变。子宫颈癌的大体类型。葡萄胎、侵蚀性葡萄胎、绒毛膜癌的病理特点及三者之间的主要区别点。

熟悉：慢性子宫颈炎的病理变化。子宫颈癌的组织学类型及扩散途径。乳腺癌的组织学类型、病理变化及扩散途径。

大体改变

一、乳腺癌（carcinoma of breast）

标本为切除的一侧乳腺，于乳头下方可见一个 10cm×10cm 大小的肿物，向外突出，肿瘤的表面皮肤完全被破坏，形成深浅不等的边缘不整的大片溃疡。切面见肿瘤呈灰白色与周围境界不清。此癌质地软，生长快，故易破溃（图 28-1）。

二、子宫颈癌（carcinoma of cervix）

1. 标本为全切除的子宫并带有双侧附件，子宫外形及大小基本正常。子宫颈大部失去正常光滑完整的形态，粗糙不平，呈菜花样突起，突出阴道。肿物颜色灰白，直径约 3cm 大小。表面有出血及破溃。切面见肿瘤组织已向宫颈深部及阴道壁浸润，此标本为外生菜花型子宫颈癌（图 28-2A）。

2. 标本为内生浸润型子宫颈癌。子宫稍大，子宫颈部明显增大，宫颈阴道部黏膜大部完整。切面见癌组织粗糙，呈灰白色，大小约 5.5cm×3cm，主要位于子宫颈深部呈浸润性生长。有一处可见出血坏死，相当于宫颈管破溃（图 28-2B）。

三、葡萄胎（水泡状胎块）(hydatidiform mole)

1. 标本为由子宫排出之水泡状胎块，实际是有病变的胎盘组织，大多数的胎盘绒毛因水肿而增大，呈大小不等的半透明之水泡，有蒂互相连接，状如葡萄。大者直径达 1cm 以上。水泡内含透明的液体，水泡中间仍残留少量正常胎盘绒毛（图 28-3A）。

2. 标本为全部切除之妊娠子宫及一侧附件，子宫增大，直径 9cm。子宫表面光滑，剖开子宫见宫腔内充满大小不等的半透明之水泡，0.3 ~ 1.4cm 大小，其间有蒂相连成串，葡萄样。此外在宫腔内可见一些暗褐色凝血块，子宫壁变厚，无水泡侵入（图 28-3B）。

四、恶性葡萄胎 (Malignant hydatidiform mole)

标本为一个切除之妊娠子宫并带有双侧输卵管及一侧卵巢。子宫体积明显增大，切开见宫腔内充满半透明大小不等之水泡，如葡萄。有一处见有结节状出血坏死灶，水泡已侵入子宫肌层，在宫底部已侵及浆膜（图 28-4）。

五、绒毛膜癌 (choriocarcinoma)

标本为一剖开之子宫，子宫体增大，子宫腔内为一肿瘤组织所充塞。肿瘤质软呈破碎状，颜色灰黑色有一处灰白色，肿瘤组织色灰黑说明有出血及坏死。子宫壁深层有数个癌组织结节，肿瘤与正常组织界限不清，呈浸润性生长。输卵管及卵巢组织未见明显改变（图 28-5A）。

六、绒毛膜癌肺转移 (lung metastasis of choriocarcinoma)

标本为部分成人肺，肺轻度增大，表面胸膜有一处粗糙变厚，色灰白。在肺切面上可见数个大小不等的圆形结节状病灶，小的直径约 0.5cm，大的结节直径约 5.5cm，位于肺下叶近肺门处，由于肿瘤组织软脆而易碎，所以在标本制作过程中瘤组织部分脱落呈破碎状，肿瘤结节呈灰白色有坏死出血，但境界清楚。此为绒毛膜癌转移到肺的病灶（图 28-5B）。

七、绒毛膜癌肾转移 (kidney metastasis of choriocarcinoma)

标本为一侧肾，正常大小。在肾切面上可见三个大小不等的结节状病灶，直径约 0.3 ~ 1.0cm，色灰黑，境界清楚。于肾表面可见两个同样病灶，不平呈破溃状，其余肾组织色灰白（图 28-5C）。

镜下改变

一、子宫颈原位癌 (carcinoma in situ of cervix)

标本取自宫颈，宫颈被覆鳞状上皮部分脱落，部分呈癌变，癌变部分全层细胞大小不等，极向紊乱、核大、核深染，并可见核分裂象，但基底膜完整，癌组织未向下浸润，呈原位癌改变（图 28-6）。

二、乳腺纤维腺瘤 (fibroadenoma of breast)

标本取自乳腺，镜下肿瘤主要由增生的纤维间质及腺体组成：腺体圆形或椭圆形，或被周围的纤维结缔组织挤压成裂隙状，间质疏松或致密可以玻璃样变或钙化（图 28-7）。

三、平滑肌瘤（子宫）(leiomyoma)

1. 肉眼观察中央有一圆形结节，此即平滑肌瘤，瘤结节与周围境界清楚（周围之空隙为制版过程中人工造成）。

2. 镜下观察瘤细胞呈梭形，似正常平滑肌细胞。排列成束状，核成棒状，两端较钝，横切面呈圆形。与正常子宫平滑肌组织不同之处为瘤细胞走行紊乱，方向不一，呈纵横交错编织状。间质为纤维组织及血管。

3. 瘤结节的外围为子宫壁的正常平滑肌组织，分界清楚（图 28-8A、B）。

四、乳腺浸润性导管癌 (invasive ductal carcinoma of breast)

标本取自乳腺肿瘤处。

镜下见：

1. 乳腺正常结构消失，代之以癌组织。

2. 癌细胞多呈低柱状与乳腺导管上皮细胞相似，但有明显之异型性。癌细胞不排列成导管样而排列成团块或条索状。细胞大小不等，染色深，形态不规则。核大小不等，染色质粗大，有较多核分裂象。

3. 癌巢周围为间质，实质与间质的比例近似。间质内有淋巴细胞反应（图 28-9）。

五、葡萄胎（水泡状胎块）(hydatidiform mole)

1. 此标本为取自妊娠两个多月的子宫腔刮出物。肉眼呈水泡状。

2. 镜下见：

（1）胎盘绒毛间质高度水肿，表现绒毛体积变大，间质结缔组织变疏松，间质细胞减少，水分增多。

（2）绒毛间质内血管消失。

（3）绒毛膜的滋养叶上皮细胞增生。有一处增生成团块或条索。增生显著的地方，朗格汉斯细胞体积增大，形状不规则，细胞核也变大，核仁明显。合体细胞胞浆有的出现空泡（图 28-10A，28-10B）。

六、绒毛膜癌 (choriocarcinoma)

此标本取材于子宫壁，肉眼观察切片一侧为粉红色的子宫平滑肌组织，另一侧灰蓝色带红色为癌组织（图 28-11A，28-11B）。

（李时荣）

第二十九章　传染病及寄生虫病

教学目标与要求

掌握：结核病的病因、基本病理变化。结核病基本病理变化的转化规律。原发性肺结核病病变特点及结局。原发性肺结核病和继发性肺结核病的区别。冷脓肿的概念。伤寒的病因及病理变化。细菌性痢疾的病因及病理变化。流行性脑脊髓膜炎的病理变化和结局。流行性乙型脑炎的病理变化和结局。阿米巴病的病理变化。

熟悉：血源播散性结核病的病变特点。继发性肺结核病的类型、各型的病变特点及结局。肺外结核病的发生及病变特点。伤寒的结局、并发症及临床病理联系。急性细菌性痢疾的结局、并发症。细菌性痢疾的临床病理联系。流行性脑脊髓膜炎病因、临床病理联系。流行性乙型脑炎的病因、临床病理联系。肠外阿米巴病病理变化。肠外阿米巴病的类型及病变特点。血吸虫病的基本病变。细粒棘球蚴的基本病变。

大体改变

一、原发性肺结核病（primary pulmonary tuberculosis）

标本为小儿的肺及气管，并带有肺门及支气管旁淋巴结，于右肺切面上见上叶中部近胸膜处有一结节性病灶，直径约 1cm，呈灰白色，其境界较清楚，此为原发灶（图 29-1A），右侧肺门及支气管周围淋巴结肿大已粘连在一起，切开见干酪样坏死之改变，此为肺门淋巴结结核（图 29-1B）。一般在标本上见不到淋巴管炎的改变，其他肺组织无明显改变。

二、原发性肺结核钙化痊愈（calcification of primary tuberculosis）

标本为成人的右肺。切面见肺组织疏松呈灰褐色，于右肺上叶近胸膜处有一小圆形灰白色病灶，直径 0.3cm，质地坚硬如石，境界清楚，为钙化的肺结核病原发灶。于肺门处也可见两个钙化淋巴结，为已愈合的肺门淋巴结结核病（图 29-2A）。

肺表面及叶间胸膜有纤维组织增生变厚并有叶间纤维性粘连（图 29-2B）。

三、原发性肺结核恶化进展伴发急性肺粟粒结核病（progress of primary pulmonary tuberculosis and associated with acute pulmonary miliary tuberculosis）

标本为小儿的两侧肺。右肺切面见右肺上叶上部有一呈圆形干酪样坏死灶，直径约 2cm，此为原发灶。而其余右肺上叶组织弥漫变实，色呈灰白。右肺肺门淋巴结肿大发生干酪样坏死。右肺上叶的原发灶加上右肺门淋巴结的病变，即为原发综合征（图 29-3）。其余肺叶的表面、切面上可见多数散在的灰白色粟粒大小的结节状病灶，分布较均匀。此为急性粟粒性肺结核的病变。

四、急性肺粟粒结核病（acute pulmonary miliary tuberculosis）

标本为部分肺组织，于肺表面见胸膜较薄。透过胸膜见肺表面蛇皮样外观（图 29-4A）肺表面以及切面均有多数散在的灰白色粟粒大小的结节。结节大小一致，分布较均匀，境界清楚（图 29-4B），余肺组织质地较疏松，呈灰白色，有一处呈浅褐色。

五、脾粟粒性结核（miliary tuberculosis of spleen）

标本为部分脾，表面光滑，包膜紧张。切面呈暗红色，质地致密，于表面及切面均可见多数散在的灰白色粟粒大小结节，其大小较一致，分布较均匀（图 29-5）为粟粒性结核病灶。

六、局灶型肺结核（focal tuberculosis）

标本为一成人的双侧肺。于右肺上叶肺尖处，有一个局限性圆形病灶，大小直径约 1cm，中心部有干酪样坏死呈灰白色。其周围有纤维组织包绕，境界清楚，病灶部质地较硬。右肺肺尖部胸膜纤维组织增生变厚并粗糙不平，说明该处有纤维性胸膜粘连。左肺尖处胸膜皱缩并向下方凹陷。此种改变是因为该处曾有病灶纤维化后，纤维组织收缩牵引所致。其他部位未见明显改变（图 29-6A）。

标本为部分肺，于肺尖部切面上见多个圆形或不整形的局限性病灶，每个病灶周围均有一层薄的纤维组织包绕。病灶大者约 1cm 左右，而小者 3mm 左右。病灶中心或多或少都可见有灰白色干酪样坏死。肺尖部胸膜纤维组织增生变厚，因纤维组织收缩该处稍向下凹陷（图 29-6B）。

七、浸润性肺结核（infiltrative pulmonary tuberculosis）

标本为成人的肺，从切面看，于肺尖下方 3cm 处有一局限性病灶。直径约为 1cm，病灶部有干酪样坏死呈黄白色。病灶的边缘有一处境界清楚，但有少部分境界较模糊（图 29-7）。

病灶部胸膜已被剥掉，其余肺组织无明显改变。

八、慢性纤维空洞性肺结核（chronic pulmonary fibrous cavitary tuberculosis）

标本为成人之右肺。于肺之切面可见数个大小不等的空洞。于肺上叶之空洞为最大，约 6cm×4cm，呈椭圆形。空洞壁较厚且较硬。壁之内侧附有少许干酪样坏死物质，空洞周围的肺组织致密。其余的空洞较小，空洞壁也较薄，这些空洞内附有较多干酪样坏死物质，说明较小的空洞形成较晚（图 29-8A）。于肺下叶可见大片肺组织变实呈灰黄白色，其中有些新鲜的小空洞，此为急性干酪样肺炎的改变。此外在肺切面上可见支气管壁增厚，有的有扩张改变。胸膜呈灰白色显著增厚，并有纤维性粘连（图 29-8B）。

九、干酪样肺炎伴有急性空洞（caseous pneumonia with acute cavity）

标本为一小儿的肺。肺体积变大，膨隆，切面见肺组织大部分变实，失去正常肺组织之结构。变实部分范围大小不等，在右肺上叶、右肺下叶及左肺下叶的变实区已经互相融合几乎占据整个肺叶。有的肺叶为小叶性病灶，周围境界模糊不清。变实区颜色为黄白色，质地致密呈大片干酪样坏死的改变，有一处干酪样坏死物质已排出，形成多数形状不规则，边缘呈锯齿状的急性空洞（无壁空洞）。（图 29-9）。

支气管分叉部及右支气管旁淋巴结肿大，切面灰黄色，经切片证实未见结核性改变，只是有些反应性增生。胸膜面均有纤维性粘连，以右肺明显。右肺下叶胸膜与壁层胸膜及膈肌粘连，右肺三叶间均有粘连。

十、肺结核球（tuberculoma of pulmonary）

标本为外科手术切除的部分肺组织。切面上见有直径约 3cm 的灰白色球形病灶，病灶有纤维组织包裹，与周围组织分界清楚，形状似肿瘤。但此病灶为干酪样坏死性病灶，切面看呈同心圆样层状结构（图 29-10）。

局部胸膜增厚而且粗糙，失去正常光泽，为陈旧性胸膜炎的改变。

十一、肠结核（intestinal tuberculosis）

标本为外科手术切除之一段回盲部肠管并带阑尾。肠管已切开，由黏膜面见肠壁有两处明显增厚，肠腔变窄，几乎闭塞。在肠壁的剖面见增厚处有结核性肉芽组织增生呈黄褐色及一些干酪样坏死呈黄白色（图 29-11）。浆膜粗糙有纤维性粘连。此标本为增生型肠结核。

十二、肠结核（intestinal tuberculosis）

标本为一段小肠，黏膜面可见多数溃疡性病灶呈椭圆形，溃疡的长轴与肠管之纵轴相垂直。溃疡的边缘及黏膜无明显改变。浆膜面失去正常光泽，有一处有纤维组织增生变厚，有一处有纤维素性渗出物（图 29-12）。在溃疡对应的浆膜面可见多个灰白色粟粒大小的结核结节突出于浆膜表面。此标本系溃疡型肠结核。

十三、肠狭窄（intestinal stenosis）

标本为一段小肠，此系溃疡型肠结核之溃疡愈合后所致肠狭窄。于标本的下方可见一处肠腔狭窄，肠壁稍变厚，该处黏膜皱襞消失，狭窄处之上段肠腔代偿性扩张，肠壁变薄，下段肠腔正常（图 29-13A）。浆膜侧见狭窄处浆膜粗糙而其余部尚光滑（图 29-13B）。

十四、肾结核（局灶性）(renal tuberculosis)

为一早期肾结核的肾标本，肾稍增大，于肾表面可见数个灰白色粟粒大小的结核结节。切面见髓质交界处有一略显隆起的灰白色干酪样坏死灶，直径约 1cm 左右，该处肾乳头已遭破坏，结构不清（图 29-14）。

十五、肾结核（空洞性）(renal tuberculosis）

标本为一肿大的肾，并带有一段变粗的输尿管。肾表面不平，部分被膜由于粘连而未完全剥离，于表面尚可见数个散在的灰白色结核结节及数个出血灶。于肾下极有一处稍凹陷呈皱缩状。切面见肾实质大部分已被破坏，形成大小不等的结核性空洞，空洞边缘不整，空洞内面附有一些干酪样坏死物。输尿管变粗变硬，从断端的切面见管壁增厚，管腔变小，其内充有干酪样坏死物质（图 29-15）。

十六、骨关节结核（bone and joints tuberculosis）

标本为截除的一个手指，指关节处呈梭形肿胀，表面皮肤无明显改变。切面见指骨及指骨间关节已受破坏，代之以黄白色干酪样坏死灶（图 29-16）。

十七、结核性脑膜炎（tuberculous meningitis）

标本为小儿的脑。脑表面血管扩张充血，失去正常光泽而略显混浊，而脑底部混浊最明显，这是由于蛛网膜下隙内有结核渗出物的缘故，脑底部渗出物积聚的较多，并可见粟粒大小灰白色小结节数个（图 29-17A，B）（右侧颞部脑膜及部分脑组织破碎为尸检弄破）。

十八、肠伤寒（intestinal typhoid fever）

标本为一段回肠。肠壁浆膜面光滑，在黏膜面可见集合淋巴小结及孤立淋巴小结明显肿胀，隆起于黏膜表面，色灰白，状如脑髓，称髓样肿胀（图 29-18）。无组织坏死和溃疡形成，其他肠壁无明显改变。

十九、假膜性肠炎 (pseudomembranous inflammation)

标本为一段小儿结肠。浆膜面无明显异常，黏膜上见有一层灰白色的膜样物附着，呈破碎糠皮样，将要脱落。肠壁稍增厚，黏膜面表面可见丘形颗粒状突起，此为淋巴滤泡肿胀导致（图 29-19）。

二十、结肠阿米巴痢疾 (intestinal amoebiasis)

标本为一段结肠。浆膜面基本正常，黏膜面可见数个大小不等的圆形或椭圆形溃疡。溃疡口略小而底略大，边缘呈空掘状，溃疡底呈灰白色如棉絮，溃疡之间黏膜无明显改变（图 29-20）。

二十一、肺包虫病 (pulmonary hydatid disease)

标本为手术切除的一侧肺。肺叶上部切面见一个大囊即为包虫囊，囊液已流出。囊壁的内层为厚度约 1mm 白色半透明的角质层，质软，状如粉皮。包虫角质层外有一层纤维膜。周围肺组织受压萎陷而变实（图 29-21）。

二十二、流行性乙型脑炎 (epidemic encephalitis B)

标本为右侧大脑半球的额状断面。切面见大脑皮质（灰质）及丘脑部有多数散在非常小的凹陷性病灶，状如麻脸，此即脑的软化灶（图 29-22），白质内改变不明显。从表面看脑膜充血，脑回变扁变宽。脑沟变浅。

二十三、化脓性脑膜炎 (purulent meningitis)

标本为小儿的脑组织。脑体积变化不明显。脑表面的血管明显扩张充血，蛛网膜下隙有大量脓汁潴留，尤以额顶部的脑沟中血管周围更为明显，呈黄白色，使部分脑回及脑沟被掩盖（图 29-23）。

镜下改变

一、肺粟粒结核病 (pulmonary miliary tuberculosis)

1. 标本为肺组织。肉眼见玻片上组织疏松，有散在的粟粒性大小病灶。

2. 低倍镜见肺组织内有多数散在的境界清楚之结节状病灶。此即结核结节。有的结节中心部有粉染的干酪样坏死，为无结构的颗粒状物，其周围有类上皮细胞及朗格汉斯巨细胞，有的结核结节中缺少干酪样坏死物质（图 29-24A，B）。

3. 高倍镜见类上皮细胞，胞浆界限不清，呈粉红色，核呈长圆形，核染色质少而色淡，有的核呈鞋底状。朗汉斯巨细胞为多核，细胞核排列于胞浆之周边部。结节周边，有成纤维细胞、淋巴细胞及巨噬细胞（图 29-24C）。

4. 于结核结节之间肺泡腔内有浆液及巨噬细胞。肺泡壁充血、水肿而变厚，胸膜增厚。

二、干酪样肺炎 (caseous pneumonia)

1. 标本取自肺的病变处，肺组织大部分变实。

2. 肺组织内可见多数散在大片干酪样坏死灶，呈粉染颗粒状，周边部可见许多核碎屑。干酪样坏死灶周围无结核肉芽肿形成，有一处偶见类上皮细胞。 并有淋巴细胞及单核细胞浸润（图 29-25A、B）。

3. 其他肺组织见肺泡壁充血增厚，肺泡腔内有多量单核细胞及少量纤维素渗出（图 29-25C）。

4. 支气管壁也有炎性细胞浸润及血管充血，有的管腔内可见粉染分泌物及渗出物（图 29-25D）。

三、肾结核 (renal tuberculosis)

标本为肾组织。

1. 肾被膜增厚与肾紧密粘连，其中充血水肿有淋巴细胞、浆细胞及少量中性粒细胞浸润（图 29-26A）。

2. 于肾皮质及髓质中均可见大小不等的散在的结核结节，大部分结核结节由类上皮细胞、朗汉斯巨细胞及淋巴细胞等构成，少部分结核结节中除有上述成分外，尚可见少量干酪样坏死物质（图 29-26B）。部分肾单位遭受破坏，肾曲管有萎缩消失，其余的肾小球有的代偿增大。肾曲管中可见透明管型及少许细胞成分。

3. 肾间质充血有少量纤维组织增生、间质中有大量浆细胞及中性粒细胞浸润。

四、伤寒之回肠 (typhoid fever of ileum)

1. 标本为回肠组织，肠壁各层充血水肿、炎细胞浸润。

2. 低倍镜　黏膜上皮脱落，部分腺体消失。黏膜固有层内集合淋巴小结及孤立淋巴小结的正常结构已完全消失，仅残留一些淋巴细胞，取代的是以巨噬细胞增生为主的炎性病灶（图 29-27A）。

3. 高倍镜　巨噬细胞为圆形或椭圆形，体积比中性粒细胞大，胞浆丰富，淡粉色，有的胞浆内可见到被吞噬的核碎屑、淋巴细胞及红细胞等。其核呈肾形，位于细胞之一边，这种巨噬细胞称为伤寒细胞。由伤寒细胞聚集成团，形成小结节称为伤寒肉芽肿（图 29-27B）。

五、假膜性肠炎（细菌性痢疾）(pseudomembranous inflammation)

1. 标本取自小儿的结肠。黏膜表层上皮细胞已坏死脱落，于黏膜表面附着一层由坏死组织、渗出的纤维素及白细胞构成的假膜（图 29-28A、B）。

2. 黏膜层及黏膜下层血管充血，间质水肿并有白细胞浸润。肌层及浆膜无明显改变。

六、阿米巴性结肠炎 (intestinal amoebiasis)

1. 标本取自阿米巴性结肠炎的溃疡处。黏膜大部分坏死脱落形成溃疡，仅于玻片一侧见残存少量黏膜腺体（图 29-29A）。

2. 溃疡底部有少量坏死组织，大部分为增生的肉芽组织，伴单核细胞、中性粒细胞浸润。靠近表面的组织内可见圆形或椭圆形灰粉色的阿米巴滋养体，直径 20 ~ 40μm，胞浆呈泡沫状。有的可见蓝染圆形的胞核，有的看不见胞核（图 29-29B）。

七、化脓性脑膜炎 (purulent meningitis)

1. 标本取自流行性脑脊髓膜炎尸检者大脑。脑膜充血、蛛网膜下隙增宽，内有大量中性粒细胞、少数大单核细胞和淋巴细胞及纤维素渗出。有的中性粒细胞已变性坏死成为脓细胞（图 29-30A）。

2. 靠近脑膜的脑实质内血管也充血，小血管周围有少量中性粒细胞浸润（图 29-30B）。

八、脊髓前角灰质炎（spinal anterior horn polio）

1. 标本取自小儿腰髓横断面。肉眼观察切片：确定腰髓横断面的前面，病变最明显处在脊髓前角。

2. 镜下观察　前角神经元变性坏死，表现细胞肿胀，核偏位，尼氏小体消失。并可见中性粒细胞减少，侵入坏死的神经细胞内，即噬神经现象（图 29-31A）。

3. 在灰质和白质中可见散在的、圆形或椭圆形淡染的软化灶，常位于血管附近。尚可见小胶质细胞弥漫性增生及结节状增生，形成胶质结节（图 29-31B）。

4. 脊髓膜及脊髓实质中都有血管充血，有的血管周围有淋巴细胞浸润。

（王静媛　赵　静）

病理学综合实验

综合实验一

【病史摘要】

患者，男性，65 岁，因发热、咳嗽就诊当地诊所，诊断为扁桃体炎，既往无过敏史，无心脏病史，有高血压病史 15 年。当地诊所给予抗生素静脉滴注，半小时患者自觉胸闷、气急，立即停止输液。观察半个小时后，患者自行离开，两小时后在家中死亡。

【病理检查结果】

全脑重 1270g，脑沟变深变宽，脑回变窄，无脑疝形成；镜下神经细胞体积缩小，数量减少。

心脏：心脏重 450g，左心室体积明显增大，室壁厚 1.6cm，左心室乳头肌和肉柱明显增粗，心腔扩张；镜下见心肌细胞体积增大，核大而深染。

胃黏膜变薄，黏膜皱襞变平、消失；镜下见胃黏膜固有层内腺体变小，数量减少，并可见大量杯状细胞和少量帕内特（Paneth）细胞。

双侧肾：左、右肾大小分别约为 9.5cm×5cm×3.5cm 和 10.0cm×5cm×3.5cm，表面呈颗粒状，切面皮髓质境界不清，肾实质变薄。

双侧甲状腺组织体积增大，表面切面均呈结节状；镜下见甲状腺滤泡数量增多，滤泡大小不等，有新生小滤泡形成。

前列腺体积增大，重量增加，表面结节状；镜下见前列腺腺体数量明显增多。

【思考】

该患者各脏器发生了哪些适应性反应？

综合实验二

【病史摘要】

患者，男性，45岁，在建筑工地装卸时自觉胸闷，不能坚持劳动，后工友将其送往家中，工友刚回到工地，家属打电话告知患者已死亡。

【病理检查结果】

头皮无出血、无损伤，颅盖骨无骨折。硬脑膜外、下及蛛网膜下隙无出血，双侧大脑半球对称，无脑疝形成。食管黏膜未见异常。甲状腺对称，切面呈结节状。胸骨、肋骨无骨折。胸腔内少量积液。心包无破裂，心包腔内少量血性积液，心脏外观暗红，重312g，大小为11.5cm×11.0cm×3.5cm，各瓣膜及腱索、乳头肌正常，左冠状动脉开口附近有约2.0cm×1.0cm出血区，左冠状动脉狭窄肉眼Ⅲ级以上。左、右肺未见异常。腹腔内无积液，大网膜位置正常，肠系膜根部淋巴结未见肿大。双肾被膜光滑、易剥离、皮髓界限清，左、右肾上腺未见异常，肝、胆囊无异常。前列腺无肿大。

【病理组织学检查】

冠状动脉粥样硬化，管腔狭窄Ⅳ级，室间隔厚度为1.6cm；左心室及心尖部可见陈旧性心肌梗死灶，心尖部可见灶状中性粒细胞浸润，左冠状动脉开口处出血。

【思考】

1. 分析患者死亡的直接原因。

2. 根据所学病理学知识试对该患者的死亡原因进行分析和解释。

综合实验三

【病史摘要】

患者，男性，51 岁，因患胃癌入院，住院二十多天以来，安静卧床休息，做各种化验及术前准备，一日下楼时突然晕倒，经抢救无效死亡。

【尸体解剖记录摘要】

营养状况尚好，无明显恶病质。

心脏：未见明显变化。

胃：胃小弯近幽门侧可见一体积 6cm×6cm×2cm 的溃疡性肿物，切面灰白、实性、质脆，溃疡底部凹凸不平，有出血及坏死，边缘呈堤状隆起，与周围正常胃组织境界不清。

肺动脉主干：可见 1.5cm×1.5cm×2.5cm 血栓阻塞于肺动脉主干。

【思考】

1. 分析患者死亡的直接原因。

2. 根据所学病理知识，试对该患者的死亡原因进行分析和解释。

综合实验四

【病史摘要】

患者，男性，32 岁，因转移性右下腹痛两天就诊。患者两天前自感轻微上腹部疼痛，疼痛部位先位于脐周，后逐渐转移至右下腹部。在家自行服吗丁啉、氟哌酸未奏效。后疼痛加重，剧烈难忍，故到当地医院诊治。

查体：T：38.2℃，P：87 次 / 分，R：25 次 / 分，BP：120/75mmHg，神志清楚，急性病容，皮肤巩膜无黄染。右下腹麦氏点压痛（＋），反跳痛（＋），腹肌紧张（＋）。

实验室检查：WBC 18×10^9/L，尿和大便常规检查无异常。

治疗经过：入院后完善相关检查后立即行阑尾切除术。

【病理检查结果】

肉眼观：阑尾明显增粗，体积 9cm×1.5cm×1.5cm，表面血管扩张充血，浆膜面黄白浑浊，失去正常光泽，有一薄层灰黄色脓性渗出物附着。

镜下观：阑尾腔内有大量脓性渗出物积聚，黏膜大部脱落，黏膜层、黏膜下层、肌层、浆膜层有充血、出血、水肿及弥漫性中性粒细胞浸润（部分中性粒细胞变性坏死为脓细胞）。阑尾系膜充血、水肿并有弥漫性中性粒细胞浸润。

【思考】

1. 根据病史摘要及病理检查结果，对患者做出相应的病理诊断，并找出诊断依据。

2. 结合病史讨论：如患者不及时诊治，可能的结局有哪些？

综合实验五

【病史摘要】

患者，女性，66岁，间断性上腹部疼痛5年，曾诊断为慢性胃溃疡，口服药物治疗后疼痛可缓解。近半年来疼痛加剧，药物治疗效果不佳，且出现消瘦、贫血症状。做胃镜结果显示贲门下后壁及小弯侧见一较大不规则溃疡性病变，体积6cm×5cm×2.5cm，底部凸凹不平，表面污秽，见新鲜血液流出，周围黏膜环堤样隆起，取材质脆，弹性差，易出血，与周围正常组织分界不清。CT结果显示胃贲门及近端胃体小弯侧溃疡性病变，胃周围淋巴结有肿大。病理检查结果回报胃低分化腺癌。

【思考】

1. 患者有哪些病变？病变间有何联系？
2. 如何判断肿瘤的良恶性？
3. 胃周围淋巴结肿大最可能的原因？

综合实验六

【病史摘要】

患者，女性，40岁，于体检偶然发现左侧乳腺肿块。查体：左乳外上象限可触及一个直径约2cm的肿块，灰白、实性，质硬，与周围组织粘连固定，活动度差。左侧腋窝可触及肿大结节两个。遂采取手术切除治疗，术中乳腺局部肿物送病理做冰冻，冰冻病理结果回报乳腺浸润性癌。

【思考】

1. 患者腋窝肿大的结节可能原因？患者可能的转移途径有哪些？

2. 如何鉴别癌与肉瘤？

综合实验七

【病史摘要】

患者，男性，39 岁，因患心悸及呼吸困难四个月，咳嗽一个月及水肿三周而入院。患者于两年前被查出有心脏病，但无症状。直至四个月前有一次昏倒于火车内。事后有心悸及呼吸困难。入院前 1 个月发生干咳，双下肢水肿。后两周症状加剧，且有重度呼吸困难，食欲缺乏。

检查：重病容、呈端坐呼吸，有轻度发绀，右侧胸壁皮肤有散在出血点。神志清醒。颈静脉充血。右下胸叩诊浊音，听诊呼吸音减弱，喘鸣音遍布两肺，两肺底有少量湿啰音。心脏向左右两侧扩大，主动脉瓣听诊区可闻收缩期与舒张期杂音，脉搏 100 次 / 分，血压 120/60mmHg。心律规则，腹部有移动性浊音，肝大至肋缘下 5cm 处。脾不能触及，双下肢水肿。

化验：红细胞 4×10^{12}/L；血红蛋白 80g/L，中性多形核 0.7。

入院后即及时治疗，但症状无好转。次日晨咳出血性痰，中午感到有重度呼吸困难，随后体温升至 38.1℃，脉搏微弱，发绀明显，经抢救无效而死亡。

【尸体解剖记录摘要】

胸部皮肤有血斑点，腹腔内有淡黄色液体约 1500 毫升。

心脏增大，重 480 克，心室、心房均扩大，心肌略黄，三尖瓣肺动脉瓣正常。二尖瓣孔无狭窄，二尖瓣叶之边缘略增厚，闭锁缘有数个细小（直径不超过 1mm）之白色半透明赘生物。一腱索见有同样之赘生物一个。主动脉瓣硬而不能紧密闭合，其各瓣叶之心室面上均附有粗糙而易脱落之赘生物，其最大者体积约为 2.0cm×1.0cm×1.0cm。镜下，二尖瓣有轻度纤维组织增生，主动脉瓣除纤维组织明显增生外，尚有肉芽组织形成以及淋巴细胞、中性粒细胞浸润，肉芽组织表面有高低不平之赘生物。赘生物成分为白细胞、血小板及纤维素并有细菌菌落。心肌高度脂肪变，间质中有细小之瘢痕数个。

两肺下叶广泛实变，镜下肺泡腔内充满中性粒细胞，右肺上、中叶及左肺上叶均有出血性梗死病灶，大者直径约 5cm，小者 2cm。

肝重 1720g，切面，小叶中心部红色，周边部黄色，呈红黄相间之表现。镜下小叶中心静脉及肝窦充血，小叶中心部肝细胞索大部萎缩变窄，周边肝细胞呈明显之脂肪变。

脾重 233 克，切面见一灰白色直径约 4 厘米之梗死灶，梗死灶周围有明显之出血带。

心脏大体解剖所见：

标本号码：1021　1025

标本为成人心脏，剖开左心暴露左心室及主动脉，心脏比正常增大，心室壁增厚。主动脉瓣大部分已被破坏，于残存主动脉瓣上见灰白色，质软，易碎之息肉状赘生物，表面粗糙不平。

心内膜镜下所见：

玻片号码：84

1. 切片为主动脉瓣膜组织，瓣膜因纤维组织增生而变厚。并有大量新生之毛细血管及以中性粒细胞为主的炎性细胞浸润。

2. 瓣膜表面有一较大之赘生物，主要由血小板、纤维素及少量白细胞构成。于其深部可见多数蓝色密集之细颗粒状物质凝集成堆，为菌落。有一处可见有钙盐及含铁血黄素沉着。于赘生物的底部有炎性细胞浸润。并有新生的毛细血管及成纤维细胞长入。

【思考】

1. 根据尸体检查所见结合临床病史，做出详细的病理诊断。

2. 各脏器的病变相互关系如何？

3. 根据病变如何解释临床表现（包括病史及入院前后的表现）。

综合实验八

【病史摘要】

患者，男性，35 岁，一日淋雨后出现高热、寒战、胸痛，3 ~ 4 天后逐渐咳出铁锈色痰。查体：体温 39.5℃，呼吸 40 次 / 分，肺部语颤增强，叩诊右肺中下部呈浊音，听诊右肺呼吸音减弱。胸部 X 线片示右肺中下叶部呈大片致密阴影。纤维支气管镜肺活检镜下见肺泡间隔内毛细血管扩张充血，肺泡腔内充满纤维素及大量红细胞，其中纤维素连接成网并穿过肺泡间孔与相邻肺泡内的纤维素网相连。

【思考】

1. 该患者可能患有什么疾病？需要与那种疾病鉴别，如何鉴别？

2. 患者为什么会咳出铁锈色痰？

综合实验九

【病史摘要】

患者，男性，33岁，因出现黄疸及大呕血而入院。患者一年来有食欲下降、腹泻、腹胀、乏力等症状，曾用抗生素等治疗，未见好转。入院前两个月症状逐渐加重，并出现双下肢水肿，腹部胀大及皮肤黄染，尿色加深。入院前一小时突然发生大呕血，既往有肝炎病史。

入院检查：神志清，皮肤及巩膜黄染，前胸及背部可见蜘蛛状血管痣，腹部高度膨隆，出现腹壁静脉曲张，肝脾未触及，双下肢高度水肿。化验检查：红细胞、白细胞及血小板计数均见减少，肝功能障碍，凝血时间延长，尿胆原增加，胆红素试验阳性，腹水检查呈橙黄色。

入院治疗后，腹水不见减退，曾数次放腹水，每次3000～5000ml。以后患者逐渐陷于昏迷状态，入院后一个月因治疗无效而死亡。

【尸体解剖记录摘要】

体表检查：皮肤黄染，下肢及阴囊明显水肿，该部皮肤苍白发亮。巩膜黄染。腹部极度膨隆，胸、腹部皮下静脉曲张。

腹腔检查：腹腔内积有橙黄色混浊的腹水13000ml左右。腹膜充血，失去正常光泽。肝位于肋弓内，脾下缘在肋缘下9cm，腹腔内各脏器位置正常，小肠肠袢间有纤维素性粘连。

胸腔内无积液，胸膜光滑。

各脏器主要改变。

心脏：重300克，心外膜光滑，于前后壁表面可见多数小出血点。

肺：有肺淤血、肺水肿改变（坠积性）。

十二指肠：浆膜血管高度充血，黏膜充血、胆总管通畅无阻塞。肝、脾改变见肉眼标本。

肝大体所见：

标本号码：1371　1377

1371号标本为成人之整个肝，体积较正常肝明显缩小，但外形基本正常，肝边缘变钝，硬度增加，整个肝表面可见多数弥漫分布的大小不等的黄白色圆形结节。结节直径约为0.1～0.5cm，整个肝呈灰黄色，贫血状，肝包膜明显增厚，肝门处可见门静脉内有一灰白色血栓。

1377号标本，肝缩小极为明显（重量减轻，质地变硬），肝表面及切面均可见弥漫分布的圆形黄白色小结节，直径约为0.1～0.5cm。

食管大体所见：

标本号码：6

标本为一段食管。下方为食管贲门端，见食管黏膜下静脉显著扩张充血，并见有些曲张之血管已发生破裂。

直肠大体所见：

标本号码：26

标本为肛门及部分直肠，于直肠末端近肛门处，黏膜皱襞显著隆起，呈灰黑色。切面可见多数扩张之静脉，管腔内充满凝血块。

脾大体所见：

标本号码：1525

标本为一脾，体积较正常者稍大，质硬、包膜轻度增厚。切面质地较致密，呈暗红褐色。脾小梁清晰可见。脾小结不易辨认。脾门处静脉扩张，并有血栓形成。

肝镜下所见：

玻片号码：91

1. 正常之肝小叶结构完全被破坏，肝组织被增生的纤维组织分隔包绕成大小不等，圆形或椭圆形的肝细胞团，此即假小叶。假小叶内肝细胞索排列紊乱，中央静脉缺如、偏位，有的可见数个中央静脉，有的还可见到汇管区。

2. 有的假小叶内的肝细胞呈变性和灶状坏死，于假小叶的周边区可见肝细胞再生现象，肝细胞大，核大或多核。此外，还可见到一些肝细胞内有胆色素沉着和毛细胆管有胆汁淤积。

3. 增生的纤维组织中有较多淋巴细胞浸润，并有多数增生的细小胆管及假胆管。

【思考】

1. 细致地观察病理变化，把自己观察的结果与尸体解剖记录摘要结合在一起，做出全面的病理诊断。

2. 讨论及总结：应从以下几方面进行分析总结：

（1）肉眼所见与镜下所见之间的关系。

（2）各脏器病变之间的关系。

（3）病变与临床症状的关系。

（4）致死原因。

综合实验十

【病史摘要】

患者，男性，48 岁，农民。因高血压、头晕、头痛、发热，到当地卫生所检查发现血压高。经休息和治疗稍好转，但血压一直未恢复正常，头痛加重，下肢及颜面明显水肿，遂入院诊治。患者既往健康，无高血压病史，近两年来在过度劳累后或感冒时发现面部和下肢有轻度水肿，并自觉头晕，腰酸乏力。

检查：体格发育正常，颜面苍白，水肿，重症病容，意识尚清醒，但表情迟钝，困倦嗜睡。下肢有凹陷性水肿，全身皮肤苍白呈贫血状。心肺未见明显异常。肝脾未触及，脉搏 96 次 / 分，呼吸 28 次 / 分。血压 180/120mmHg，尿量 3800ml/d。尿比重 1.010。尿常规：红细胞少量，蛋白（＋＋），管型（＋＋）。血常规：红细胞 1.9×10^{12}/L，血红蛋白 75g/L，白细胞 9.2×10^{9}/L。

入院后经积极治疗，曾一度好转，但两个月后再次发作，并出现恶心、呕吐及眩晕。最后发生昏迷，血压持续升高，终因治疗无效而死亡。

【尸体解剖记录摘要】

尸体颜面部及下肢水肿，皮肤苍白，口腔黏膜见数块表浅的溃疡。阴囊水肿。

心脏：心包腔内有清亮的黄色液体约 30ml。心包表面见少量灰白色纤维素性渗出物。左心室厚 1.3cm。

肺：两肺下叶散在的小片状实变区，镜下为小叶性肺炎改变。

肾：两肾共重 190g，体积明显缩小，表面颗粒状，颗粒大小不甚一致，包膜不易剥离，切面灰白色，贫血样，质地较坚实，硬度增加。皮质、髓质境界尚可辨认，皮质变薄，条纹不清，可见叶间动脉哆开。镜下：肾小球大部纤维化玻璃样变，部分肾小球可见纤维素性新月体，且可见少数肾小球呈代偿性肥大；肾曲小管大部萎缩，小部分扩张，其中可见透明管型，间质纤维组织增生；入球小动脉纤维化玻璃样变，小叶间动脉、弓形动脉管壁增厚、管腔狭小。

消化道：回肠可见几处小面积溃疡，大部分结肠黏膜面表面覆盖有纤维素样渗出物，呈假膜样，有处假膜脱落形成小的溃疡。

【思考】

1. 根据临床表现考虑临床诊断。
2. 根据尸体检查做出详细病理诊断。
3. 说明各脏器病变间的关系。
4. 说明临床病理联系。
5. 分析患者的死因是什么。

综合实验十一

【病史摘要】

患者，男性，50 岁，幼年时曾患肺结核病，反复咳嗽，咳痰，痰中带血 20 余年，反复出现血尿，蛋白尿。最终死于肾衰竭。

【病理检查结果】

肉眼：一侧肾，大小为 14.0cm×7.0cm×3.5cm，切开皮髓境界尚清；另一侧肾，大小为 7.5cm×3.5cm×2.5cm，表面可见多个大小不等的结节，切面淡黄色，呈奶酪样外观。镜下：见大量干酪样坏死物及类上皮细胞，并见朗汉斯巨细胞。

双侧肺：左、右肺大小分别约为 13.5cm×10.5cm×8.0cm 和 16.0cm×12.0cm×8.0cm，左肺上、下叶粘连，分界不清，左肺表面广泛纤维结缔组织粘连，左肺切面质地实，并见多个大小不等的空洞，空洞壁厚薄不一；右肺切面质实、触之颗粒感，并见大量灰黄色小结节，胸膜增厚。镜下：双侧肺可见大量结核结节，结节主要由干酪样坏死物、朗汉斯巨细胞和类上皮细胞组成。

【思考】

1. 该患者可能患有哪几种结核病？

2. 根据所学病理知识，试述该患者各部位结核病的演变过程。

综合实验十二

【病史摘要】

患者，女性，35 岁。因咳嗽、咳痰、心悸、呼吸困难五天而入院。入院前四、五年患者开始于劳动时感觉心跳及气短，休息后好转。此后每逢劳累则出现上述症状，有时并有轻度咳嗽咳痰。一周前因患感冒自觉咽喉肿痛，全身不适，入院前五天开始有阵发性咳嗽。咳粉红色泡沫样痰，并有心悸、呼吸困难，不能平卧。患者自 17 岁起即屡有关节疼痛，且为游走性。其他无可参考。

体格检查：脉搏 120 次 / 分，呼吸 32 次 / 分。发育良好，营养一般，面颊紫红，重病容，颈部静脉稍扩张充血。呼吸困难，发绀。神志清醒。两下肢轻度水肿。望诊心前区稍膨隆，心尖搏动较明显。叩诊心浊音界向两侧扩大。心尖部第一心音减弱，可闻及隆隆样杂音。肺动脉瓣第二心音增强。两肺散布湿性啰音。X 线检查肺动脉段及左心房阴影均扩大。肝区压痛明显，肝下缘锁骨中线肋骨下 3cm，剑突下 6cm，脾在肋缘下 2cm。

入院后给予洋地黄等药物治疗，症状稍好转。然于入院后第 3 日患者突然发生右侧半身偏瘫，失语，继而呼吸极度困难，发绀加重，经抢救无效而死亡。

【尸体解剖记录摘要】

尸体明显发绀，双下肢水肿。

心脏：重 270g，左心房及右心室肥厚扩张。二尖瓣增厚变形，瓣叶间粘连，瓣膜孔高度狭窄，呈漏斗状，左心室未见扩张壁厚 6mm，腱索缩短，互相粘连。左心耳可见粗糙不整形的附壁血栓约 2.5cm×2.0cm×1.5cm。

肺：两肺共重 1010g，红褐色，表面小叶间隔清晰，呈蛇皮样。切面：质地致密，有红色液体流出。镜下：肺泡壁毛细血管充血，肺泡腔内有液体及红细胞漏出，并有多数吞噬棕褐色色素的巨噬细胞。

肝：重 1520g，包膜紧张，表面可见红色条纹。切面，红黄相间的条纹清晰可见。镜下小叶中心部淤血，纤维组织轻度增生，周边部肝细胞有明显脂肪变。

脑：于左侧大脑中动脉内可见一血栓栓塞，血栓长度约为 2cm。

脾：重 280g，包膜略增厚，切面红褐色，致密，呈淤血状。

【思考】

（1）做出病理诊断。

（2）说明各脏器病变间的关系。

（3）根据患者的病理改变解释其临床表现（症状与体征）。

（4）患者死因如何？

（杜华　云芬）

附录 正常人体部分脏器大小和重量值表

正常人体部分器官大小（cm）和重量（g）

脊髓	长 45cm	重 27～28g	
松果体	0.1～0.18g		
重量（g）		男	女
肺（双）重	中国人	1120	943
胰重		105	94
肾上腺（双）重		14.7	14.3
甲状腺重 (g)	40		
甲状旁腺重 (g)	0.12～0.18		
双卵巢妊娠后重 (g)	14		
子宫重 (g)	妊娠后 110	未妊娠子宫 35	
胎盘重	平均重 (g)	500	
睾丸重（单）		25	
食管	约 25cm		
胃（胃底至大弯下端）	25～30cm		
十二指肠	约 30cm		
小肠	550～650cm		
结肠	150～170cm		
垂体 (g)	10～20 岁	0.5	
	21 岁以上 7 岁以下	0.61	
	孕妇	0.95	
前列腺平均重 (g)	21～25 岁	17.9	
	51～60 岁	20.0	
	71～80 岁	40.0	
心壁厚 (cm)	左心室	0.8～1.0	
	右心室	0.2～0.3	
	左心房	0.1～0.2	
瓣孔周长 (cm) 括号内为参考范围	二尖瓣	10(8～10.5)	
	主动脉瓣	7.5(6～7.5)	
	肺动脉瓣	8.5(7～9)	
	三尖瓣	12(10～12.5)	

	年龄（岁）	男	女
脑重 (g)	20 ~ 29	1415	1267
	30 ~ 39	1417	1257
	40 ~ 49	1410	1253
	50 ~ 59	1392	1263
	60 以上	1352	1240
	平均	1405	1263
心重 (g)	20 ~ 29	278	249
	30 ~ 39	286	261
	40 ~ 49	295	268
	50 ~ 59	293	273
	60 岁以上	300	294
	平均	285	262
肝重 (g)	20 ~ 29	1376	1270
	30 ~ 39	1348	1298
	40 ~ 49	1339	1252
	50 ~ 59	1269	1165
	60 岁以上	1168	1075
	总平均	1320	1242
脾重 (g)	20 ~ 29	180	161
	30 ~ 39	180	153
	40 ~ 49	165	150
	50 ~ 59	152	115
	60 岁以上	138	100
	总均值	166	147
肾（双）重 (g)	20 ~ 29	291	267
	30 ~ 39	297	271
	40 ~ 49	291	265
	50 ~ 59	287	230
	总平均	287	265

参考文献

1. 邹仲之,李继承.组织学与胚胎学.8版.北京:人民卫生出版社,2013.
2. 高英茂,李和.组织学与胚胎学.2版.北京:人民卫生出版社,2010.
3. 唐军民,李英,卫兰,等.组织学与胚胎学彩色图谱.北京:北京大学医学出版社,2003.
4. 唐军民,张雷.组织学与胚胎学.3版.北京:北京大学医学出版社,2013.
5. 李玉林,文继舫,唐建武,等.病理学.8版.北京:人民卫生出版社,2013.
6. 孙保存.病理学.2版.北京:北京大学医学出版社.2013.
7. 钟延丰,柳剑英,方伟岗,等.病理学实习指南.北京:北京大学医学出版社,2004.
8. 陈莉,周士东.病理学双语版.2版.北京:科学出版社,2010.

组织学图谱

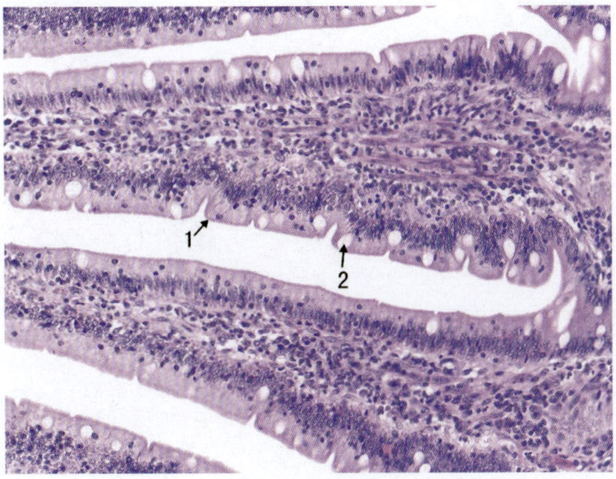

图 2-1　单层柱状上皮（低倍镜）

1. 纹状缘 2. 杯状细胞

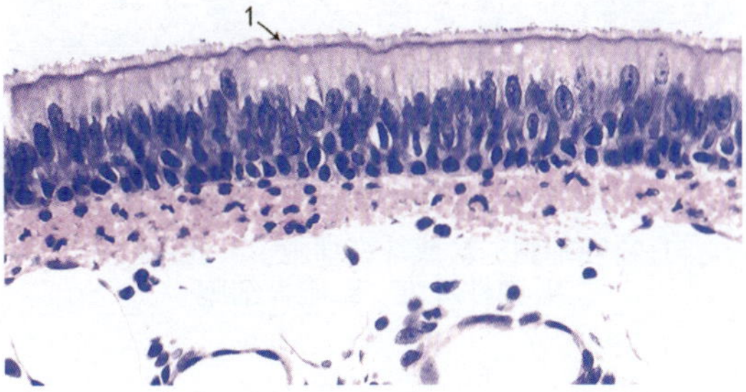

图 2-2　假复层纤毛柱状上皮（高倍镜）

1. 纤毛

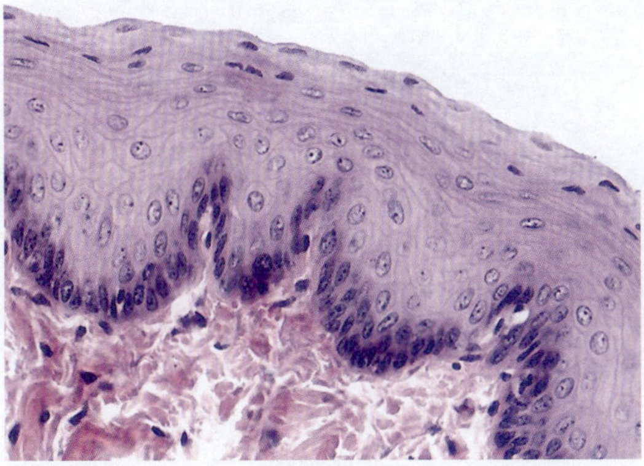

图 2-3　未角化的复层扁平上皮（高倍镜）

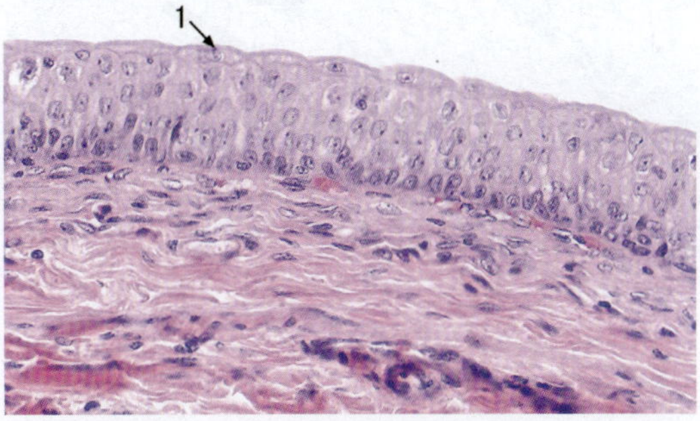

图 2-4A　变移上皮　空虚状态（高倍镜）

1. 盖细胞

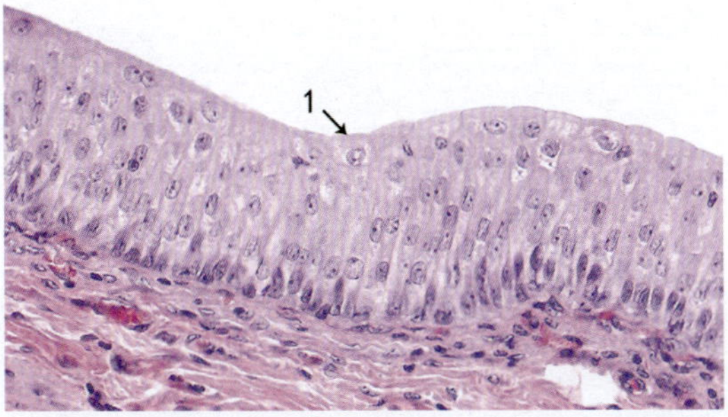

图 2-4B　变移上皮　扩张状态（高倍镜）

1. 盖细胞

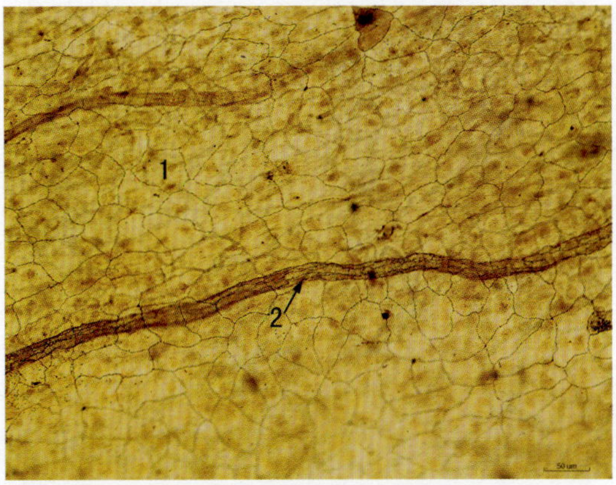

图 2-5　内皮和间皮（高倍镜）

1. 肠系膜间皮 2. 血管内皮

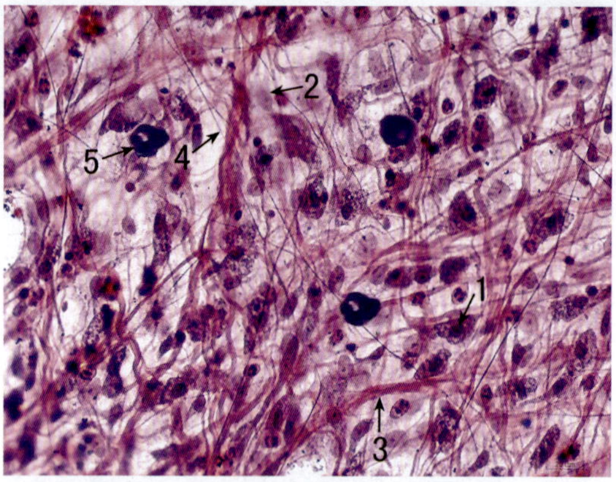

图 3-1 结缔组织铺片（高倍镜）
1. 巨噬细胞 2. 成纤维细胞 3. 胶原纤维
4. 弹性纤维 5. 肥大细胞

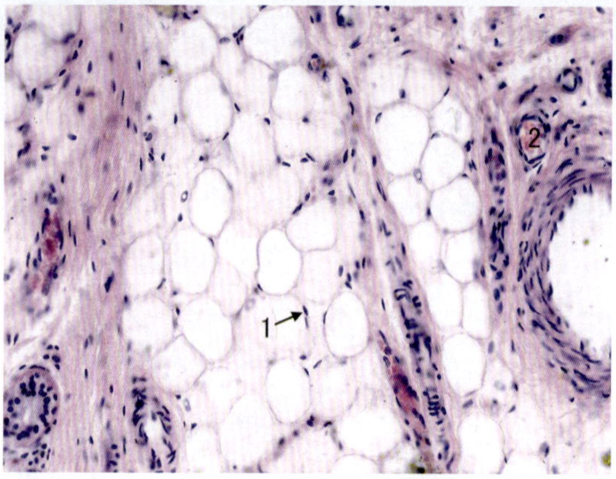

图 3-2 脂肪组织（低倍镜）
1. 脂肪细胞核 2. 血管

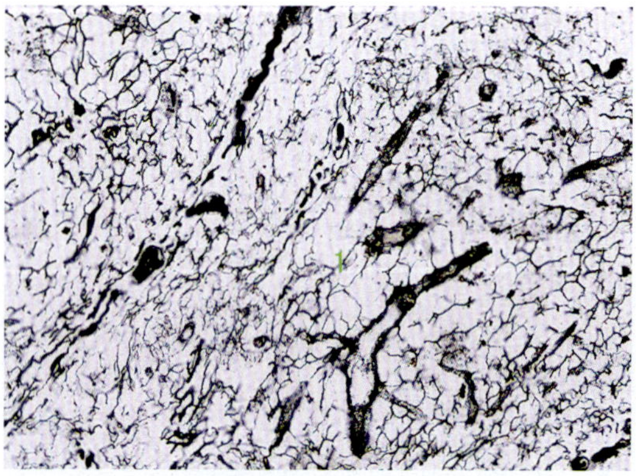

图 3-3 网状组织（镀银染色，高倍镜）
1. 网状纤维

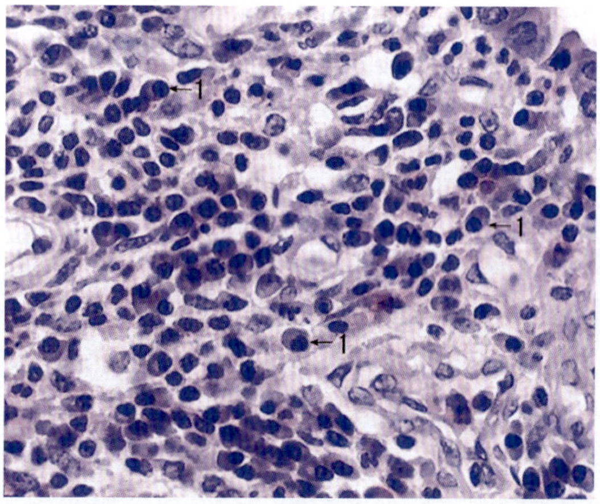

图 3-4 浆细胞（高倍镜）
1. 浆细胞

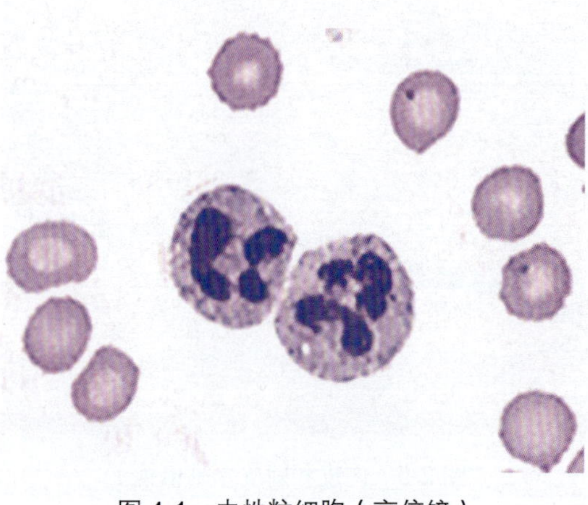

图 4-1 中性粒细胞（高倍镜）

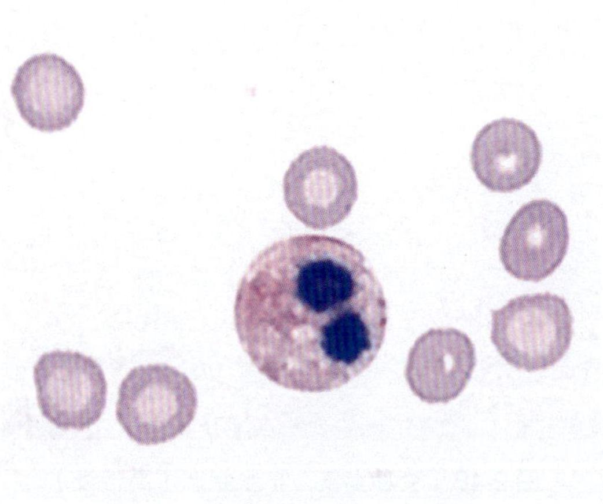

图 4-2 嗜酸性粒细胞（高倍镜）

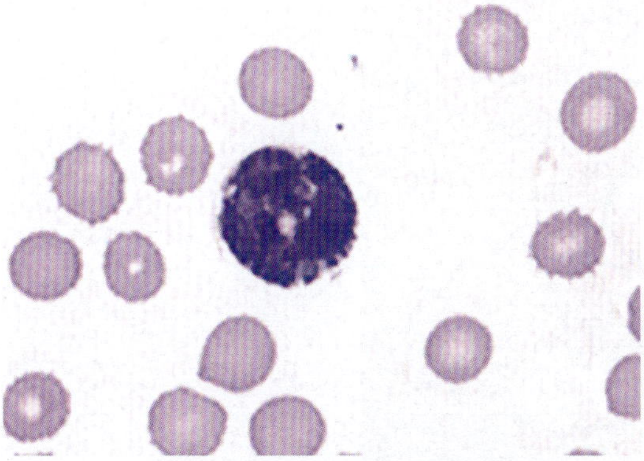

图 4-3　嗜碱性粒细胞（高倍镜）

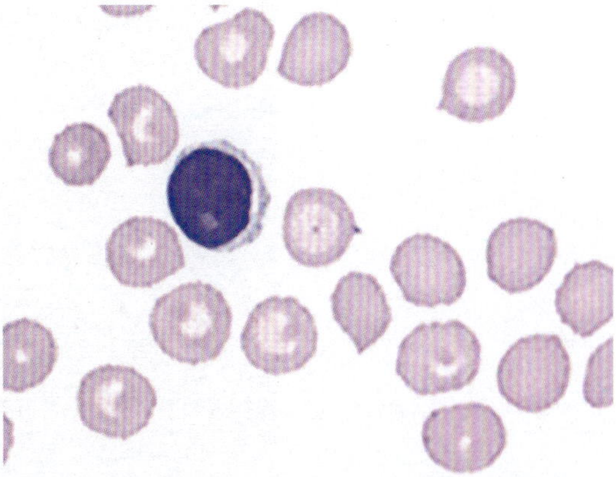

图 4-4　淋巴细胞（高倍镜）

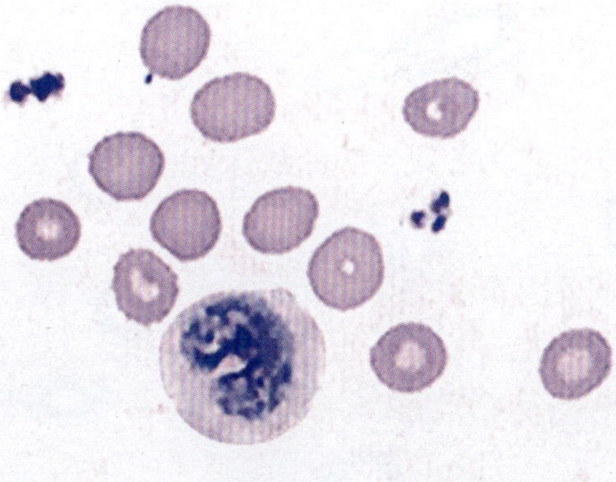

图 4-5　单核细胞和血小板（高倍镜）

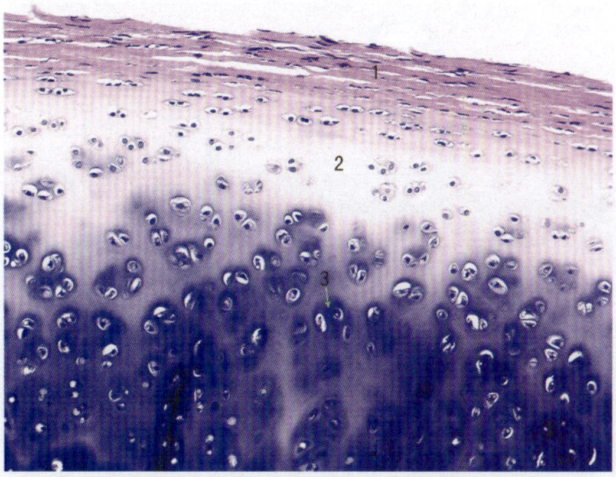

图 5-1A　透明软骨（低倍镜）
1. 软骨膜　2. 软骨基质　3. 同源细胞群

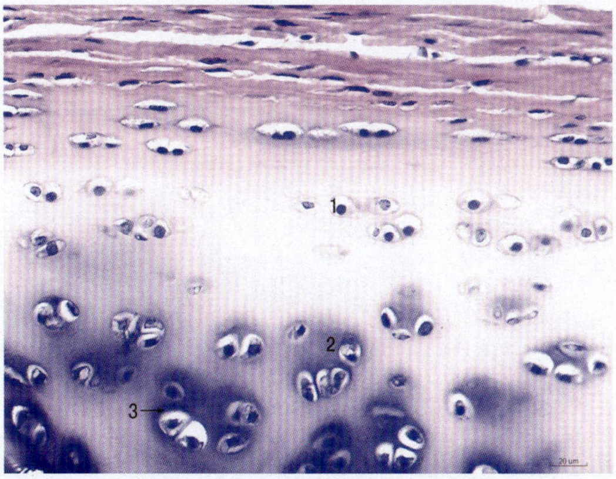

图 5-1B　透明软骨（高倍镜）
1. 软骨细胞　2. 同源细胞群　3. 软骨囊

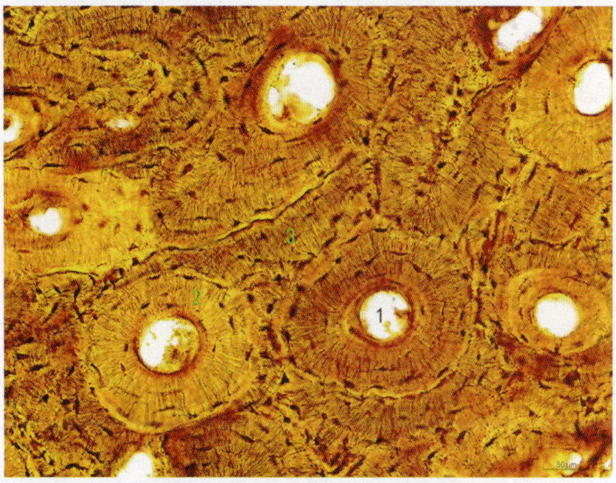

图 5-2A　骨磨片（低倍镜）
1. 中央管　2. 骨单位　3. 间骨板

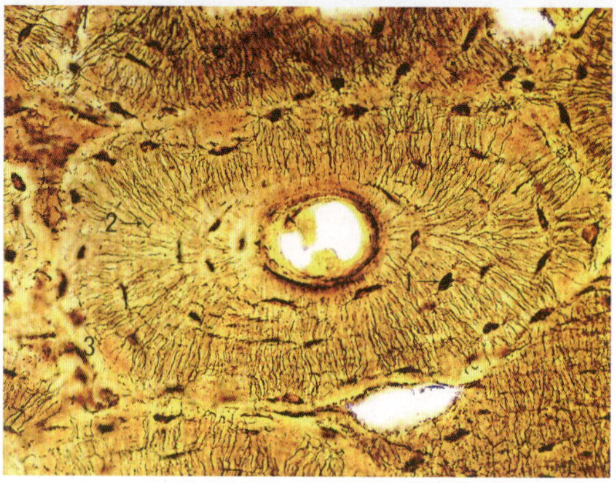

图 5-2B　骨磨片（高倍镜）
1. 骨陷窝　2. 骨小管　3. 黏合线

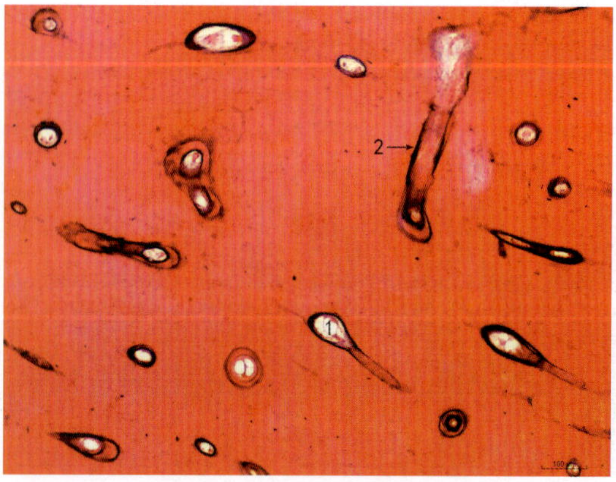

图 5-3A　脱灰骨（低倍镜）
1. 中央管　2. 穿通管

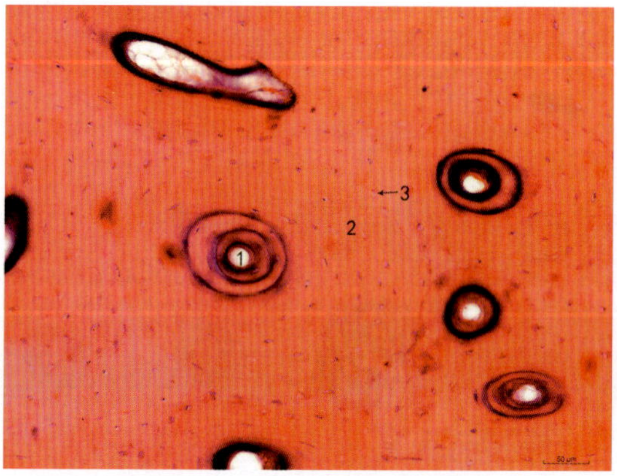

图 5-3B　脱灰骨（高倍镜）
1. 中央管　2. 哈弗斯骨板　3. 骨陷窝

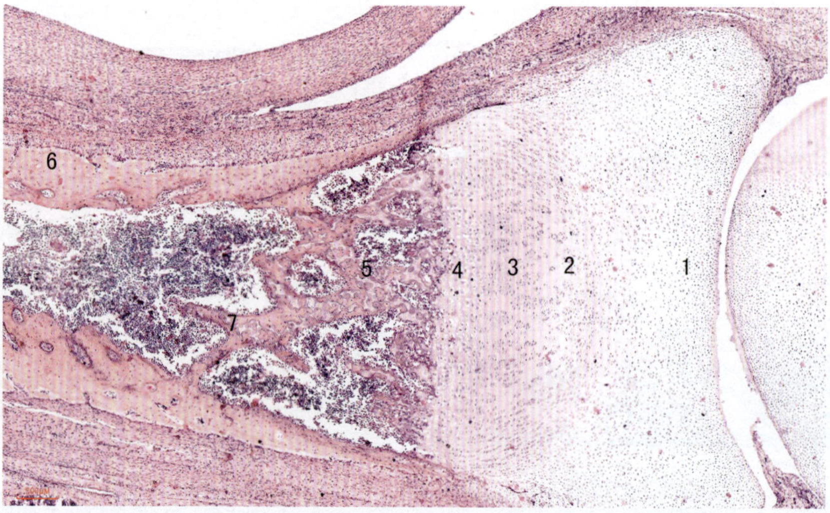

图 5-4　婴儿指骨（低倍镜）
1. 软骨储备区　2. 软骨增生区　3. 软骨成熟区　4. 软骨钙化区　5. 成骨区　6. 骨领　7. 过渡型骨小梁

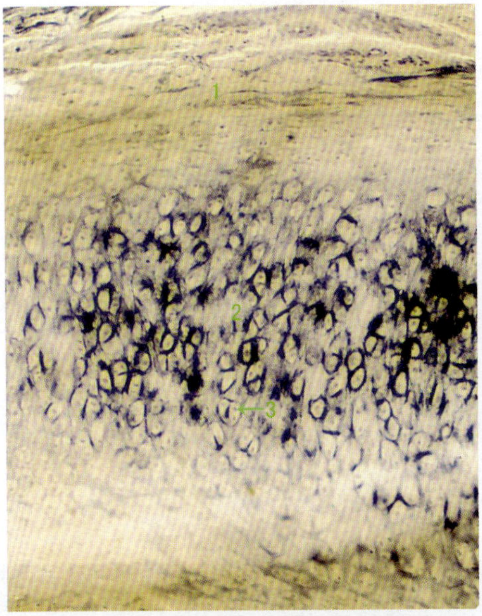

图 5-5　弹性软骨（低倍镜）
1. 软骨膜　2. 弹性纤维　3. 软骨细胞

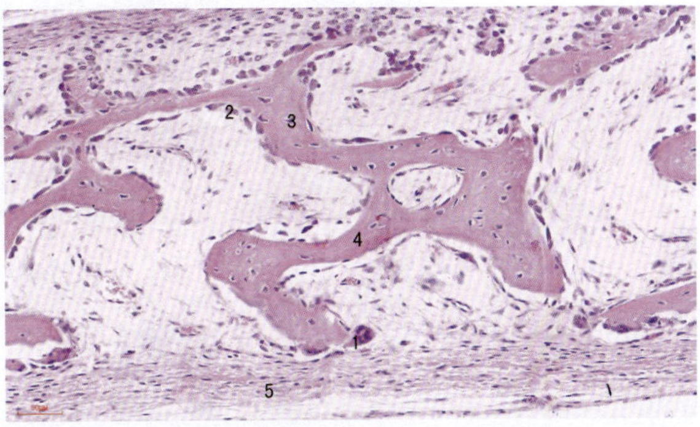

图 5-6　成骨细胞和破骨细胞——膜内成骨（低倍镜）
1. 破骨细胞　2. 成骨细胞　3. 骨细胞　4. 新生骨片　5. 骨膜

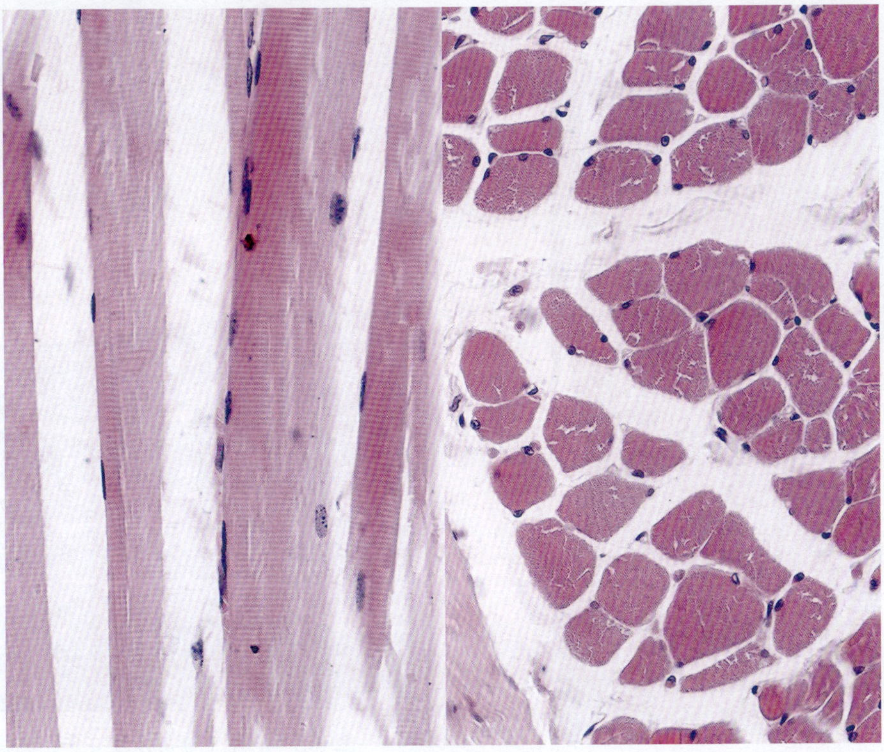

图 6-1　骨骼肌（高倍镜）

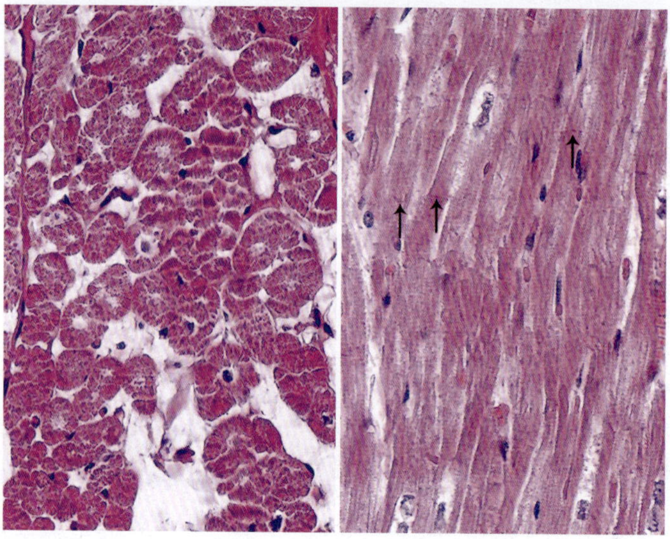

图 6-2　心肌（高倍镜）

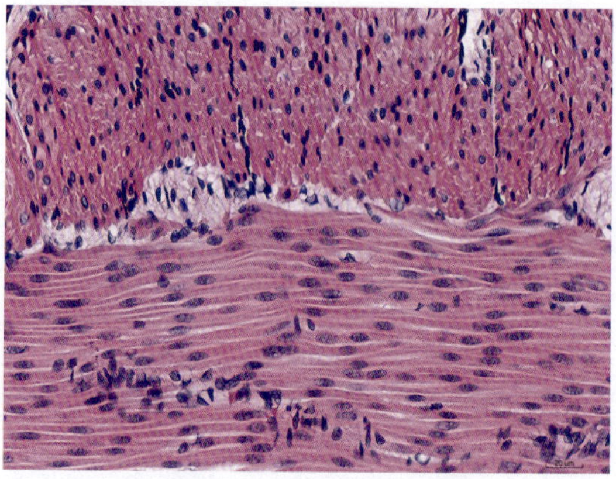

图 6-3　平滑肌（高倍镜）

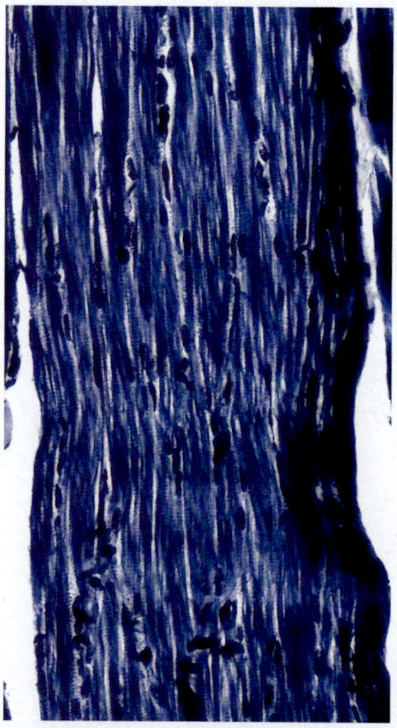

图 6-4　骨骼肌（铁苏木精染色，高倍镜）

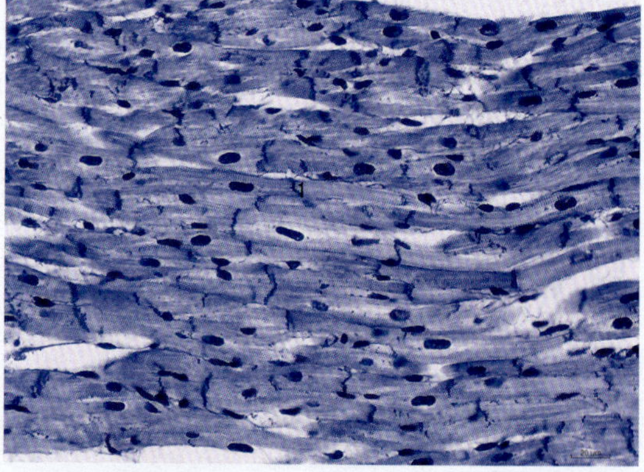

图 6-5　心肌（铁苏木精染色，高倍镜）

1. 闰盘

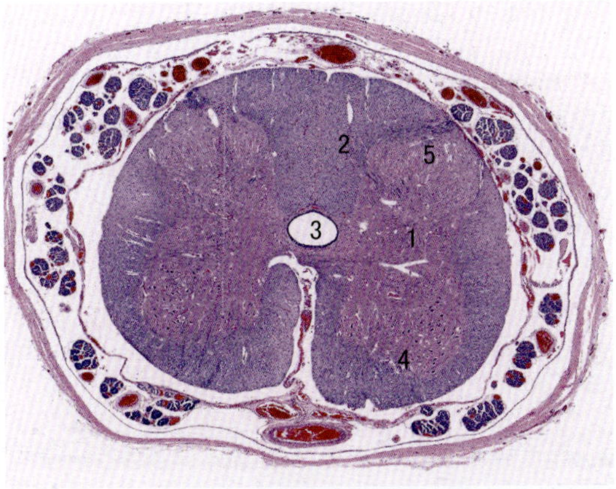

图 7-1A 脊髓横断（低倍镜）

1. 灰质 2. 白质 3. 中央管 4. 灰质前角 5. 灰质后角

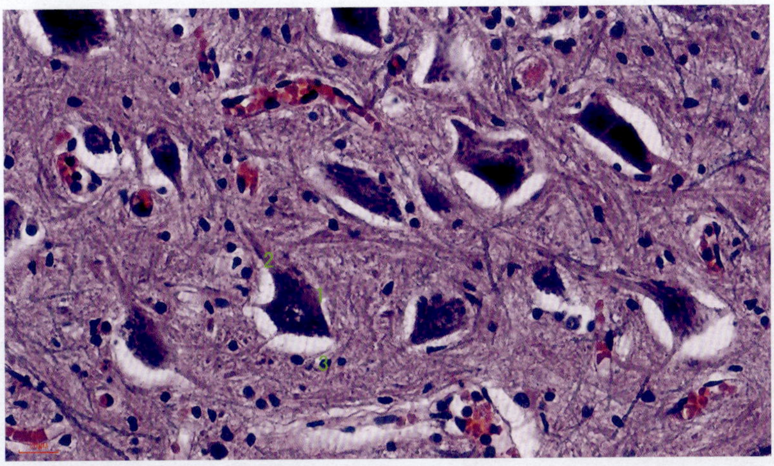

图 7-1B 神经元（高倍镜）

1. 轴突、轴丘 2. 树突 3. 神经胶质细胞核

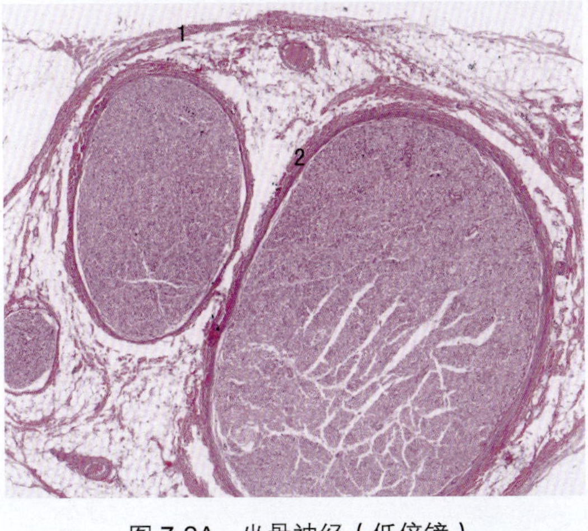

图 7-2A 坐骨神经（低倍镜）

1. 神经外膜 2. 神经束膜

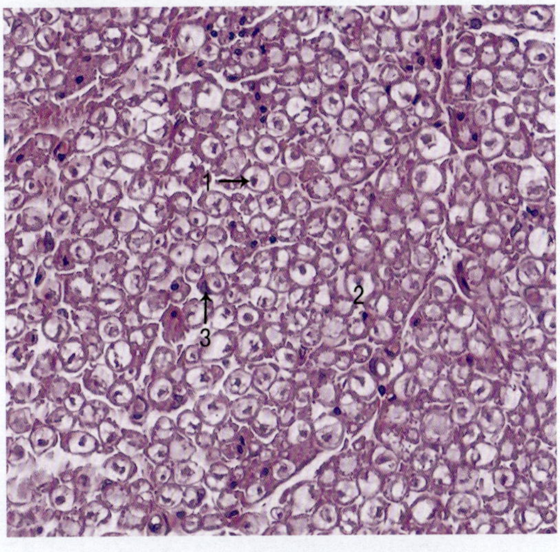

图 7-2B 神经横断面（高倍镜）

1. 轴突 2. 髓鞘 3. 施万细胞核

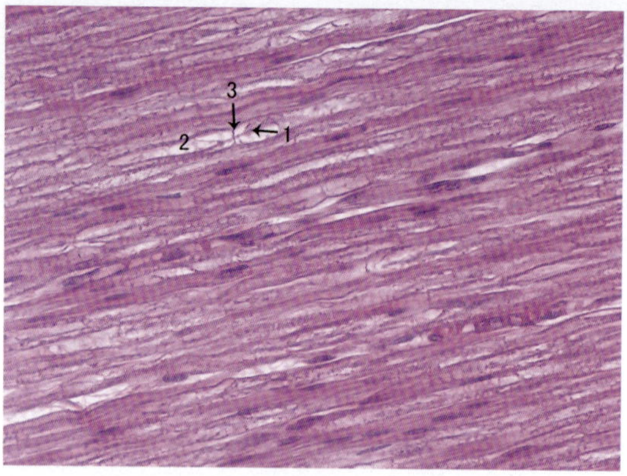

图 7-2C　神经纵断面（高倍镜）

1. 轴突　2. 髓鞘　3. 郎飞节

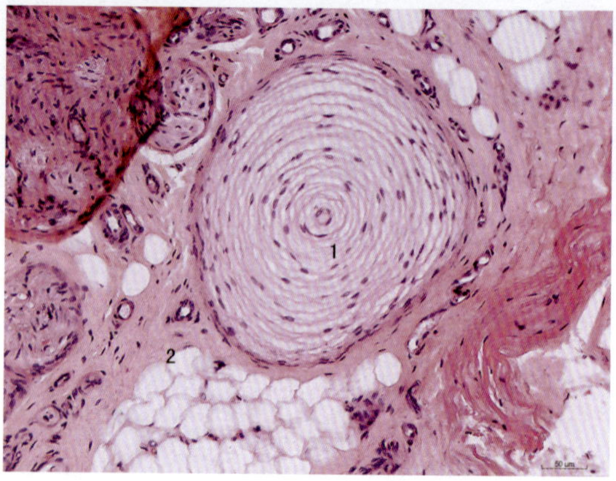

图 7-3　环层小体（高倍镜）

1. 环层小体　2. 真皮结缔组织

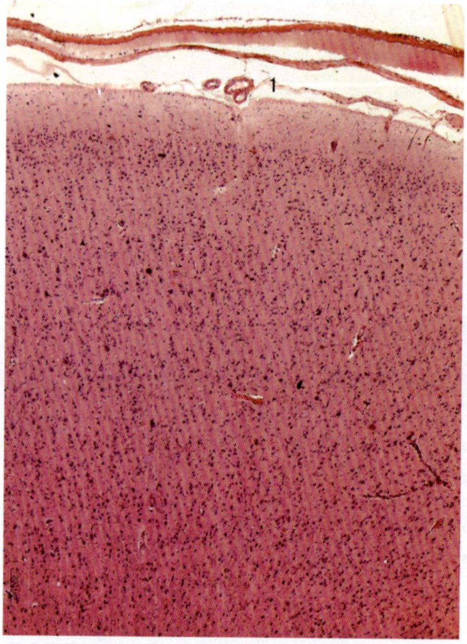

图 8-1　大脑（低倍镜）

1. 软脑膜

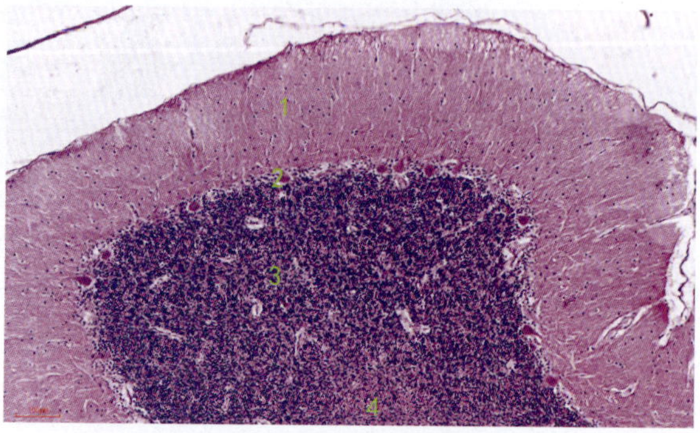

图 8-2　小脑（低倍镜）

1. 分子层　2. 普肯耶细胞层　3. 颗粒层　4. 髓质

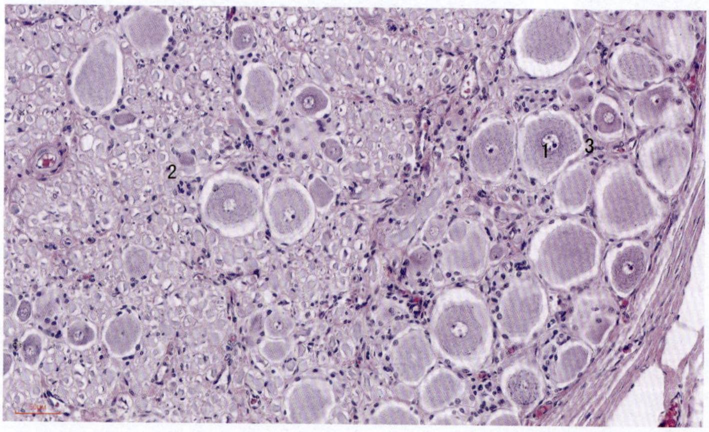

图 8-3　脊神经节（高倍镜）

1. 神经元　2. 神经纤维　3. 神经胶质细胞核

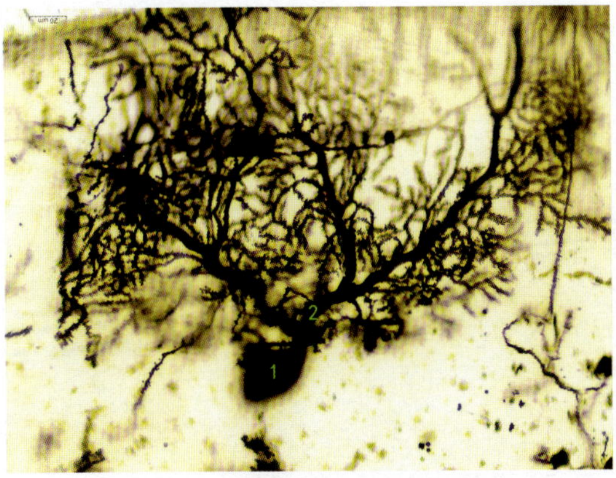

图 8-4　小脑普肯耶细胞（高倍镜）

1. 胞体　2. 树突

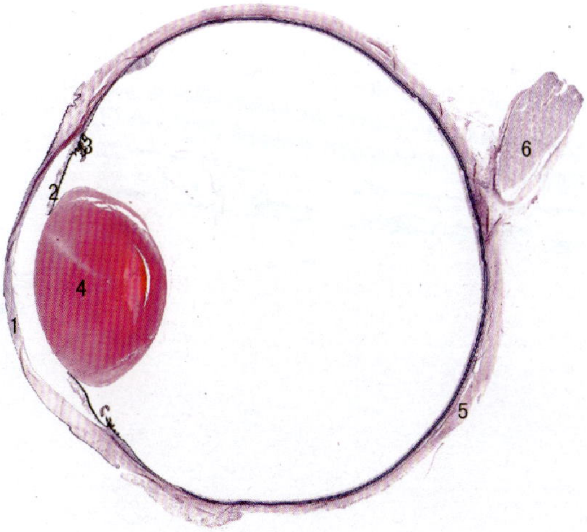

图 9-1　眼球全图（低倍镜）

1. 角膜　2. 虹膜　3. 睫状体　4. 晶状体　5. 巩膜　6. 视神经

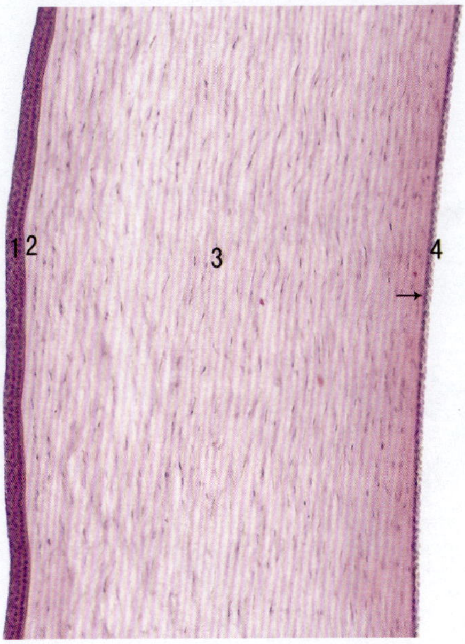

图 9-2　角膜（低倍镜）

1. 角膜上皮　2. 前界层　3. 角膜基质
4. 角膜内皮　→后界层

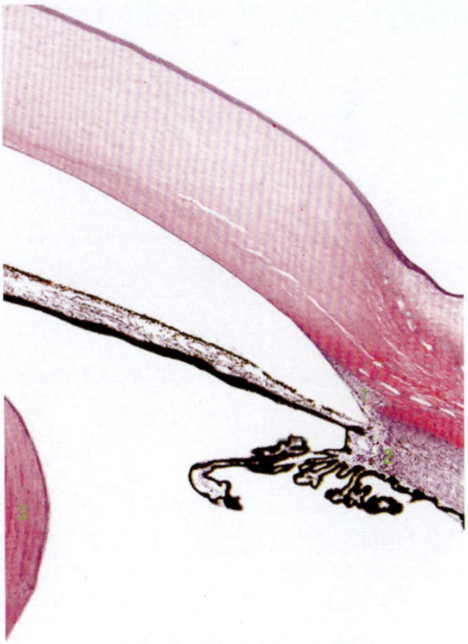

图 9-3　角膜缘（低倍镜）

1. 小梁网　2. 睫状体　3. 晶状体

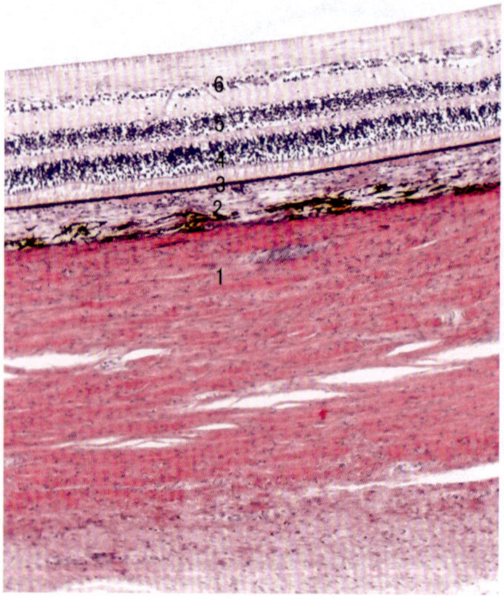

图 9-4 视网膜（低倍镜）

1. 巩膜 2. 脉络膜 3. 色素上皮层
4. 视细胞层 5. 双极细胞层 6. 节细胞层

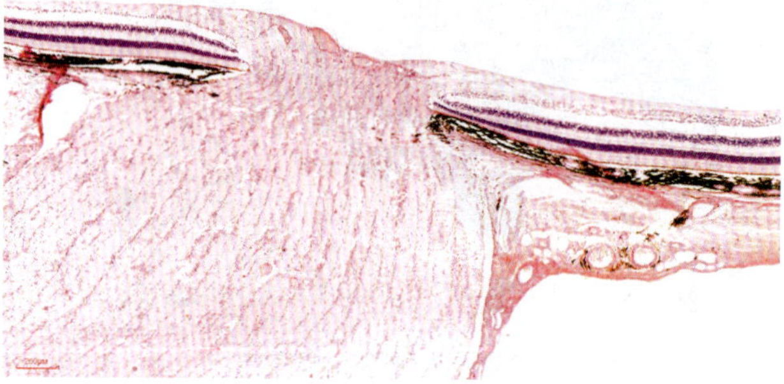

图 9-5 视盘（低倍镜）

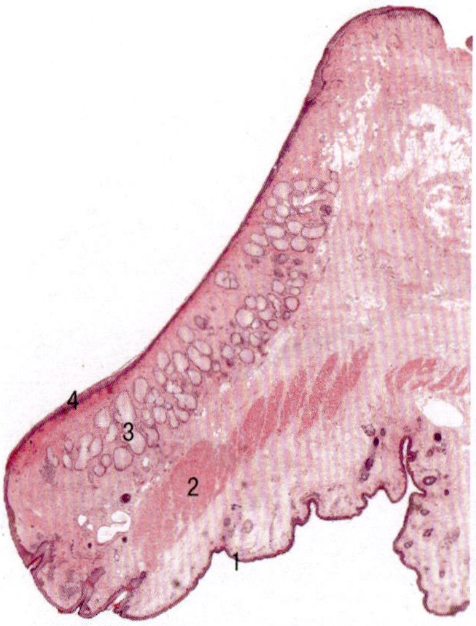

图 9-6 眼睑（低倍镜）

1. 皮肤 2. 眼轮匝肌 3. 睑板腺腺泡 4. 睑结膜

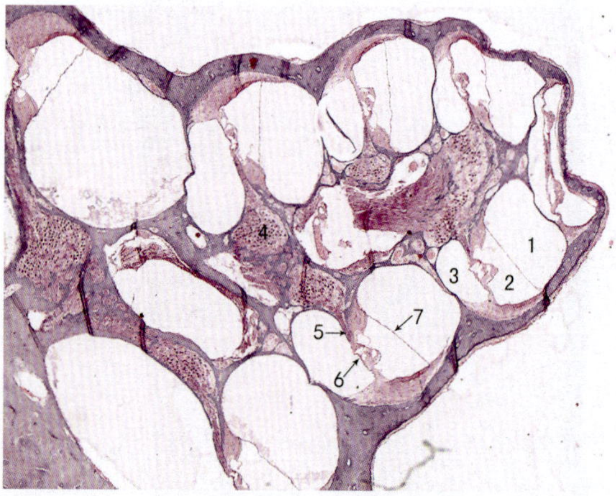

图 9-7 耳蜗（低倍镜）

1. 前庭阶 2. 膜蜗管 3. 鼓室阶 4. 耳蜗神经节
5. 骨螺旋板 6. 膜螺旋板 7. 前庭膜

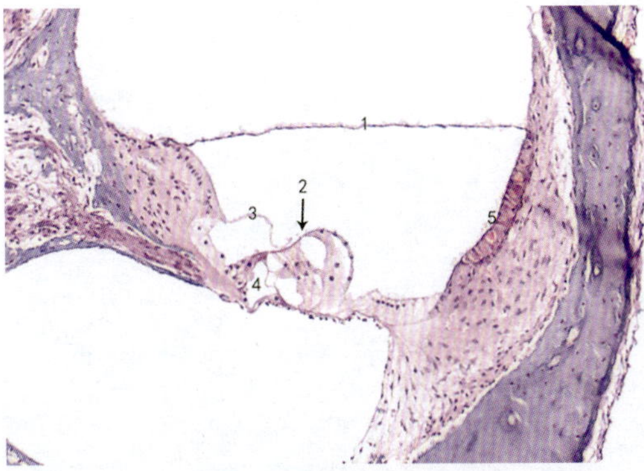

图 9-8　膜蜗管（高倍镜）

1. 前庭膜　2. 螺旋器　3. 盖膜　4. 内隧道　5. 血管纹

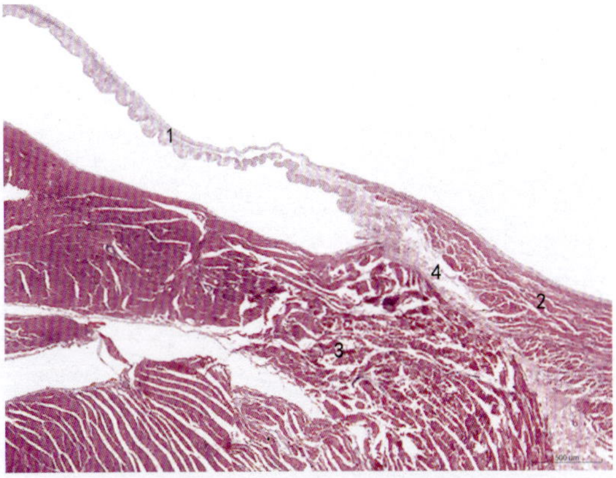

图 10-1A　心壁（低倍镜）

1. 心瓣膜　2. 心房　3. 心室　4. 纤维环

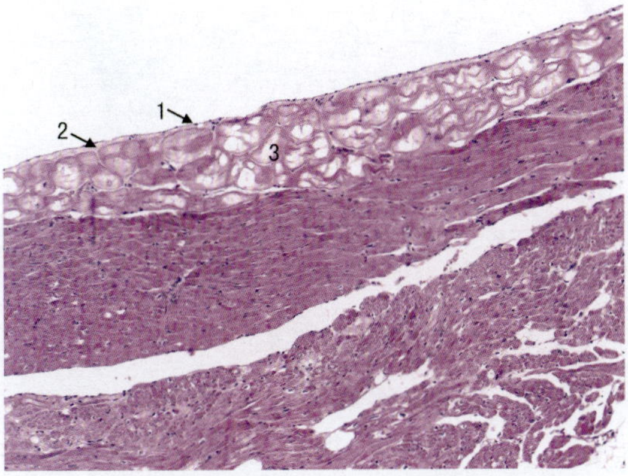

图 10-1B　心内膜（高倍镜）

1. 内皮　2. 内皮下层　3. 心内膜下层

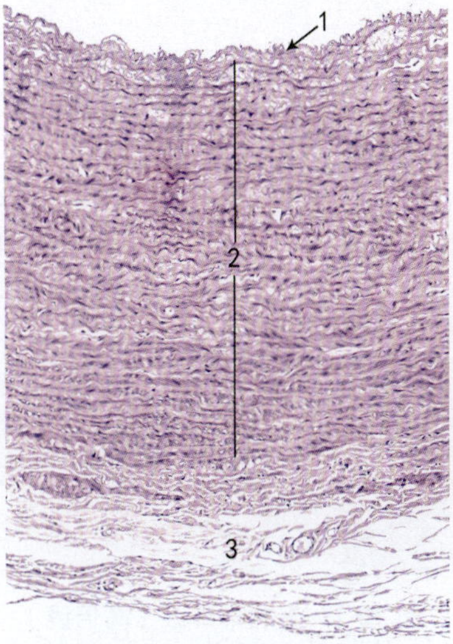

图 10-2　大动脉（低倍镜）

1. 内膜　2. 中膜　3. 外膜

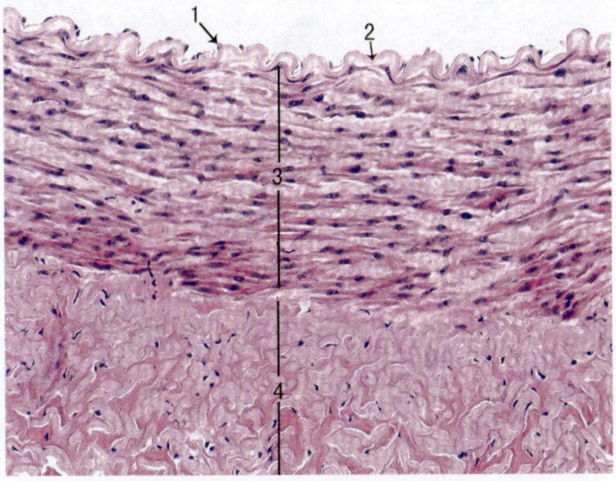

图 10-3　中动脉（低倍镜）

1. 内皮　2. 内弹性膜　3. 中膜　4. 外膜

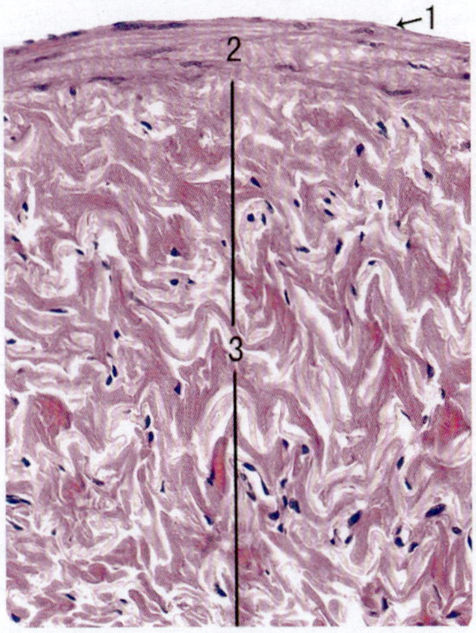

图 10-4　中静脉（低倍镜）

1. 内膜　2. 中膜　3. 外膜

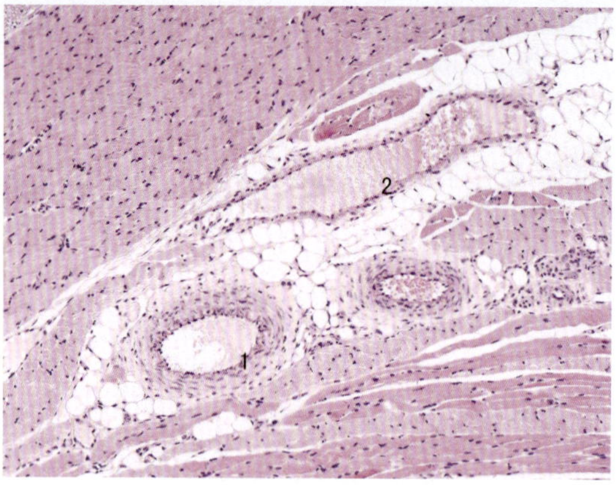

图 10-5　小动脉和小静脉（低倍镜）
1. 小动脉　2. 小静脉

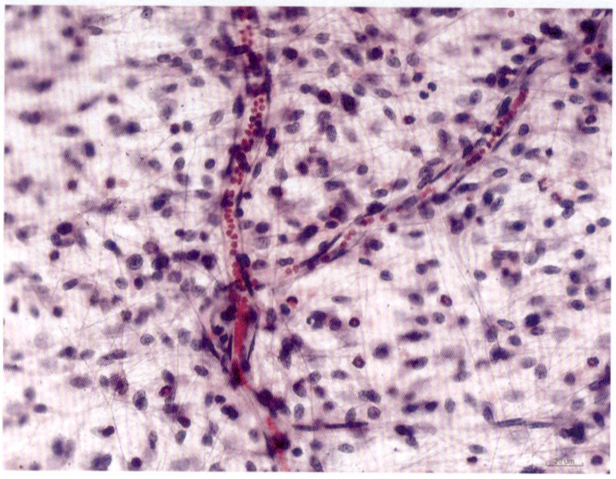

图 10-6　毛细血管（高倍镜）

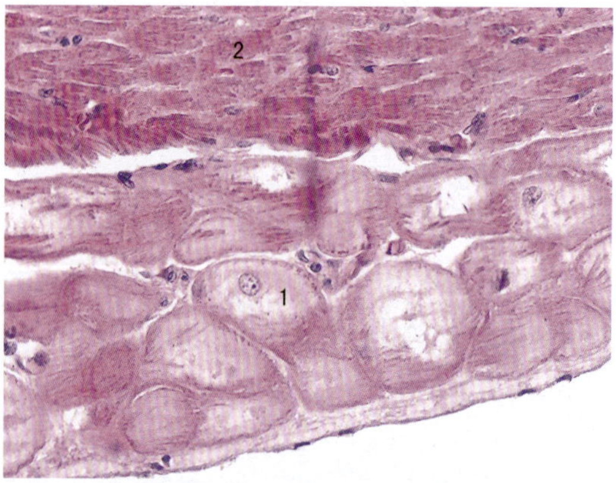

图 10-7　普肯耶纤维（高倍镜）
1. 普肯耶纤维　2. 心肌纤维

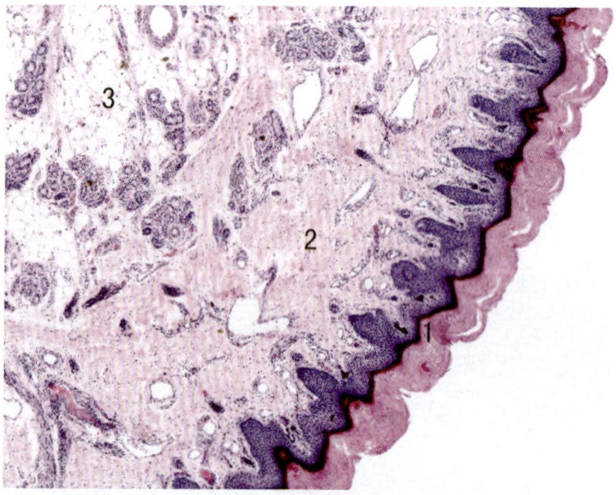

图 11-1　指皮（低倍镜）
1. 表皮　2. 真皮　3. 皮下组织

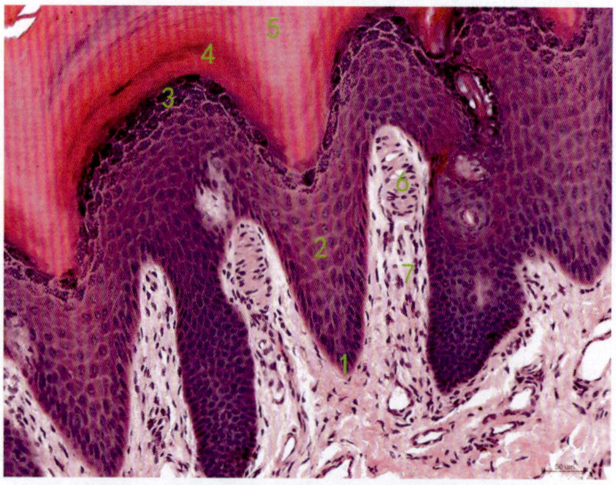

图 11-2　表皮（高倍镜）
1. 基底层　2. 棘层　3. 颗粒层　4. 透明层　5. 角质层　6. 触觉小体　7. 真皮乳头

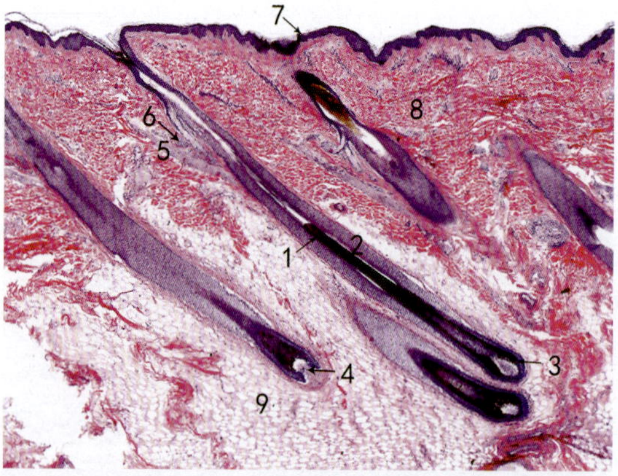

图 11-3　头皮（低倍镜）
1. 毛根　2. 毛囊　3. 毛球　4. 毛乳头　5. 立毛肌　6. 皮脂腺　7. 表皮　8. 真皮　9. 皮下组织

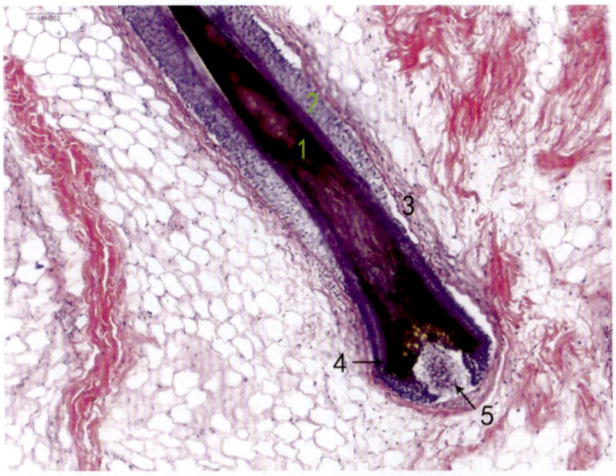

图 11-4A　毛发（低倍镜）

1. 毛根　2. 上皮性鞘　3. 结缔组织性鞘
4. 毛球　5. 毛乳头

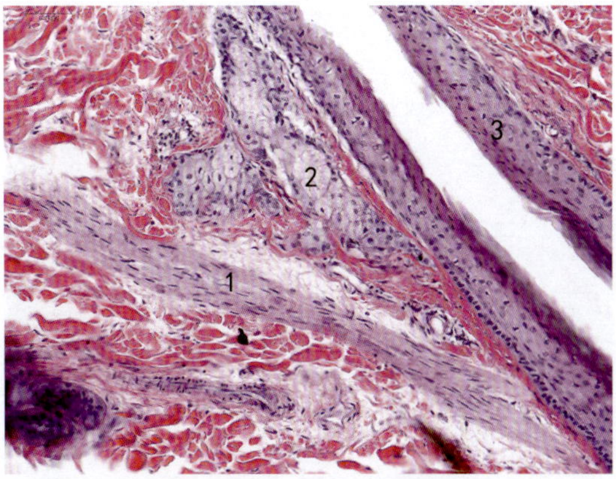

图 11-4B　毛发（低倍镜）

1. 立毛肌　2. 皮脂腺　3. 上皮性鞘

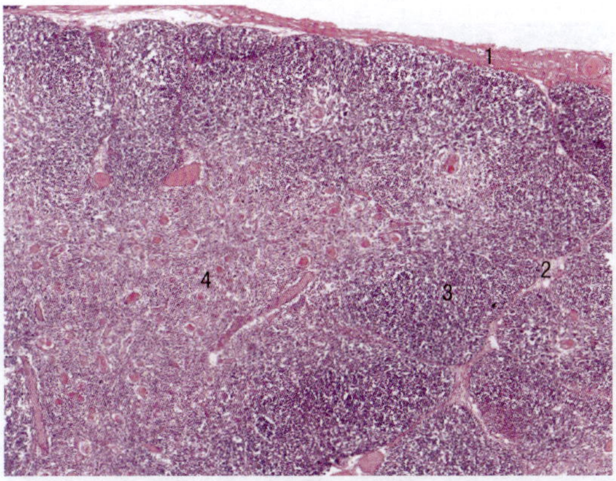

图 12-1A　胸腺（低倍镜）

1. 被膜　2. 小叶间隔　3. 皮质　4. 髓质

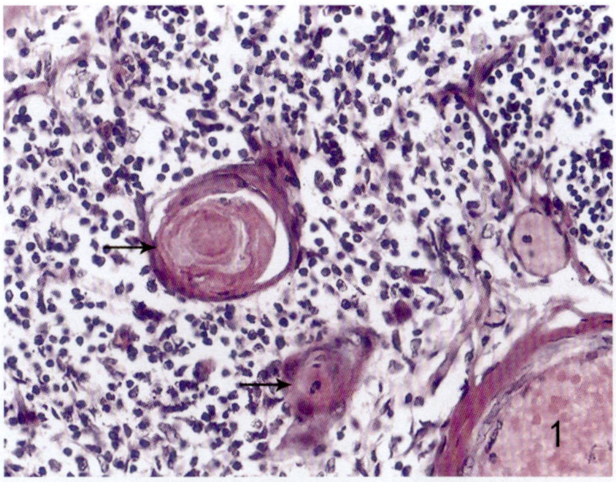

图 12-1B　胸腺小体（高倍镜）

→胸腺小体　1. 血管

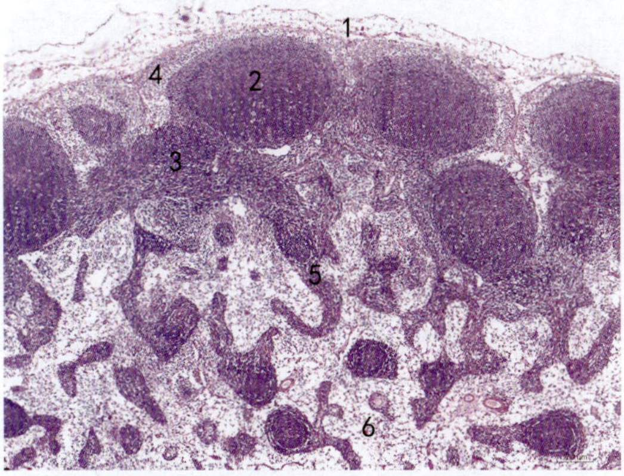

图 12-2A　淋巴结（低倍镜）

1. 被膜　2. 浅层皮质　3. 副皮质区
4. 皮质淋巴窦　5. 髓索　6. 髓窦

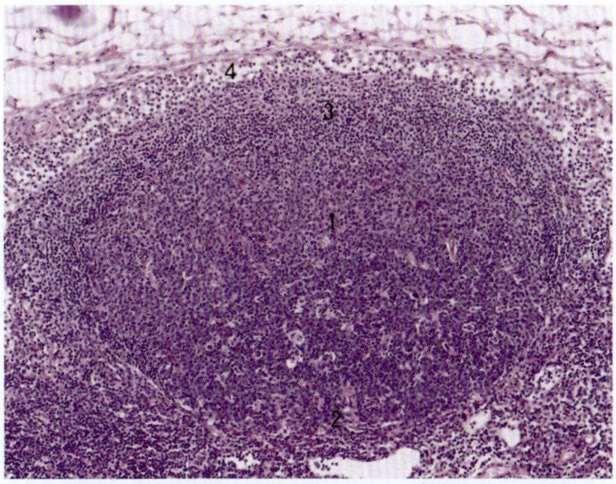

图 12-2B　淋巴小结（高倍镜）

1. 明区　2. 暗区　3. 小结帽　4. 皮质淋巴窦

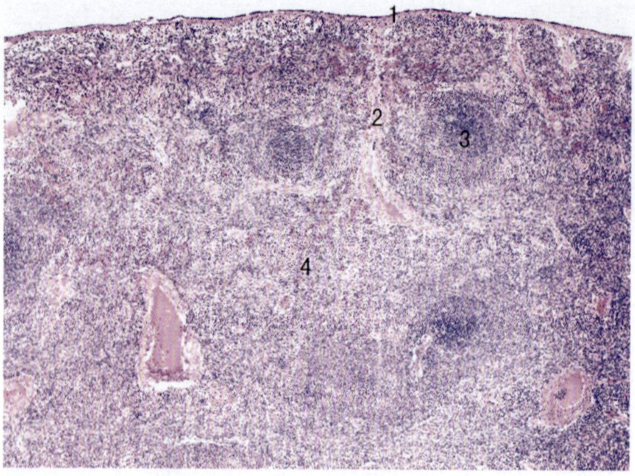

图 12-3A 脾（低倍镜）
1. 被膜 2. 小梁 3. 白髓 4. 红髓

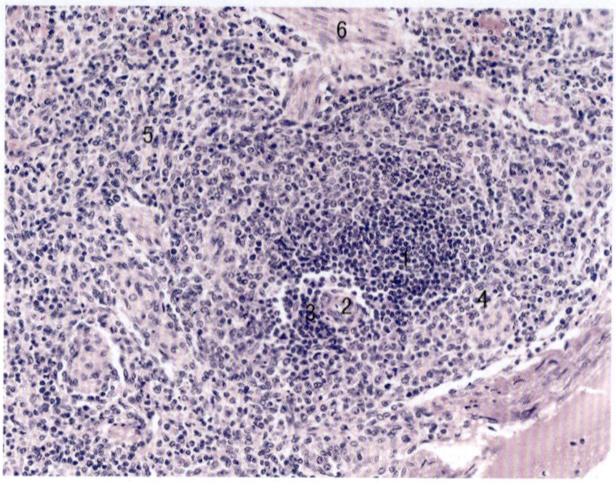

图 12-3B 白髓（高倍镜）
1. 淋巴小结 2. 中央动脉 3. 动脉周围淋巴鞘 4. 边缘区 5. 红髓 6. 小梁

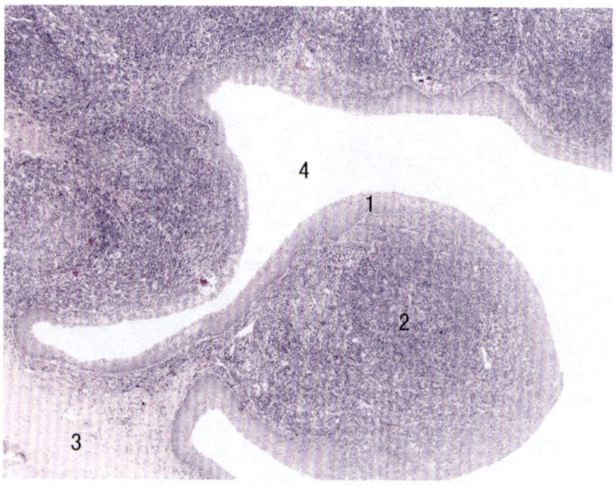

图 12-4 扁桃体（低倍镜）
1. 黏膜上皮 2. 淋巴组织 3. 被膜 4. 隐窝

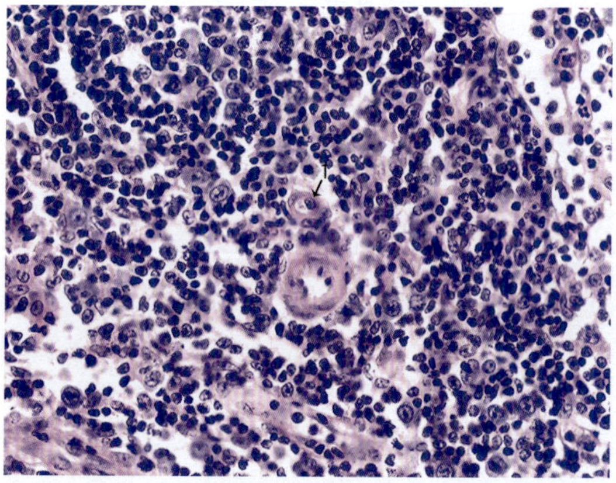

图 12-5 毛细血管后微静脉（高倍镜）
1. 毛细血管后微静脉

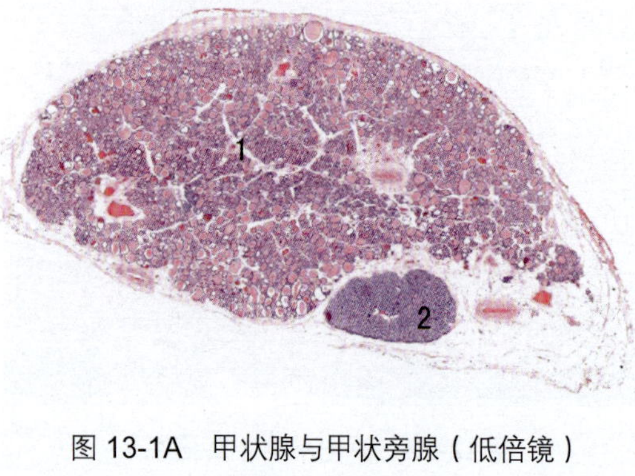

图 13-1A 甲状腺与甲状旁腺（低倍镜）
1. 甲状腺 2. 甲状旁腺

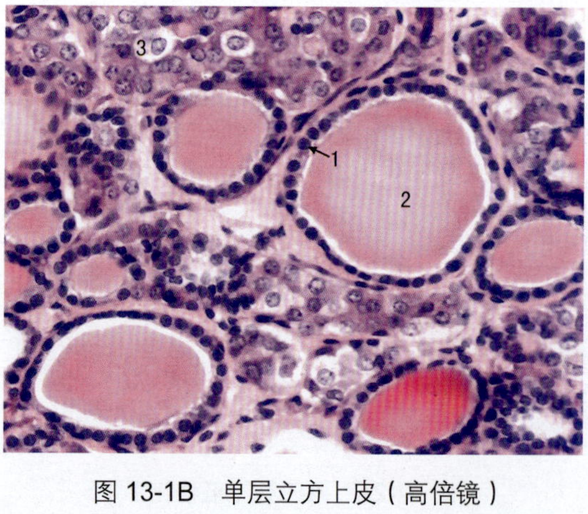

图 13-1B 单层立方上皮（高倍镜）
1. 滤泡上皮细胞 2. 胶质 3. 滤泡旁细胞

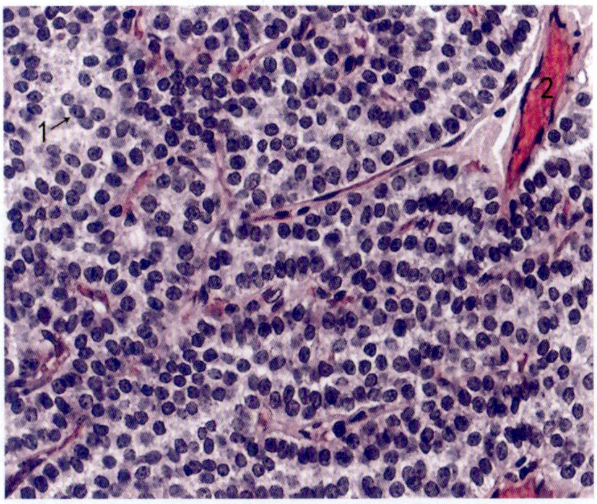

图 13-2　甲状旁腺（高倍镜）

1. 主细胞　2. 血管

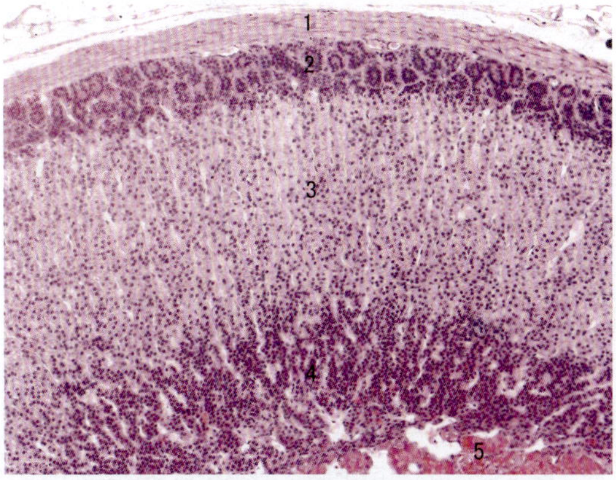

图 13-3A　肾上腺（低倍镜）

1. 被膜　2. 球状带　3. 束状带　4. 网状带　5. 髓质

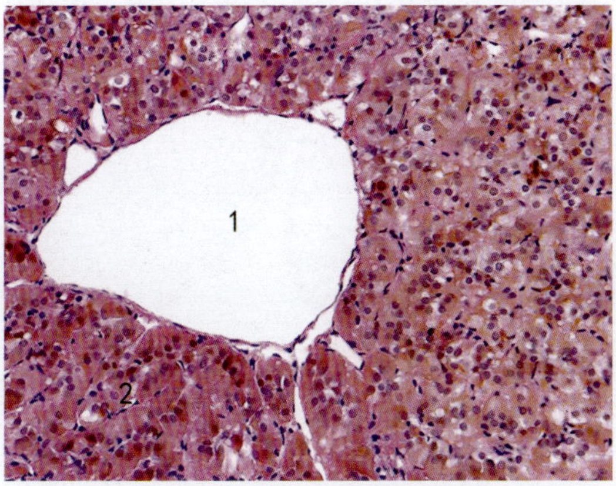

图 13-3B　肾上腺髓质（高倍镜）

1. 中央静脉　2. 嗜铬细胞

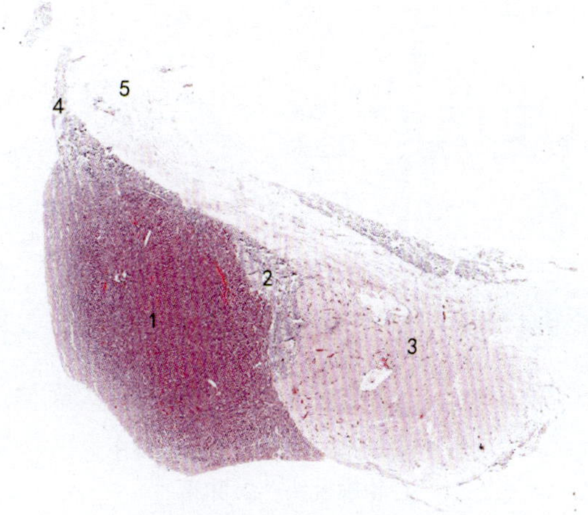

图 13-4A　垂体（低倍镜）

1. 远侧部　2. 中间部　3. 神经部　4. 结节部
5. 漏斗部

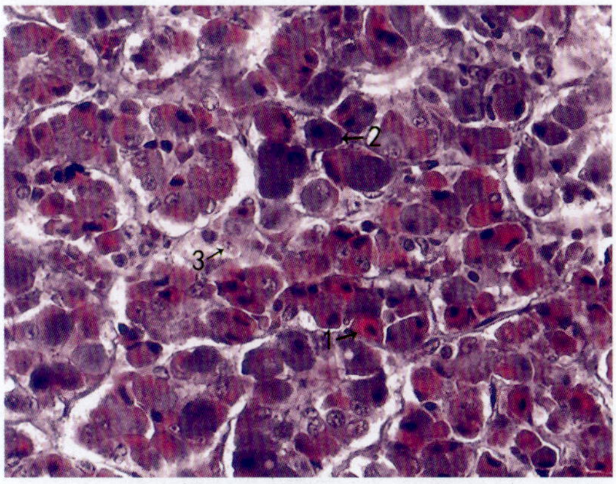

图 13-4B　垂体远侧部（高倍镜）

1. 嗜酸性细胞　2. 嗜碱性细胞　3. 嫌色细胞

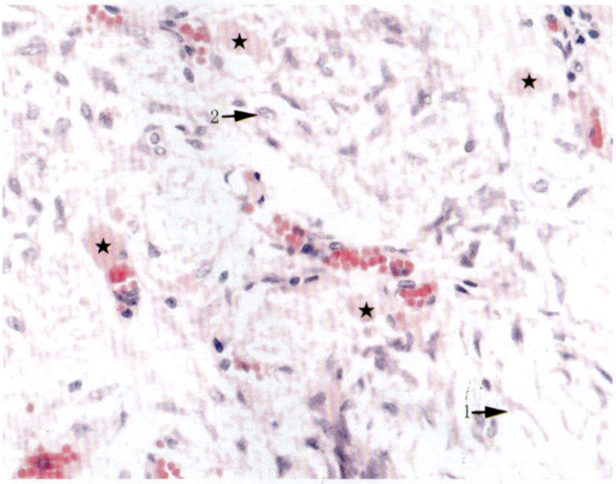

图 13-4C　垂体神经部（高倍镜）

1. 无髓神经纤维　2. 垂体细胞　★ 赫令体

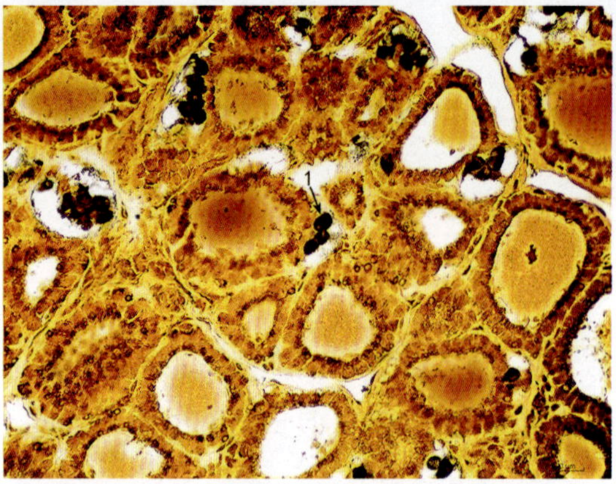

图 13-5 滤泡旁细胞（镀银染色 高倍镜）
1. 滤泡旁细胞

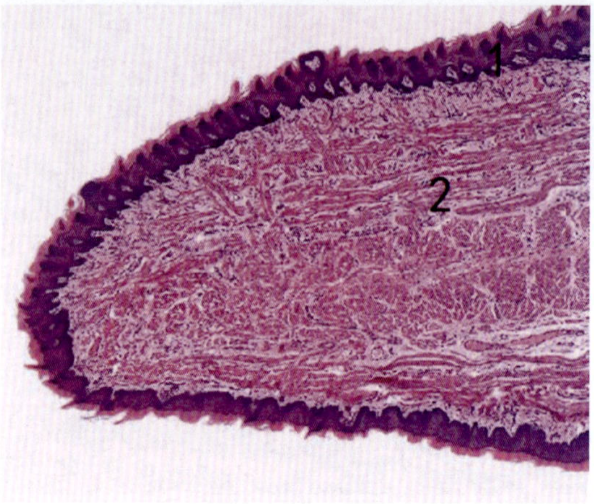

图 14-1A 舌（低倍镜）
1. 黏膜 2. 舌肌

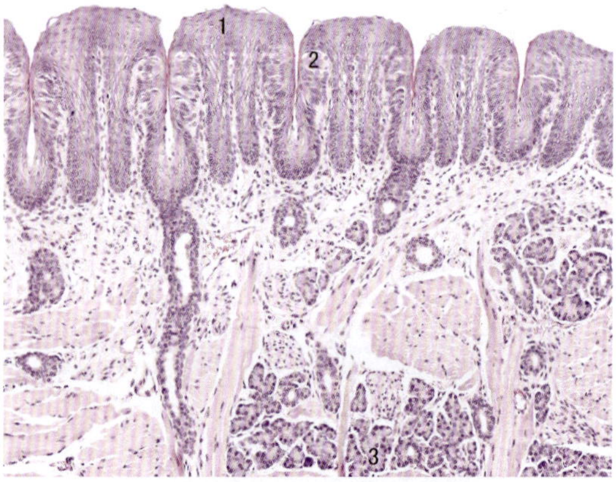

图 14-1B 轮廓乳头（低倍镜）
1. 轮廓乳头 2. 味蕾

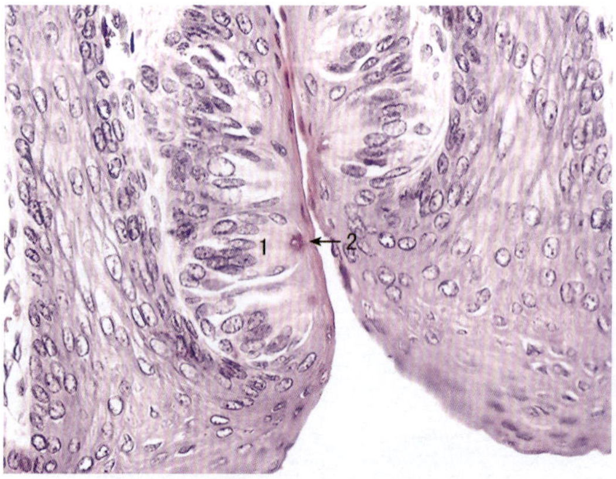

图 14-1C 味蕾（高倍镜）
1. 味细胞 2. 味孔

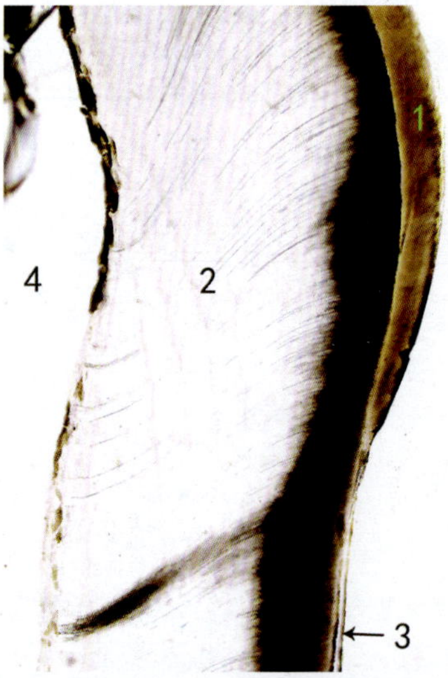

图 14-2 牙体（低倍镜）
1. 釉质 2. 牙本质 3. 牙骨质 4. 牙髓腔

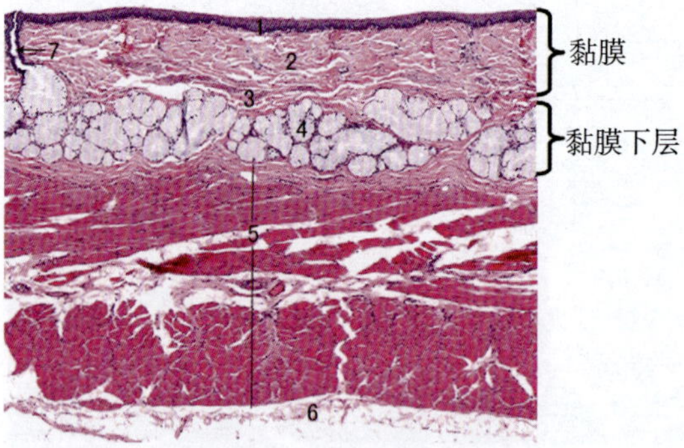

图 14-3 食管（低倍镜）
1. 上皮 2. 固有层 3. 黏膜肌层 4. 食管腺
5. 肌层 6. 外膜 7. 食管腺导管

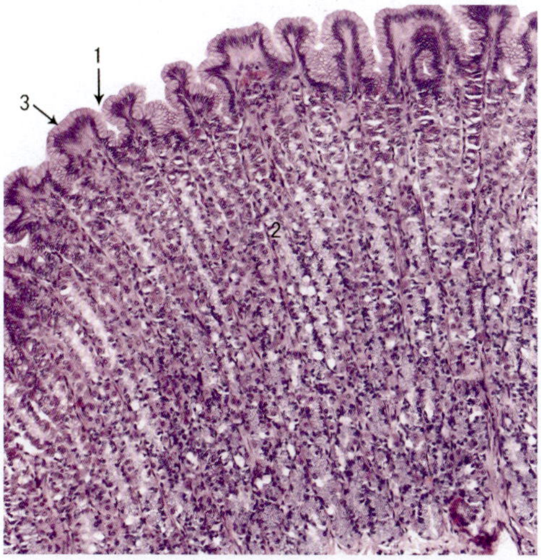

图 14-4A　胃黏膜（低倍镜）
1. 胃小凹　2. 胃底腺　3. 单层柱状上皮

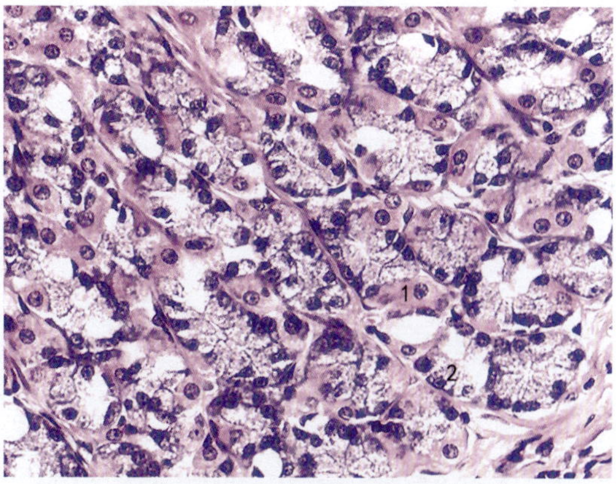

图 14-4B　胃底腺（高倍镜）
1. 壁细胞　2. 主细胞

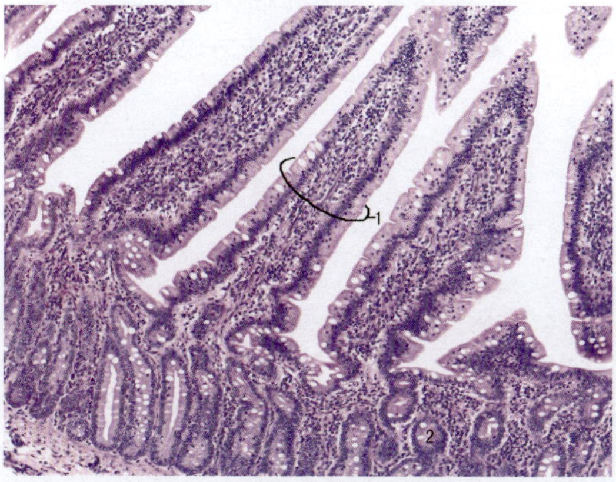

14-5A　肠绒毛（空肠 低倍镜）
1. 肠绒毛

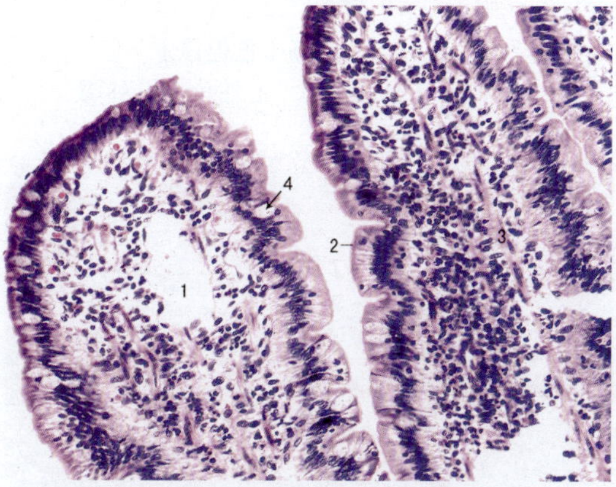

图 14-5B　肠绒毛（高倍镜）
1. 中央乳糜管　2. 纹状缘　3. 纵行平滑肌　4. 杯状细胞

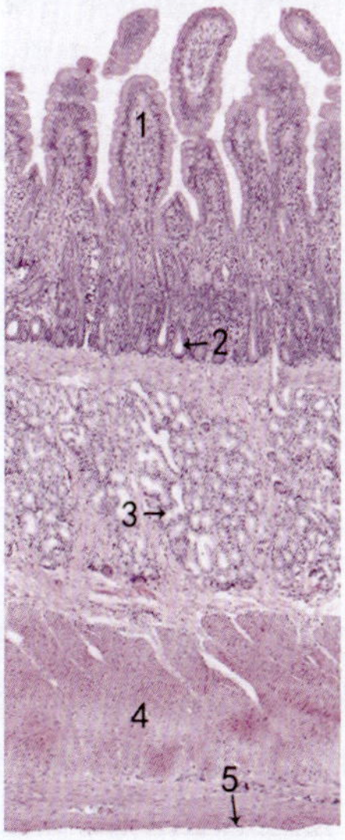

图 14-6　十二指肠（低倍镜）
1. 肠绒毛　2. 小肠腺　3. 十二指肠腺
4. 肌层　5. 外膜

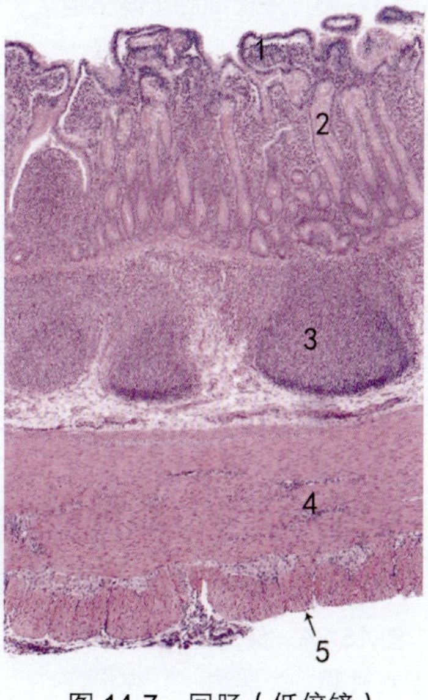

图 14-7　回肠（低倍镜）
1. 肠绒毛　2. 小肠腺　3. 淋巴小结　4. 肌层　5. 外膜

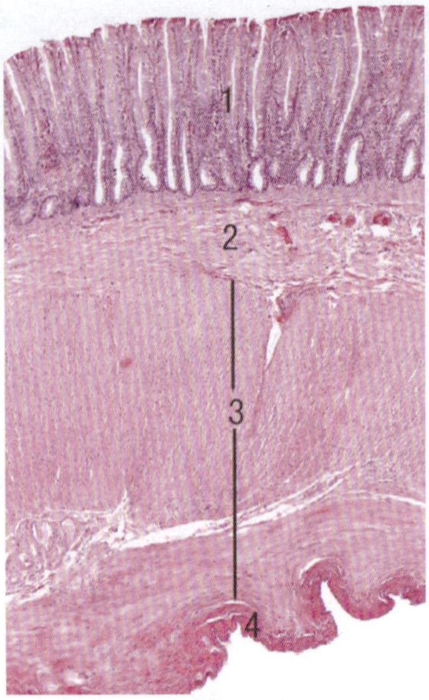

图 14-8 结肠（低倍镜）

1. 黏膜 2. 黏膜下层 3. 肌层 4. 外膜

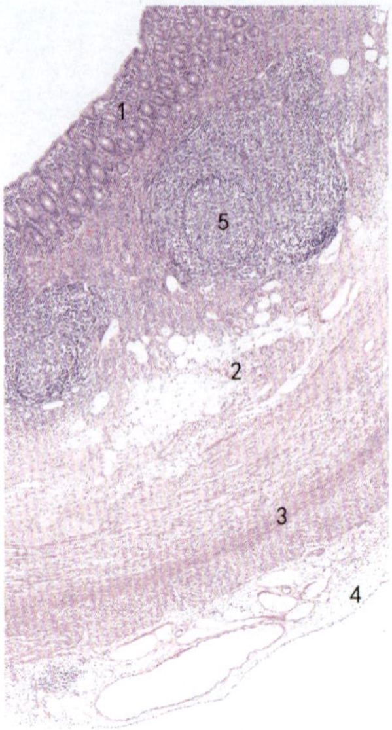

图 14-9 阑尾（低倍镜）

1. 黏膜 2. 黏膜下层 3. 肌层 4. 外膜 5. 淋巴小结

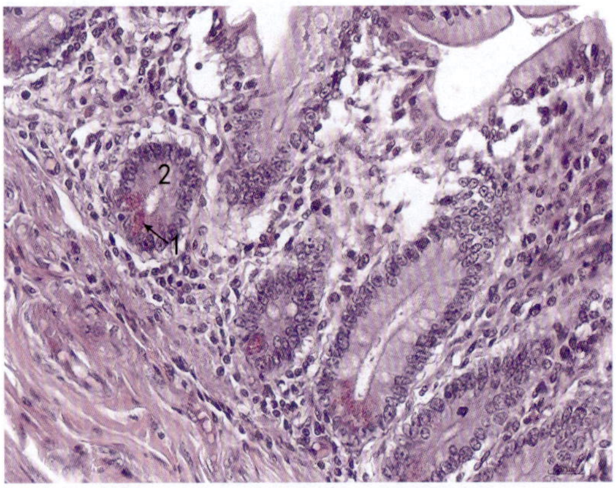

图 14-10 潘氏细胞（高倍镜）

1. 潘氏细胞 2. 小肠腺

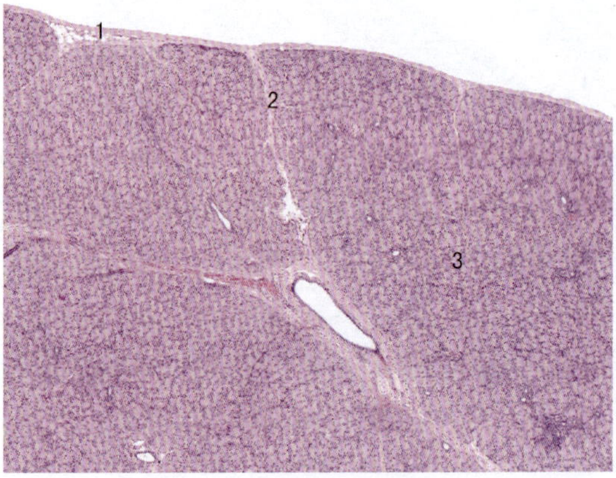

图 15-1 胰腺（低倍镜）

1. 被膜 2. 小叶间隔 3. 胰腺实质

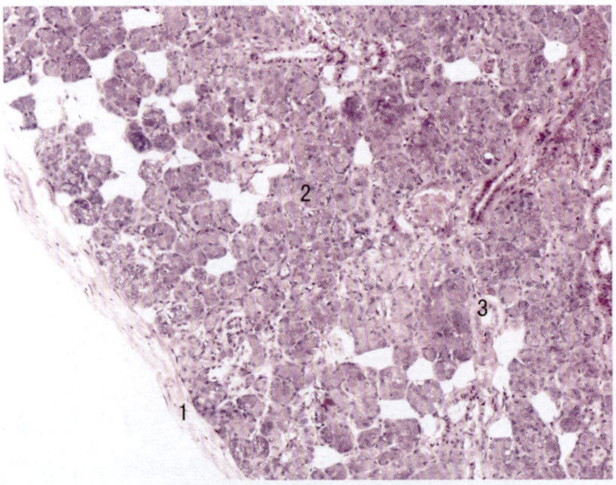

图 15-2A 颌下腺（低倍镜）

1. 被膜 2. 腺泡 3. 纹状管

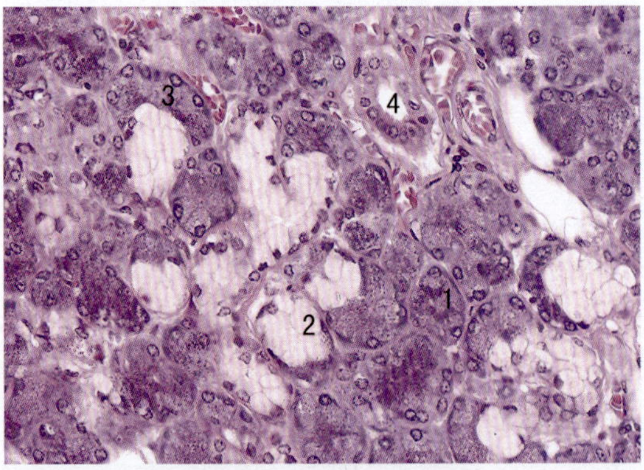

图 15-2B 颌下腺（高倍镜）

1. 浆液性腺泡 2. 黏液性腺泡 3. 浆半月 4. 导管

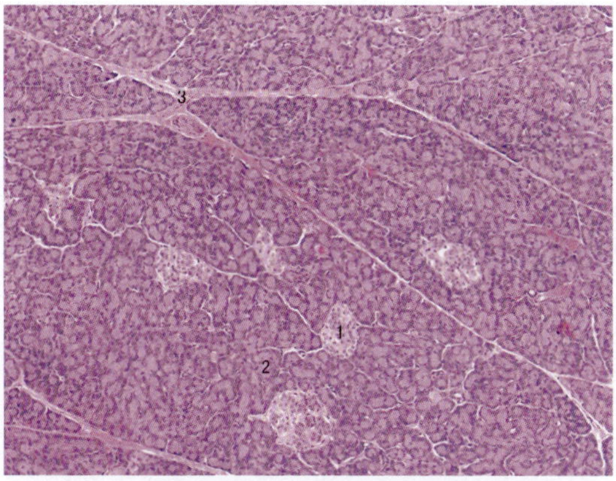

图 15-3A 胰腺（低倍镜）
1. 胰岛 2. 外分泌部 3. 小叶间隔

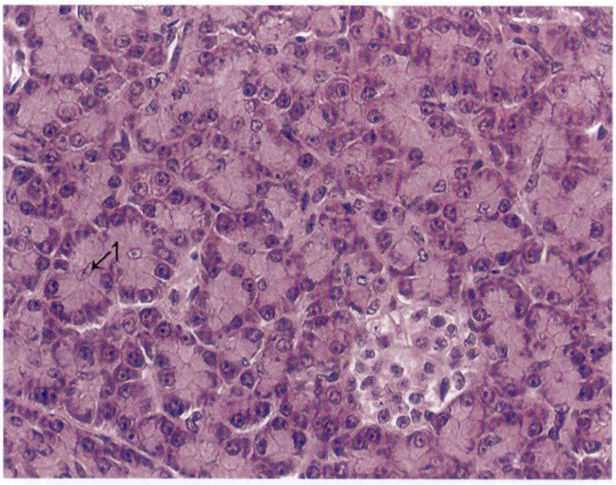

图 15-3B 泡心细胞（高倍镜）
1. 泡心细胞

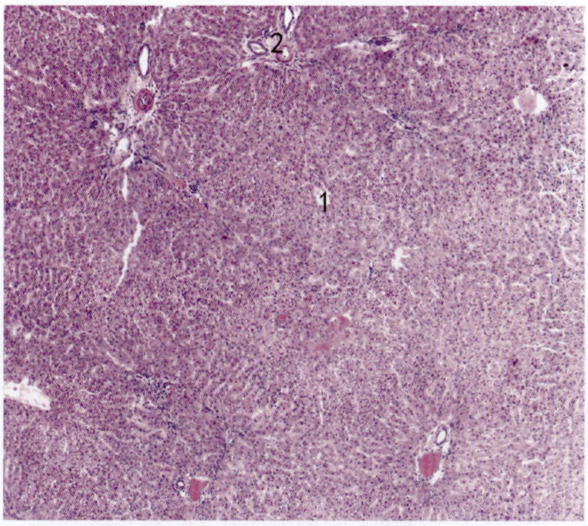

图 15-4A 人肝（低倍镜）
1. 中央静脉 2. 门管区

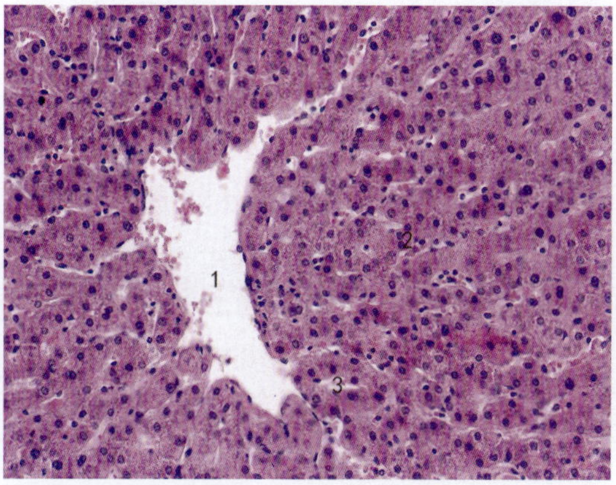

图 15-4B 肝小叶（高倍镜）
1. 中央静脉 2. 肝细胞 3. 肝血窦

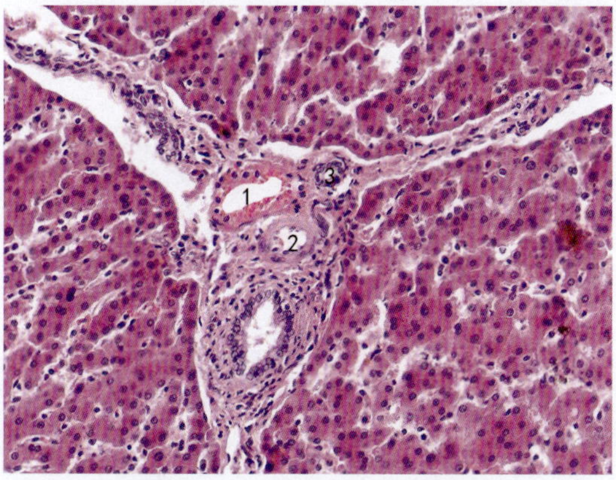

图 15-4C 门管区（高倍镜）
1. 小叶间静脉 2. 小叶间动脉 3. 小叶间胆管

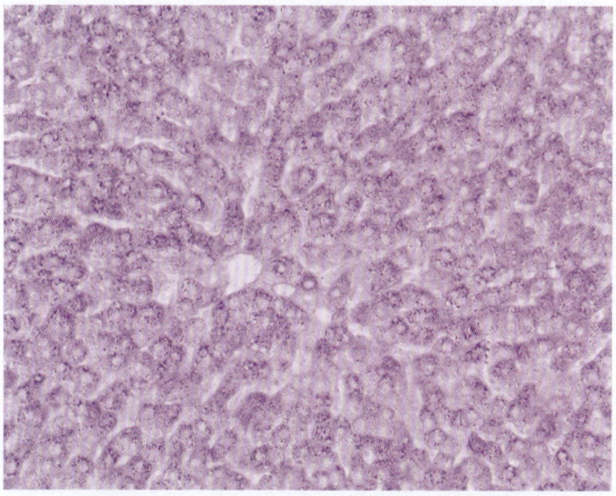

图 15-5 肝糖原（PAS 染色 低倍镜）

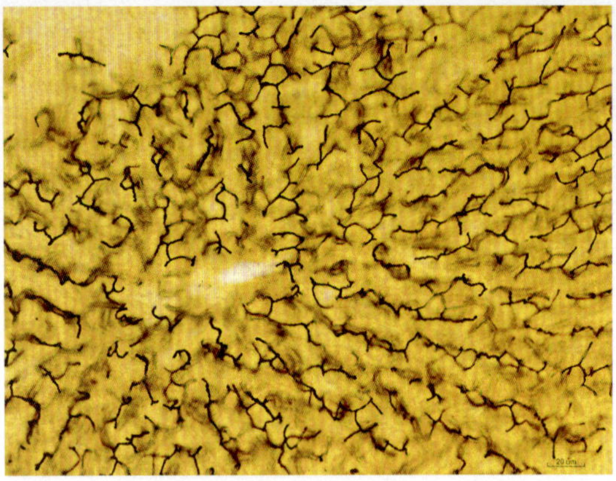

图 15-6　胆小管（镀银染色 低倍镜）

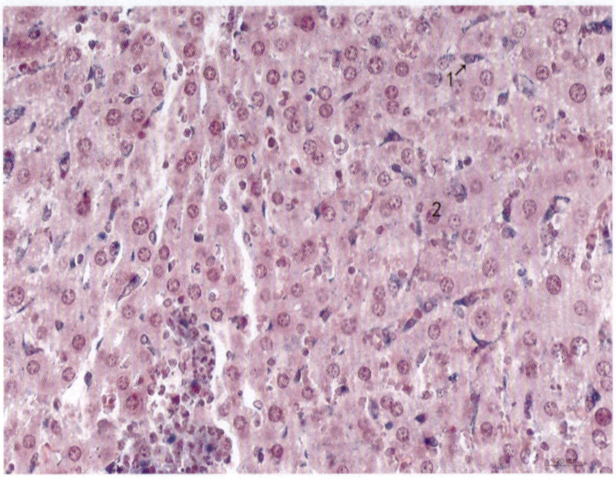

图 15-7　肝巨噬细胞（高倍镜）
1. 肝巨噬细胞　2. 肝细胞

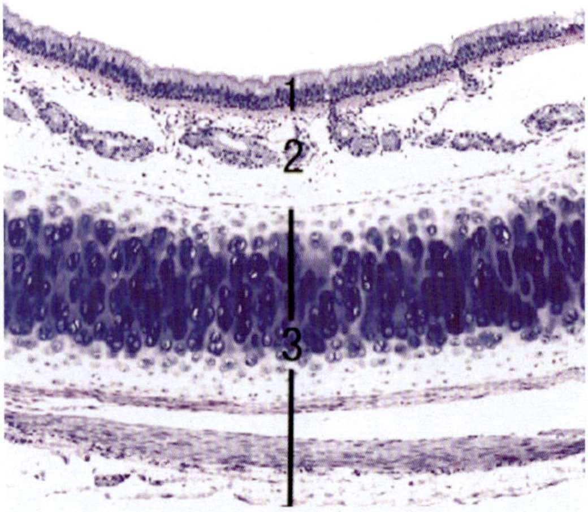

图 16-1　气管壁（低倍镜）
1. 黏膜　2. 黏膜下层　3. 外膜

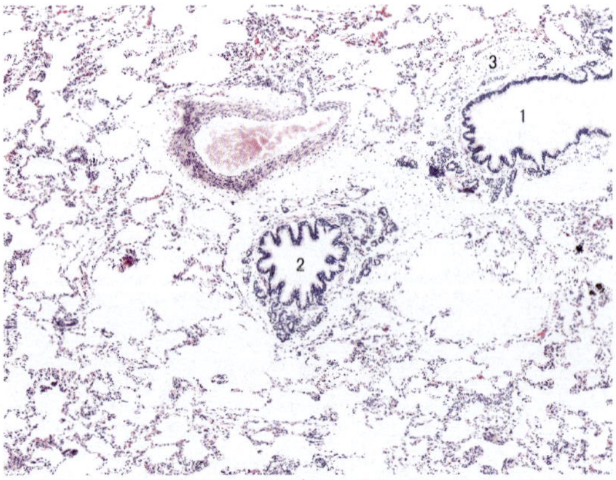

图 16-2A　导气部（低倍镜）
1. 小支气管　2. 细支气管　3. 软骨片

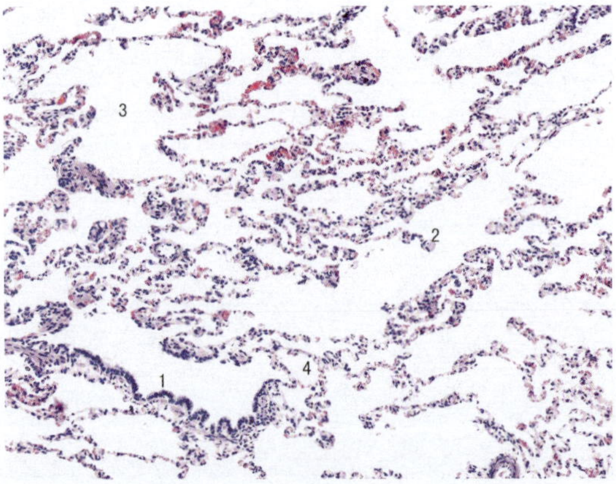

图 16-2B　呼吸部（低倍镜）
1. 呼吸性细支气管　2. 肺泡管　3. 肺泡囊　4. 肺泡

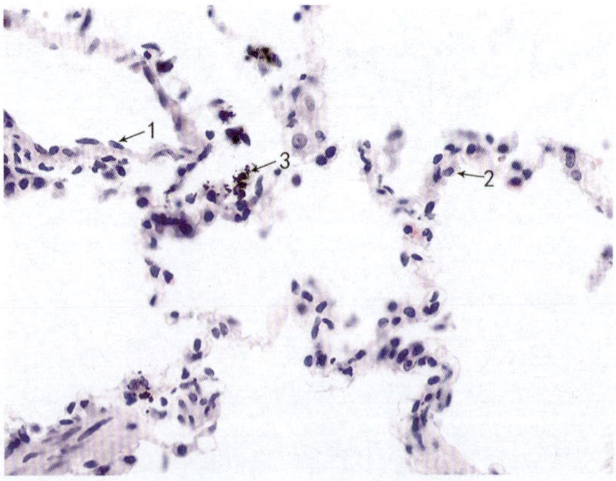

图 16-2C　肺泡（高倍镜）
1. Ⅰ型肺泡细胞　2. Ⅱ型肺泡细胞　3. 尘细胞

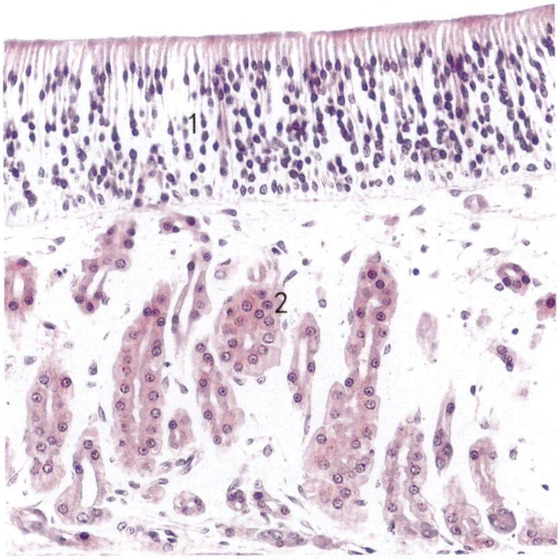

图 16-3　嗅黏膜（低倍镜）
1. 假复层柱状上皮　2. 嗅腺

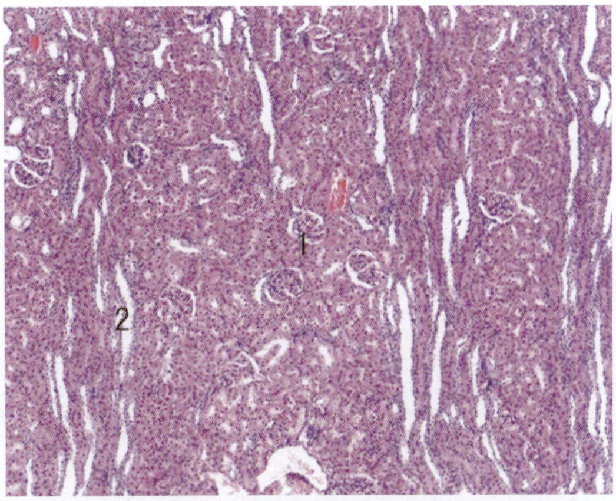

图 17-1A　肾皮质（低倍镜）
1. 皮质迷路　2. 髓放线

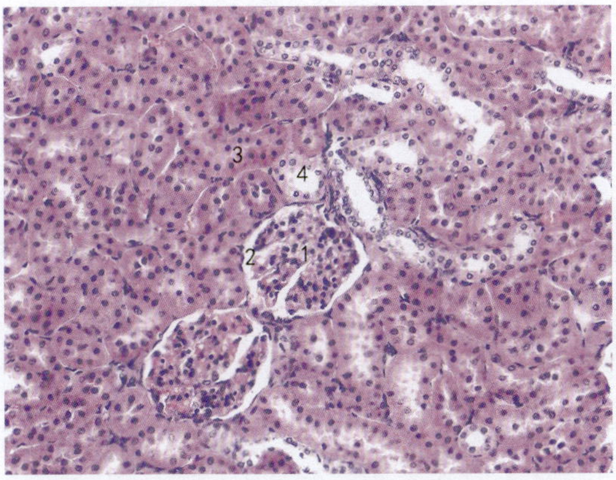

图 17-1B　肾单位（高倍镜）
1. 血管球　2. 肾小囊　3. 近曲小管　4. 远曲小管

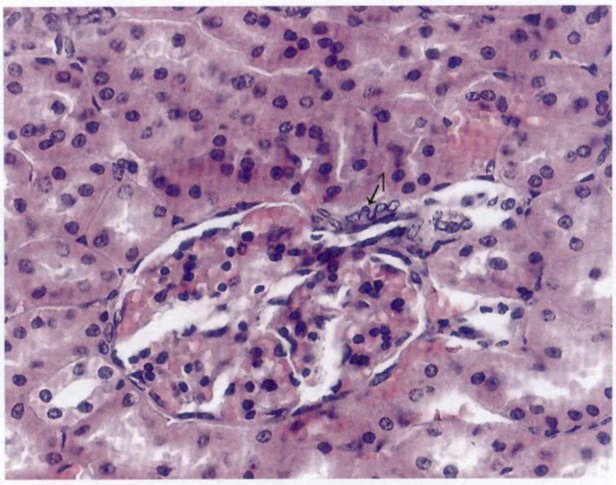

图 17-1C　球旁细胞（高倍镜）
1. 球旁细胞

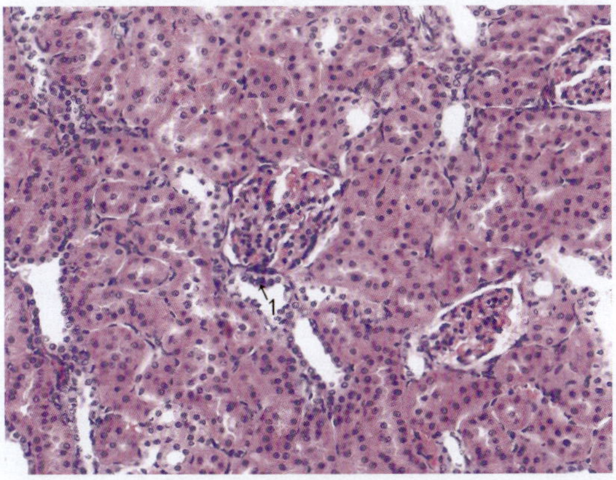

图 17-1D　致密斑（高倍镜）
1. 致密斑

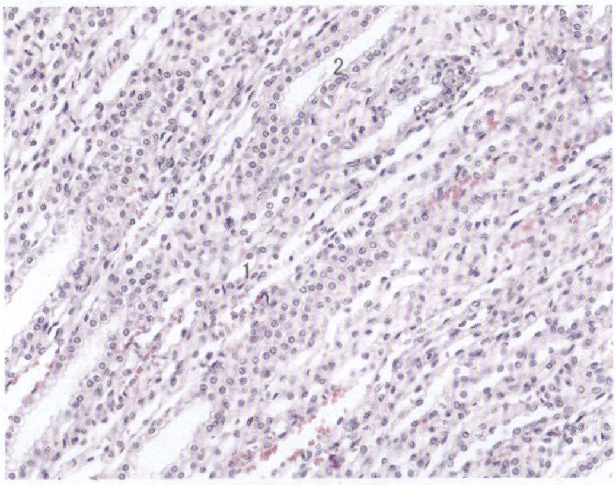

图 17-1E　细段（低倍镜）
1. 细段　2. 集合小管

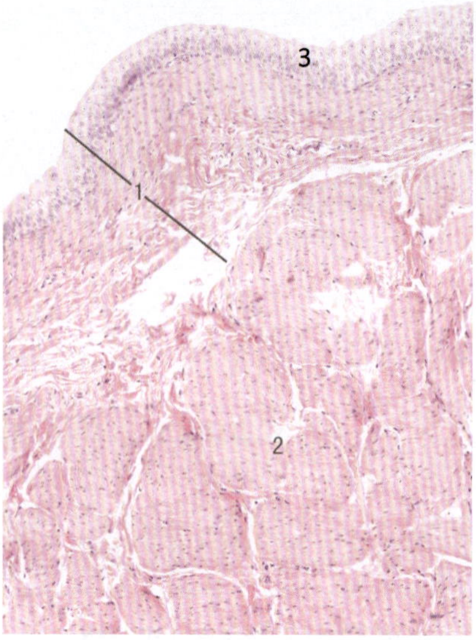

图 17-2 膀胱（低倍镜）
1. 黏膜 2. 肌层 3. 变移上皮

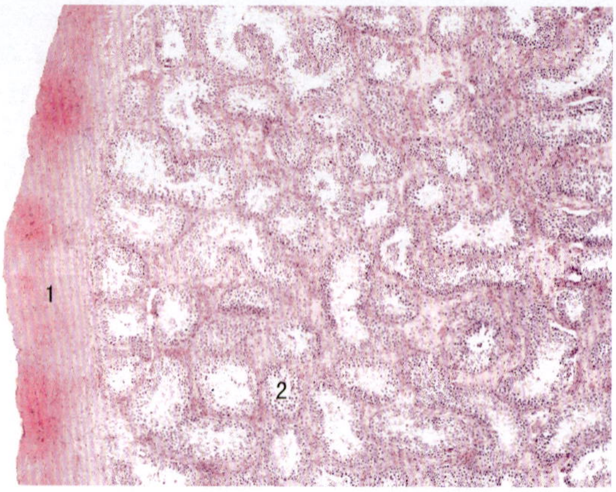

图 18-1A 睾丸（低倍镜）
1. 白膜 2. 生精小管

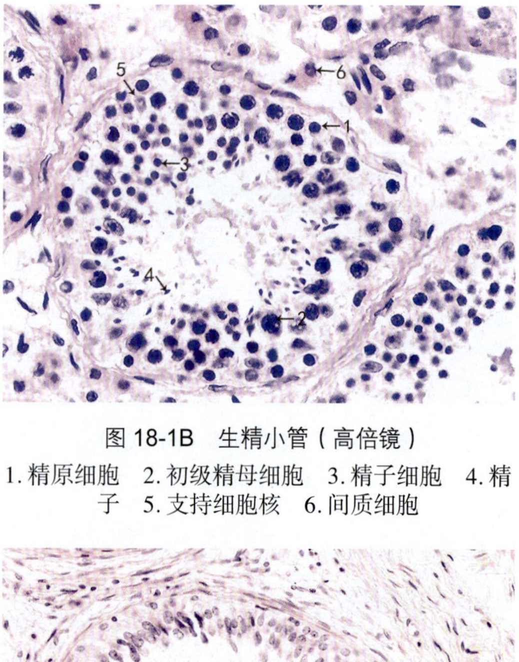

图 18-1B 生精小管（高倍镜）
1. 精原细胞 2. 初级精母细胞 3. 精子细胞 4. 精子 5. 支持细胞核 6. 间质细胞

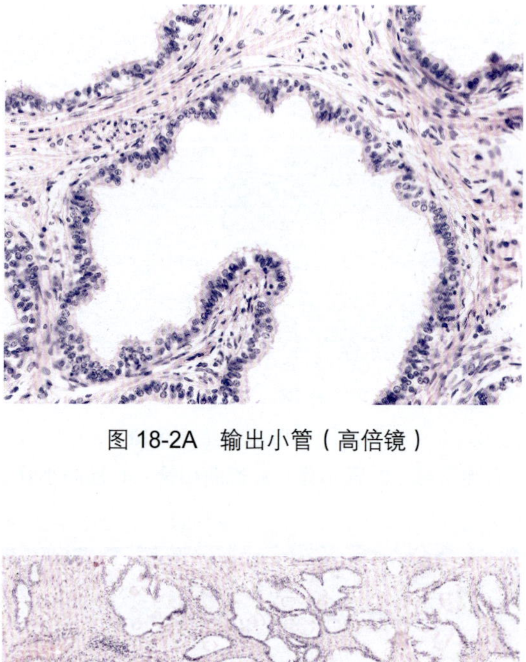

图 18-2A 输出小管（高倍镜）

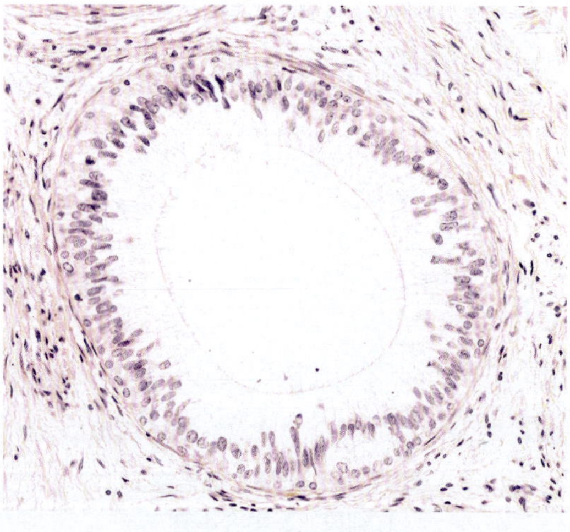

图 18-2B 附睾管（高倍镜）

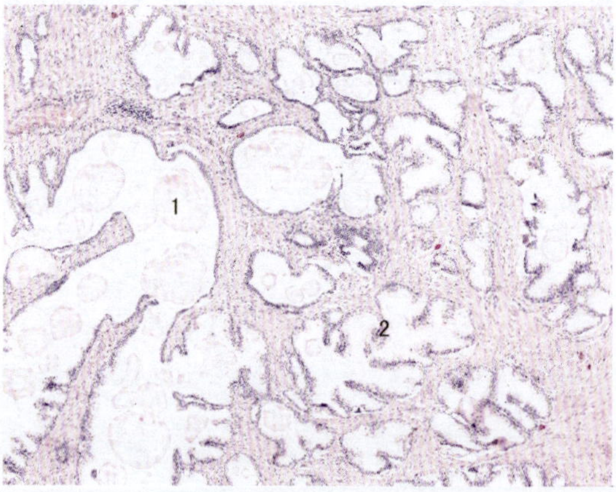

图 18-3 前列腺（低倍镜）
1. 前列腺凝固体 2. 皱襞

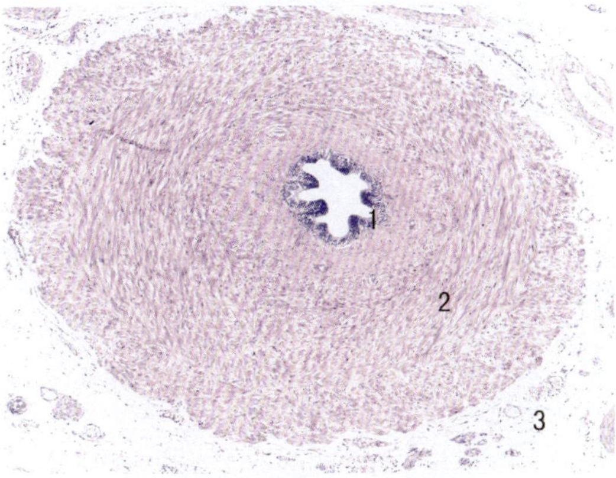

图 18-4　输精管（低倍镜）

1. 黏膜　2. 肌层　3. 外膜

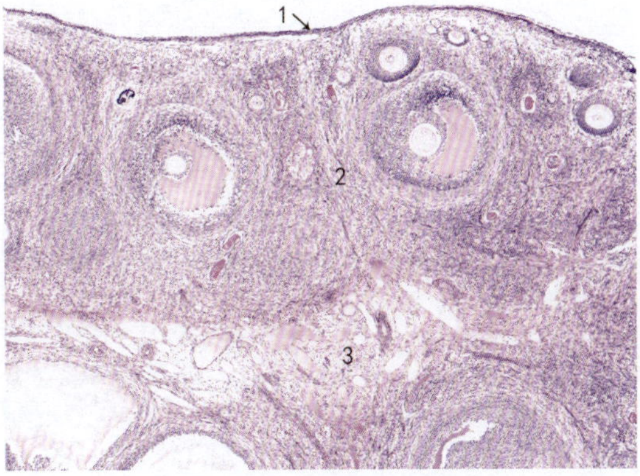

图 19-1A　卵巢（低倍镜）

1. 白膜　2. 皮质　3. 髓质

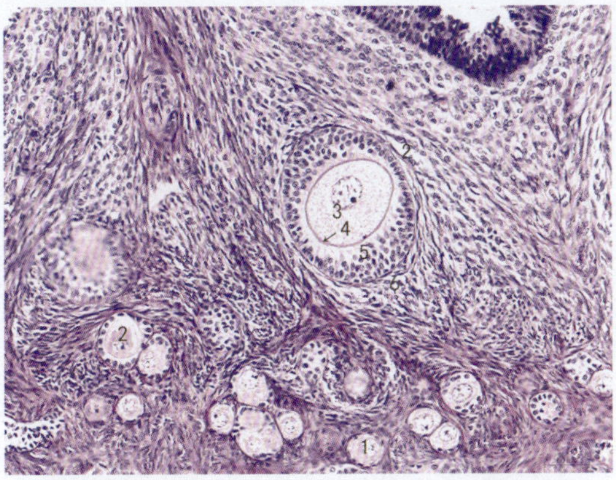

图 19-1B　原始卵泡与初级卵泡（高倍镜）

1. 原始卵泡　2. 初级卵泡　3. 初级卵母细胞　4. 透明带　5. 放射冠　6. 卵泡膜

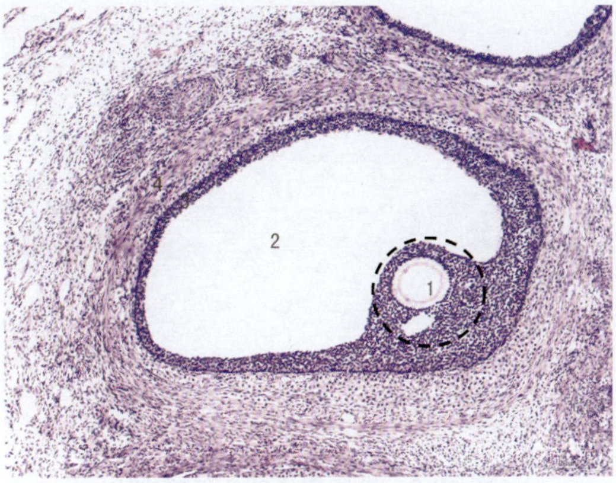

图 19-1C　次级卵泡（高倍镜）

1. 卵丘　2. 卵泡腔　3. 颗粒层　4. 卵泡膜

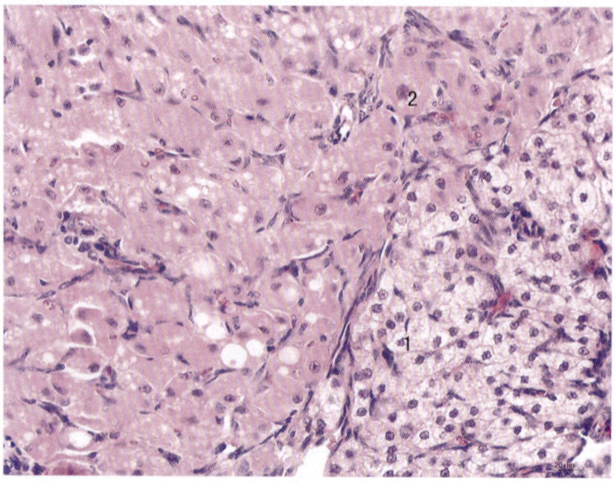

图 19-1D　黄体（高倍镜）
1. 膜黄体细胞　2. 颗粒黄体细胞

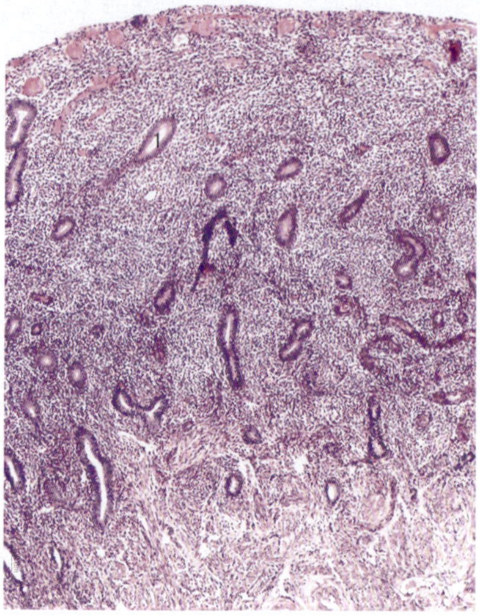

图 19-2　子宫内膜增生期（低倍镜）
1. 子宫腺腔

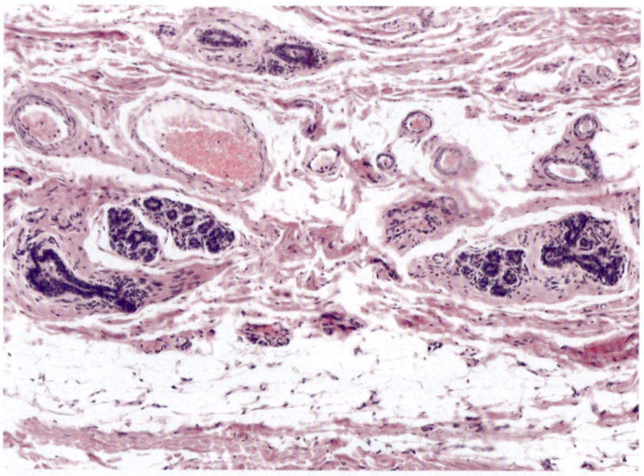

图 19-3　乳腺静止期（低倍镜）

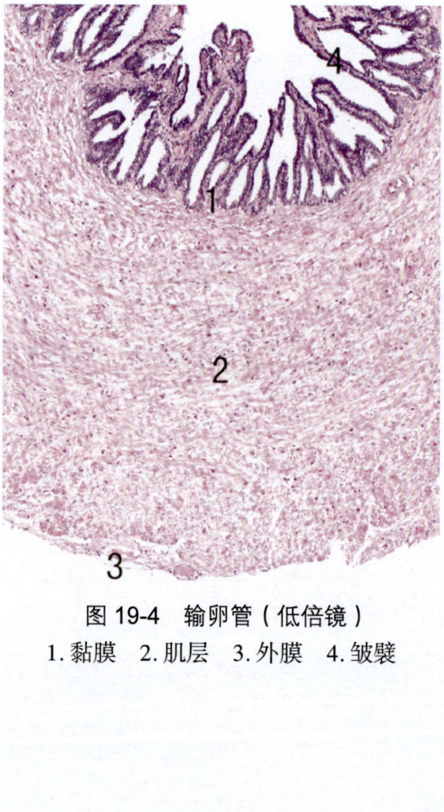

图 19-4　输卵管（低倍镜）
1. 黏膜　2. 肌层　3. 外膜　4. 皱襞

病理学图谱

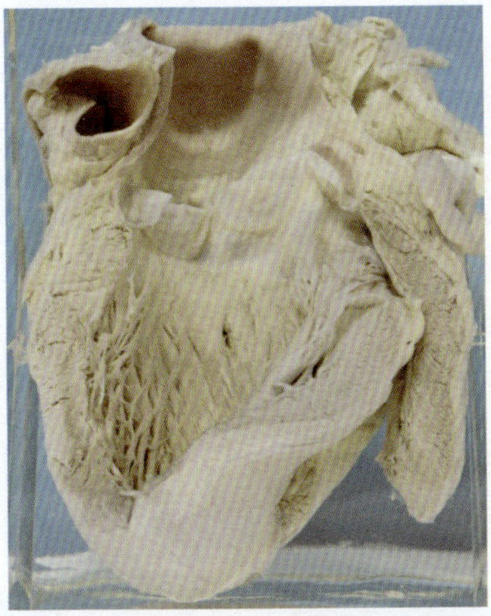

图 20-1　正常心脏

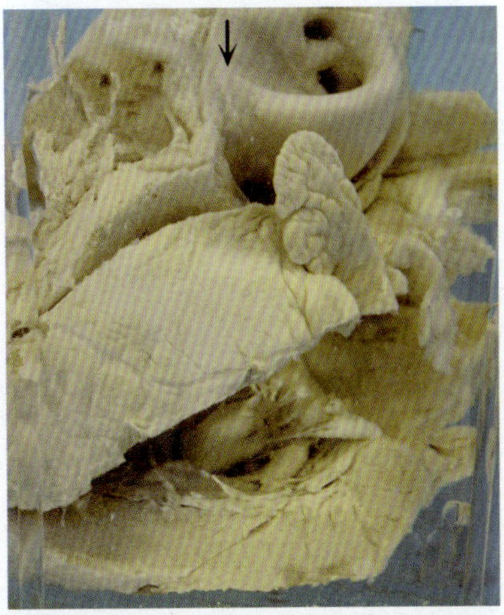

图 20-2　心脏肥大

左室壁增厚达 1.5cm　↓主动脉粥样斑块

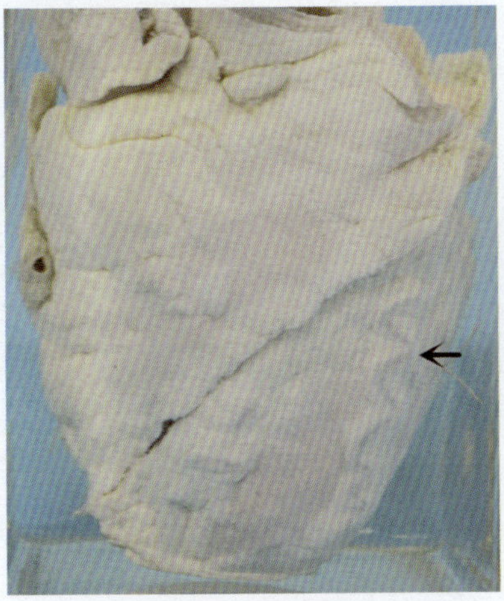

图 20-3　心脏萎缩

←冠状血管呈蛇行状

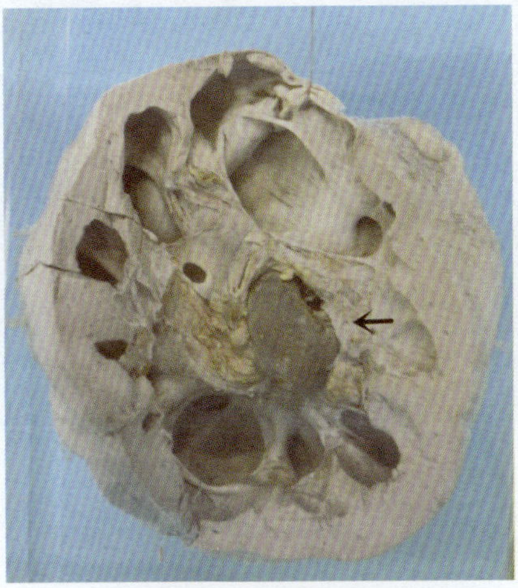

图 20-4　肾盂积水

←尿结石

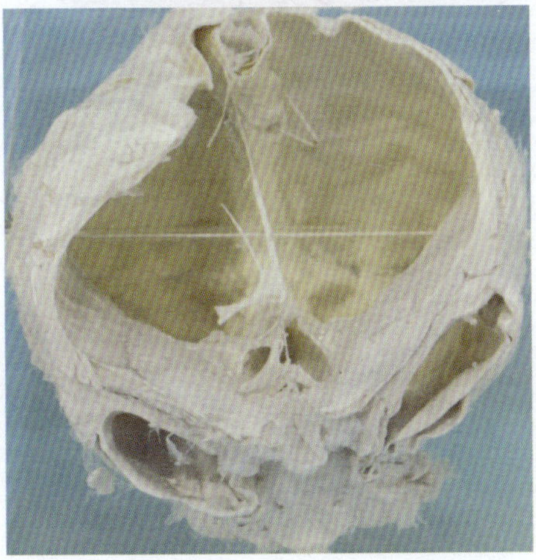

图 20-5　脑室积水

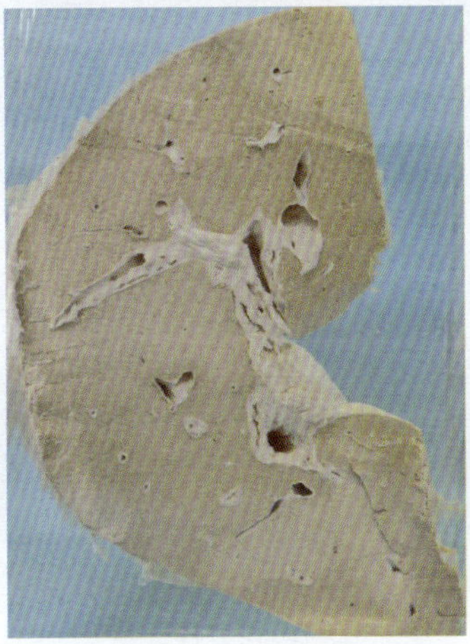

图 20-6　正常肝

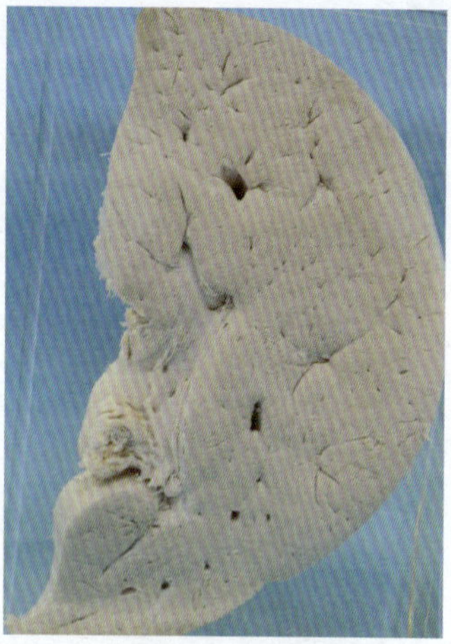

图 20-7　肝浊肿

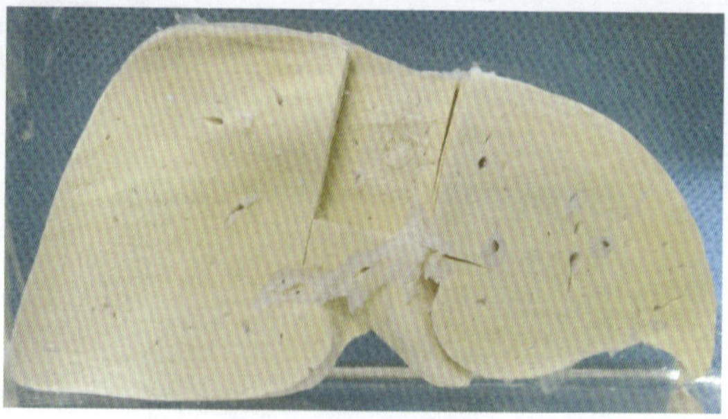

图 20-8　肝脂肪变

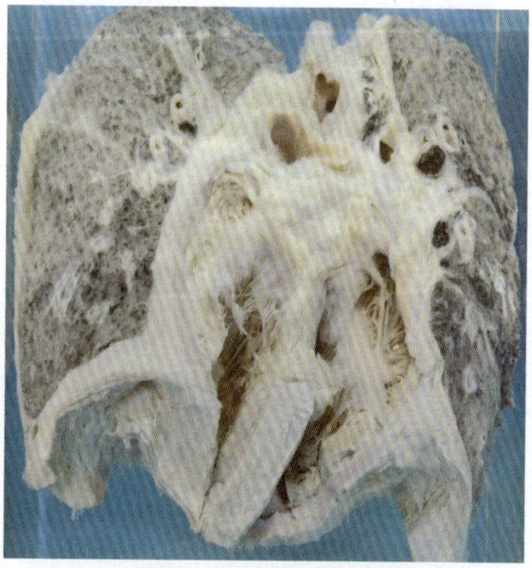

图 20-9　结缔组织玻璃样变
（胸膜、心包膜粘连并增厚）

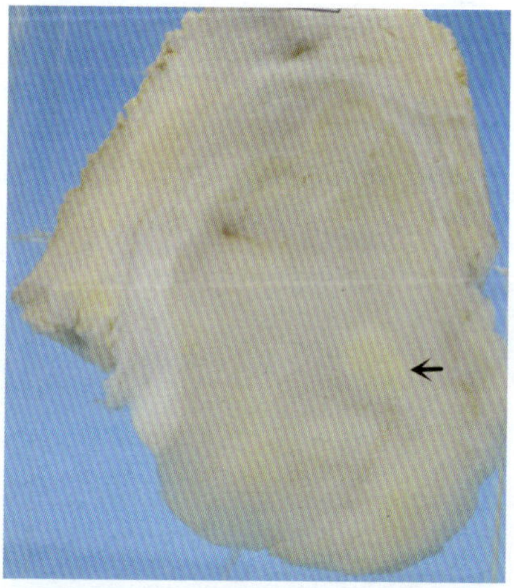

图 20-10　结缔组织黏液样变性
←为尚未完全黏液样变的脂肪组织分化区

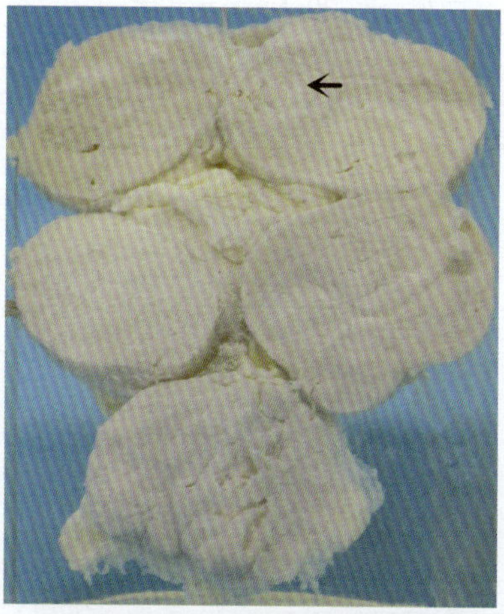

图 20-11　淋巴结干酪样坏死
←坏死灶

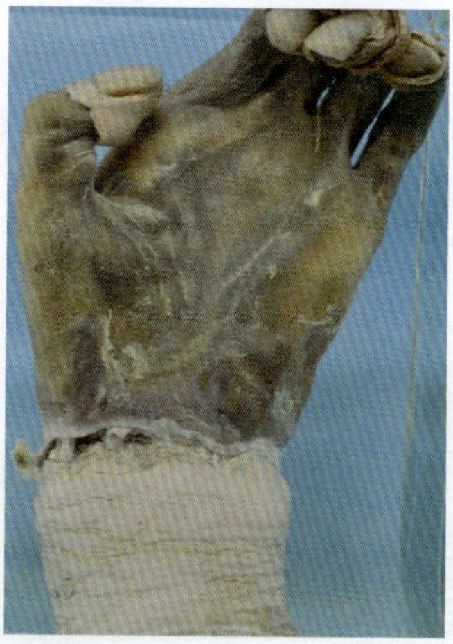

图 20-12　手干性坏疽

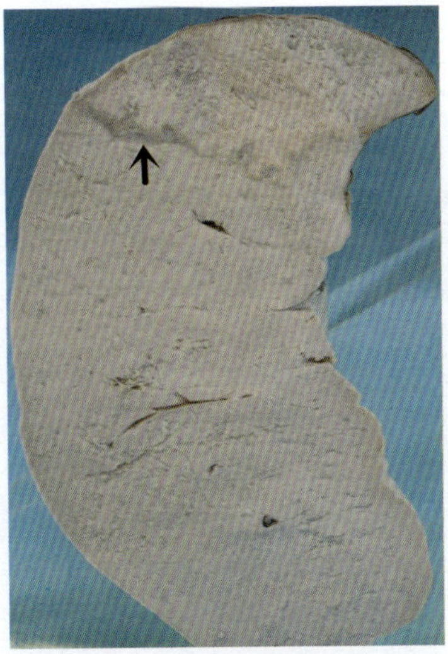

图 20-13　脾贫血性梗死（切面）
↑充血出血带

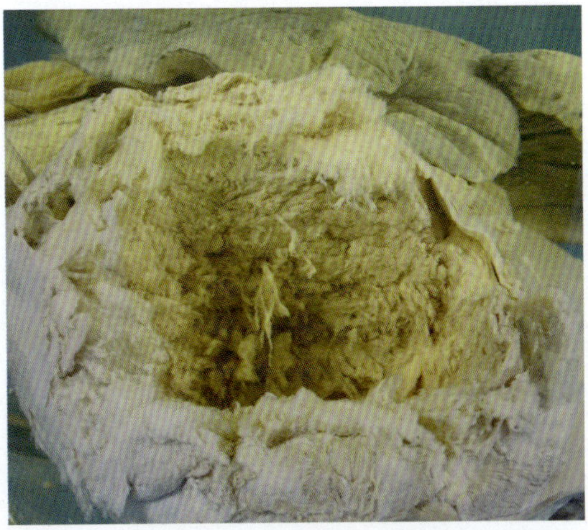

图 20-14　阿米巴性肝脓肿

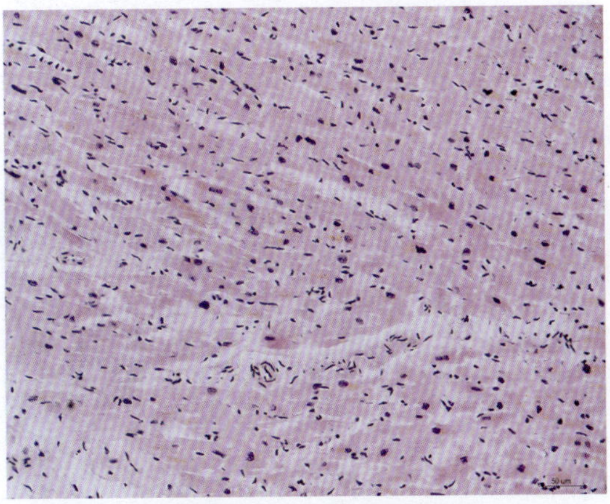

图 20-15A　心肌褐色萎缩

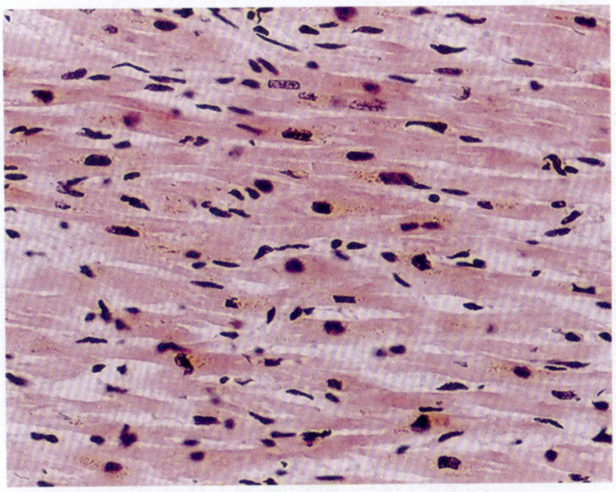

图 20-15B　心肌褐色萎缩（脂褐素颗粒）

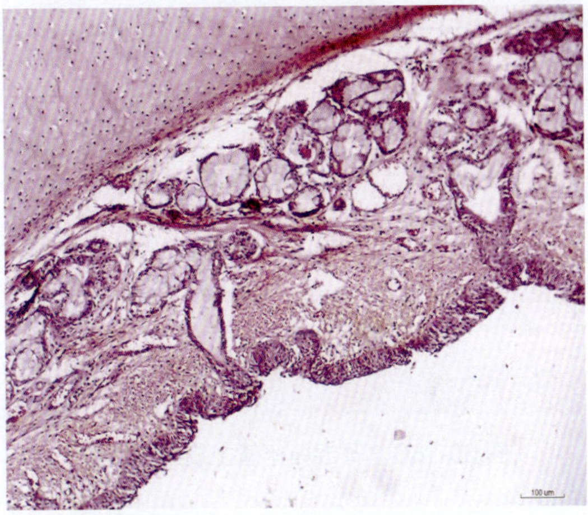

图 20-16A　气管黏膜鳞状上皮化生

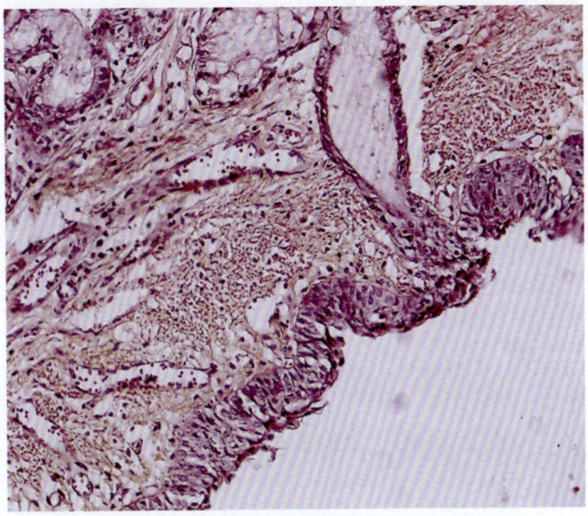

图 20-16B　气管黏膜鳞状上皮化生

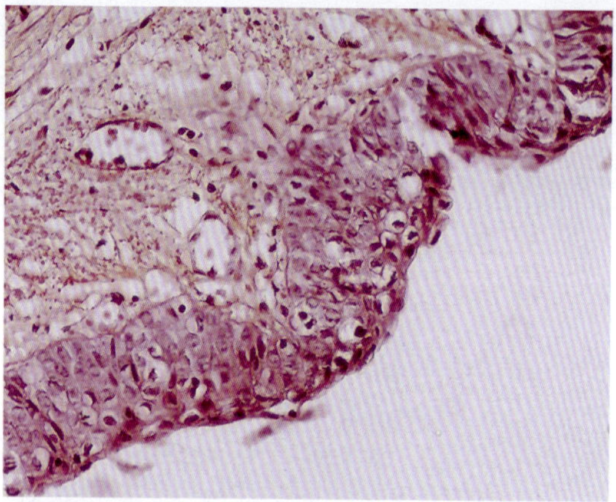

图 20-16C 气管黏膜鳞状上皮化生

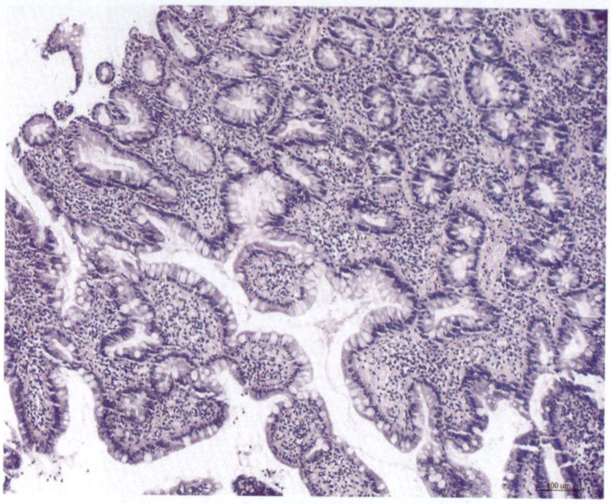

图 20-17A 胃黏膜肠上皮化生

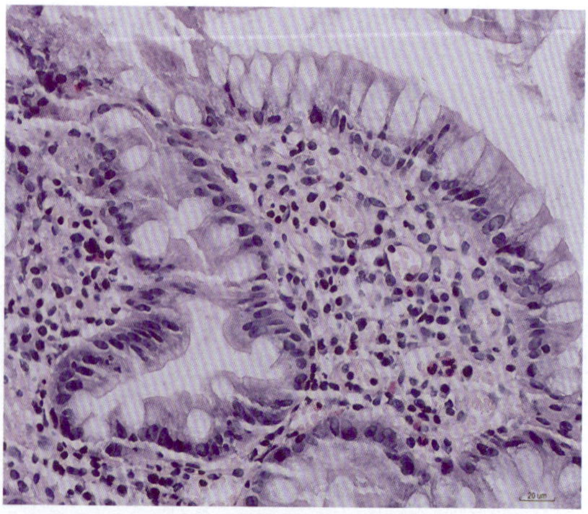

图 20-17B 胃黏膜肠上皮化生

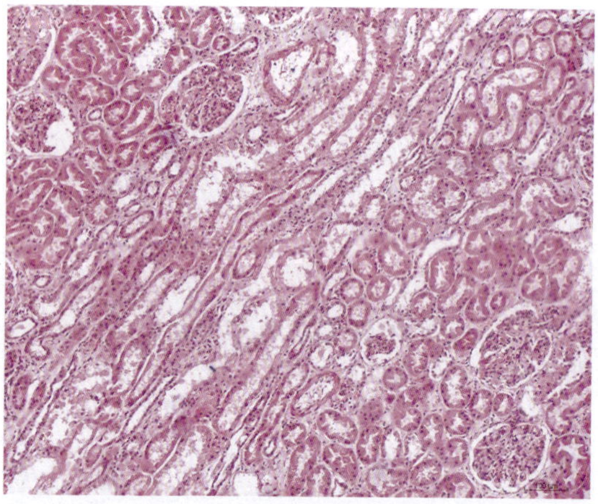

图 20-18A 肾近曲小管上皮细胞水肿

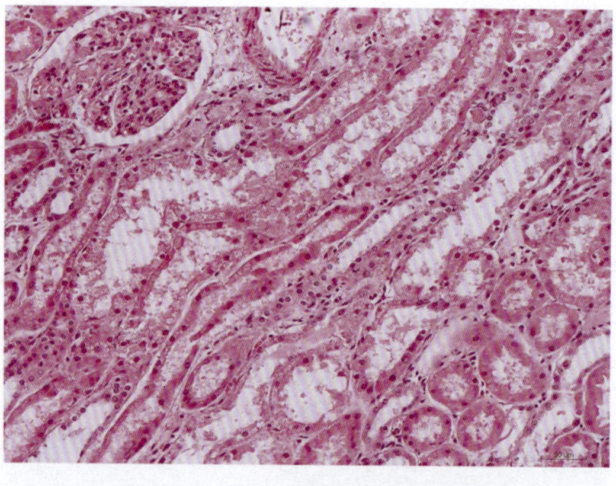

图 20-18B 肾近曲小管上皮细胞水肿

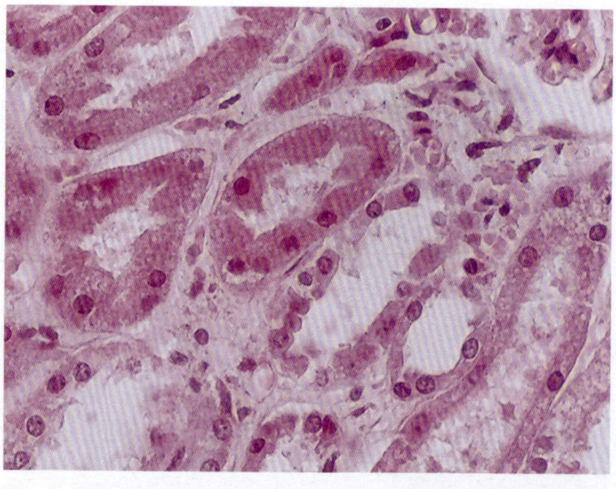

图 20-18C 肾近曲小管上皮细胞水肿

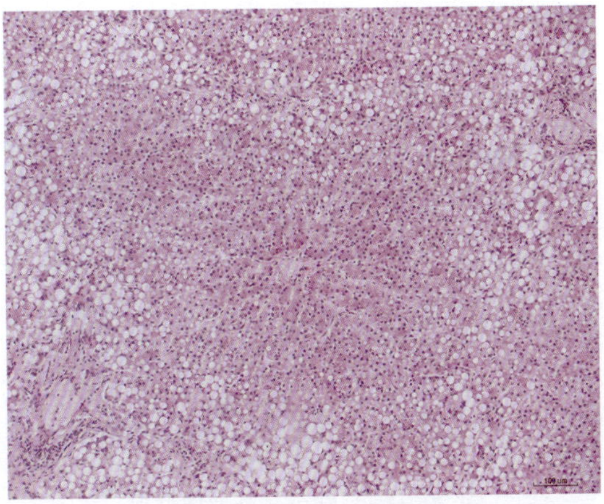

图 20-19A　肝脂肪变性

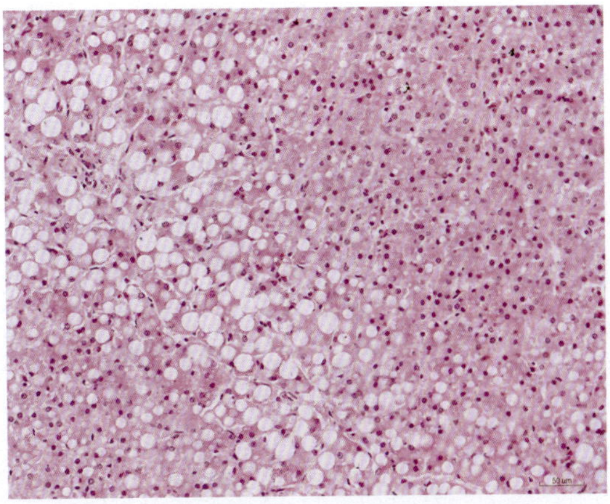

图 20-19B　肝脂肪变性

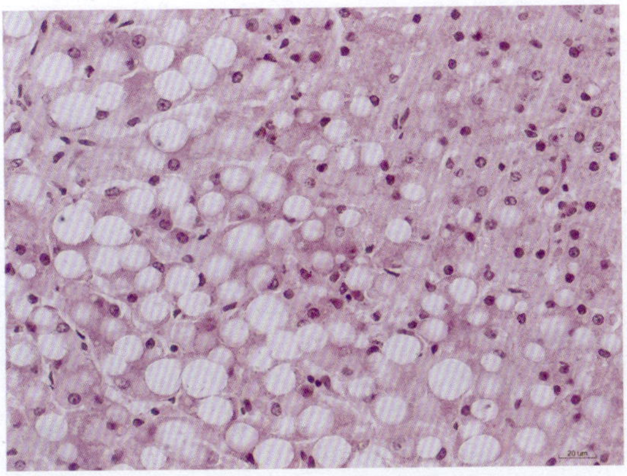

图 20-19C　肝脂肪变性

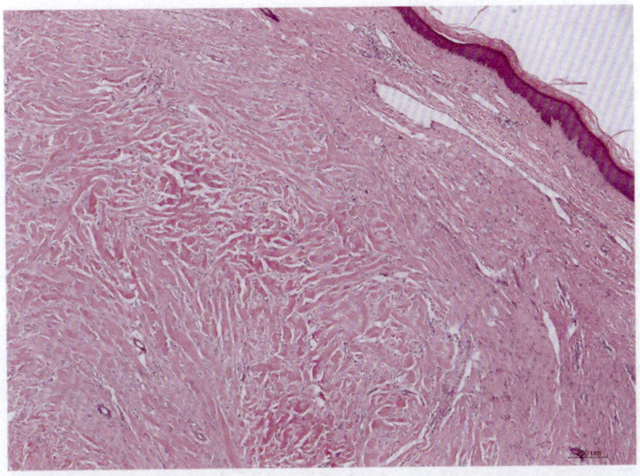

图 20-20A　结缔组织玻璃样变（瘢痕疙瘩）

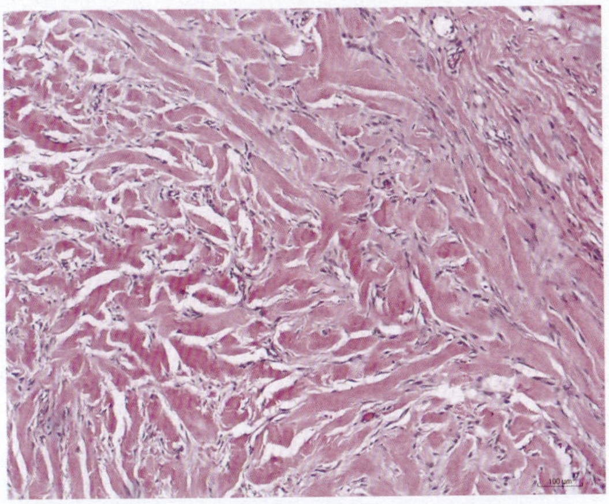

图 20-20B　结缔组织玻璃样变（瘢痕疙瘩）

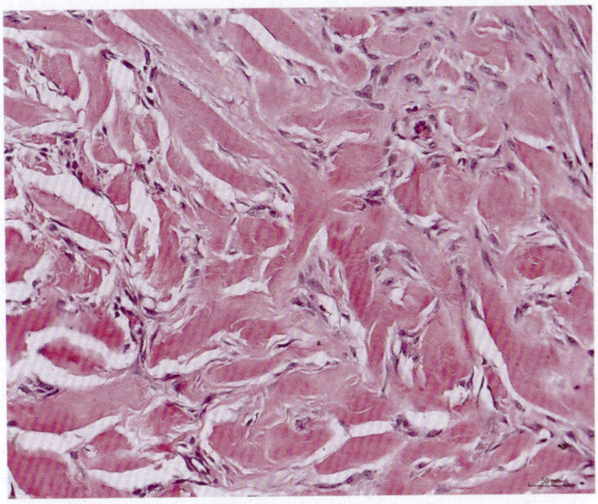

图 20-20C　结缔组织玻璃样变（瘢痕疙瘩）

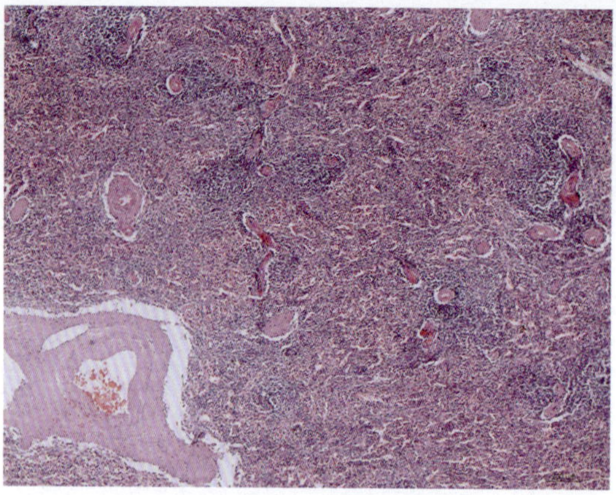

图 20-21A 脾小动脉玻璃样变

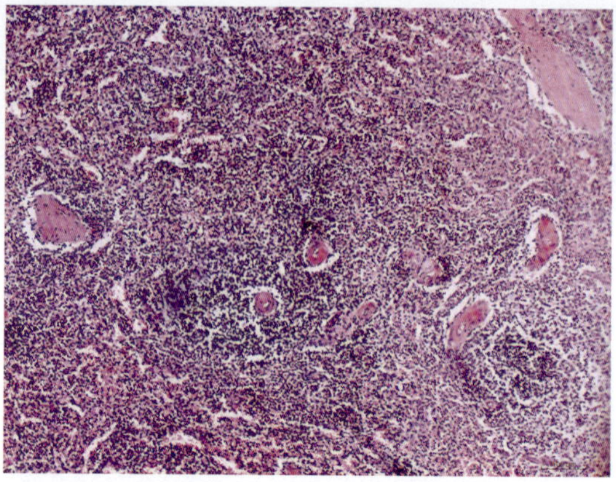

图 20-21B 脾小动脉玻璃样变

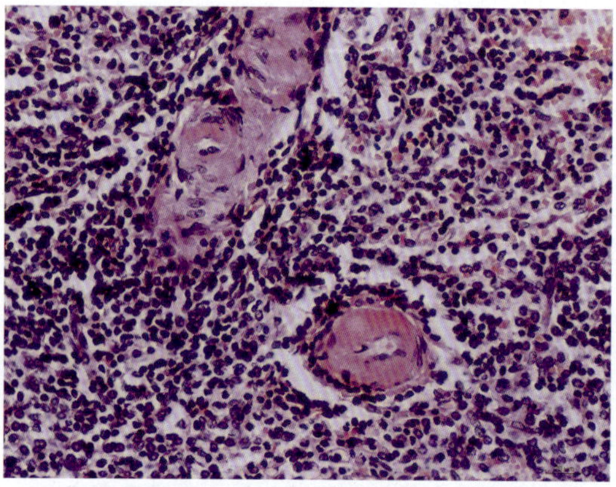

图 20-21C 脾小动脉玻璃样变

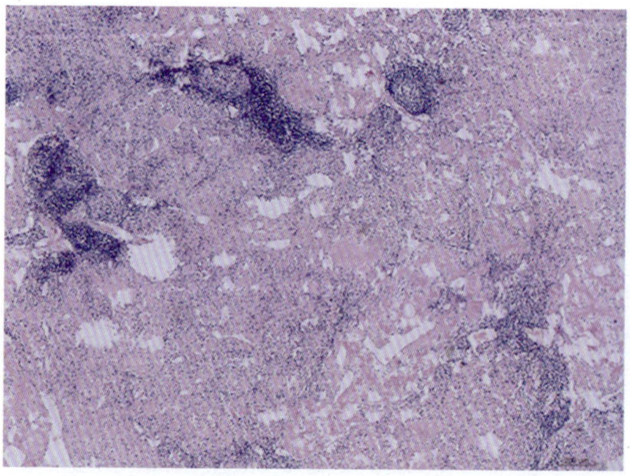

图 20-22A 淋巴结淀粉样变性

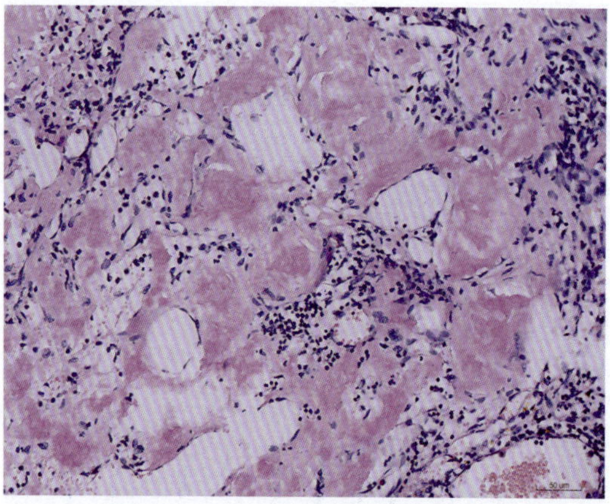

图 20-22B 淋巴结淀粉样变性

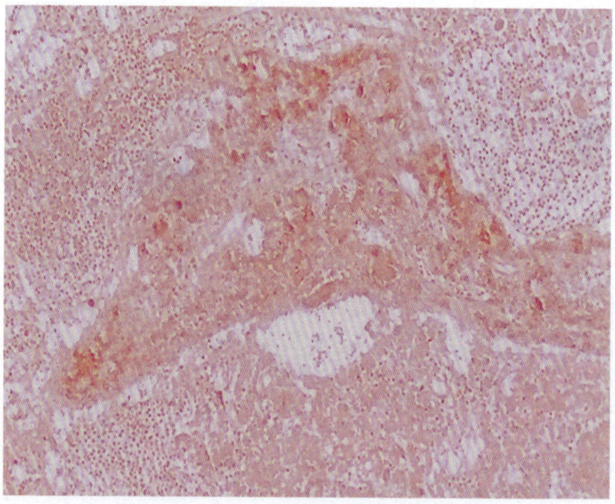

图 20-22C 淋巴结淀粉样变性

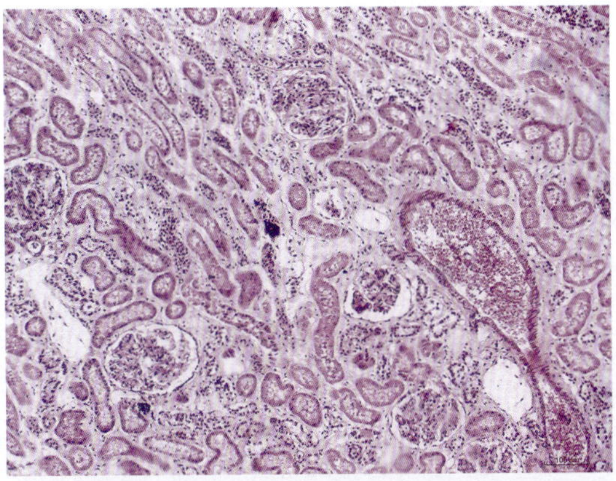

图 20-23A 肾小管营养不良性钙化

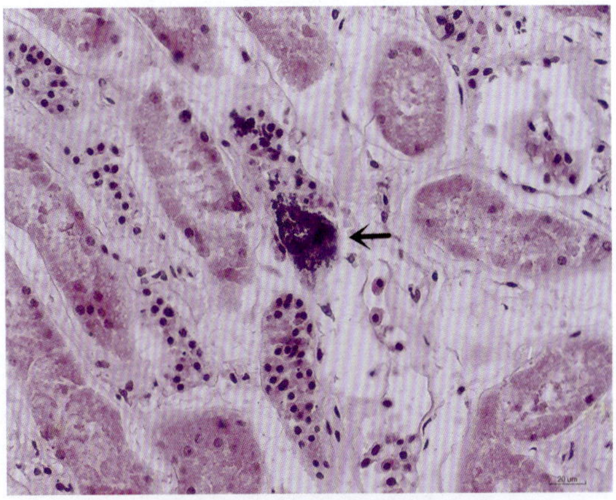

图 20-23B 肾小管营养不良性钙化

←钙化

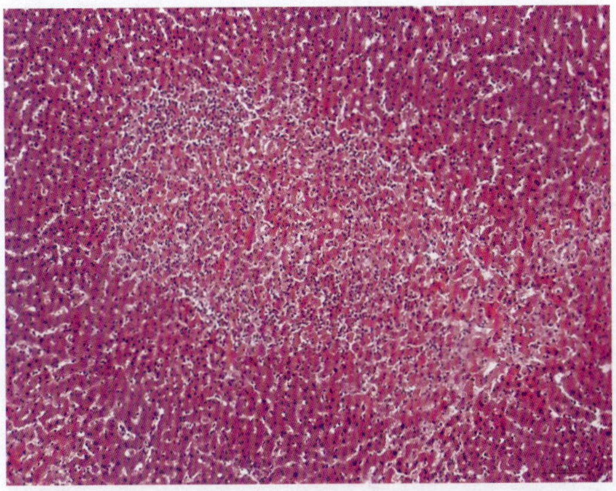

图 20-24A 坏死细胞核的改变

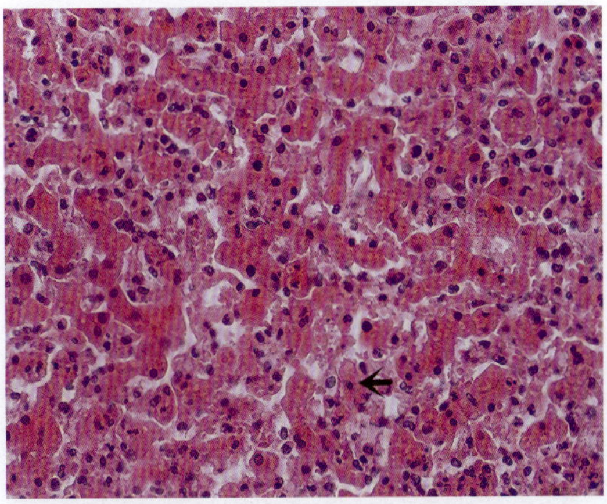

图 20-24B 坏死细胞核的改变

←核固缩

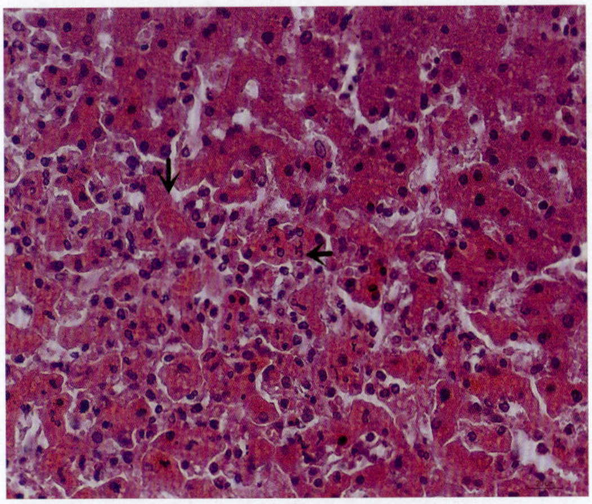

图 20-24C 坏死细胞核的改变

←核碎裂 ↓核溶解

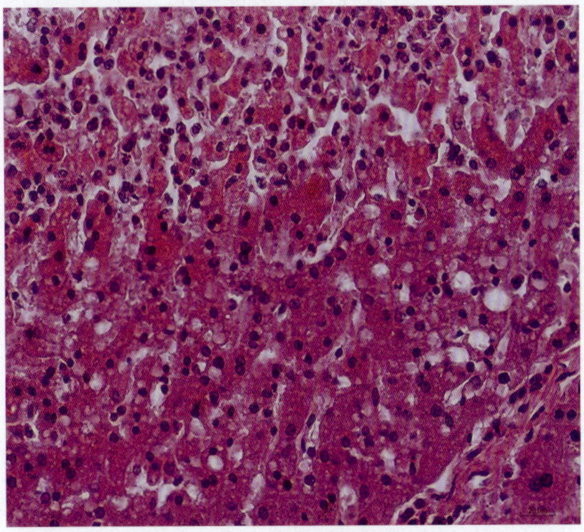

图 20-24D 坏死细胞核的改变

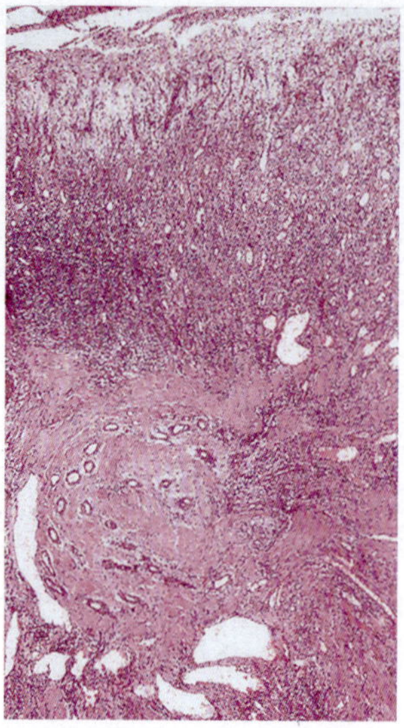

图 20-25A 肉芽组织

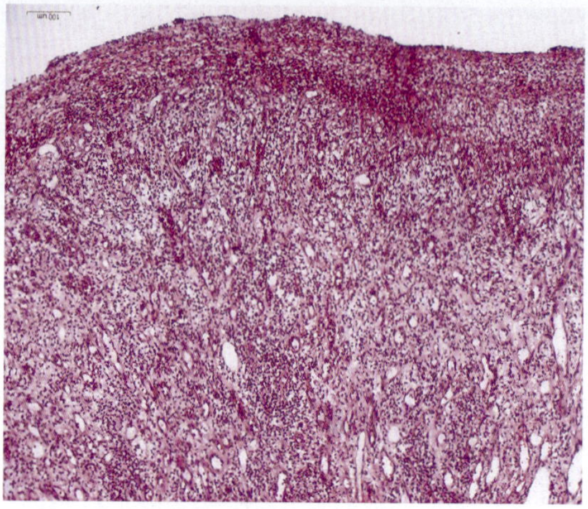

图 20-25B 肉芽组织

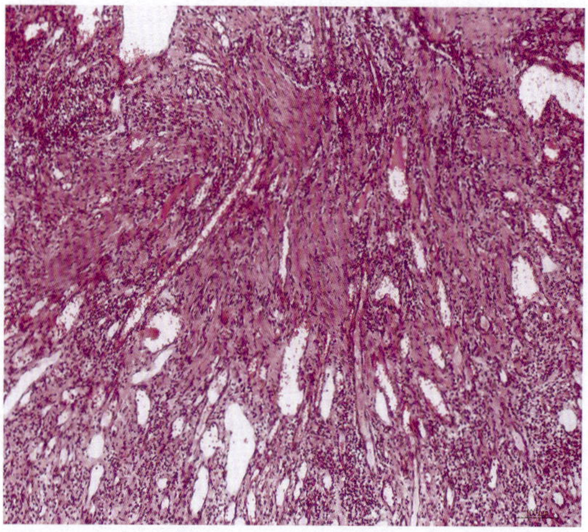

图 20-25C 肉芽组织

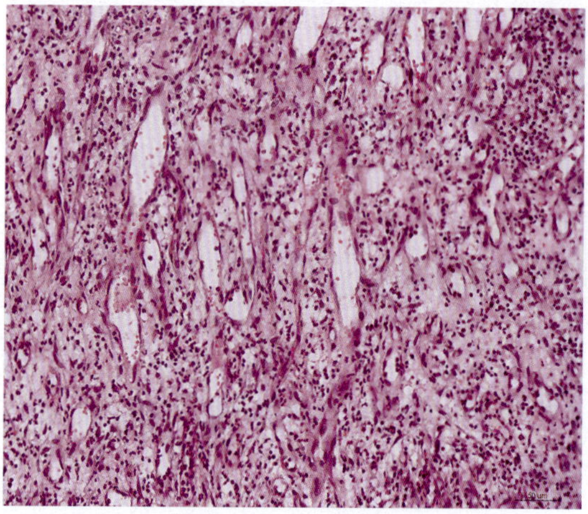

图 20-25D 肉芽组织

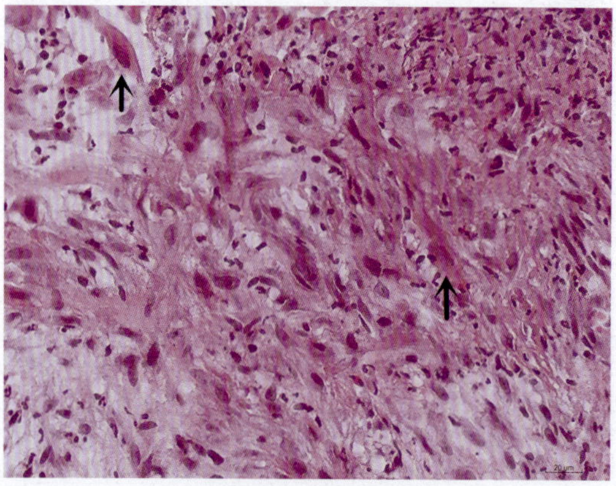

图 20-25E 肉芽组织
↑纤维母细胞

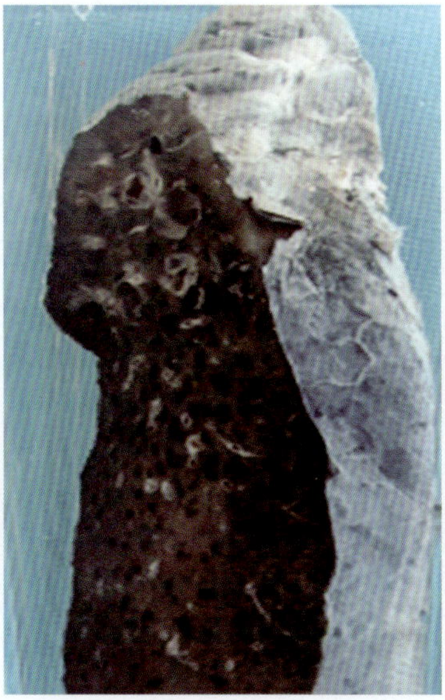

图 21-1　慢性肺淤血

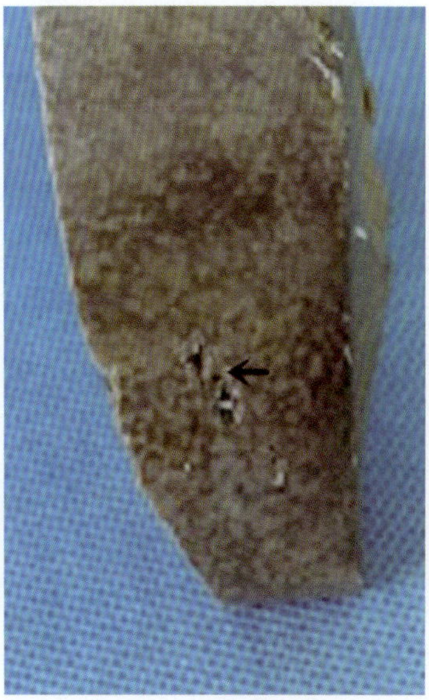

图 21-2　慢性肝淤血
←人为破坏

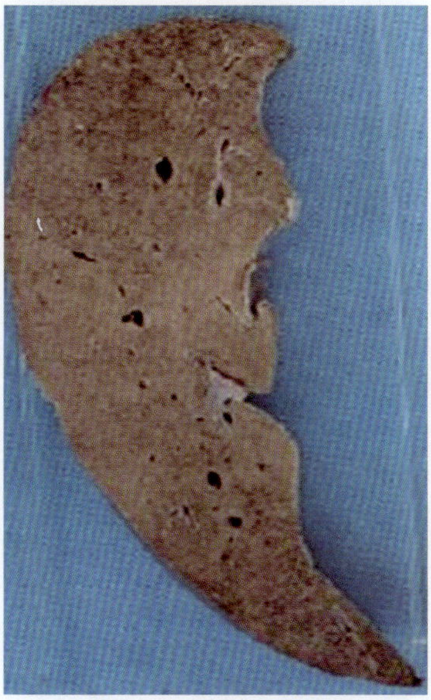

图 21-3　慢性肝淤血

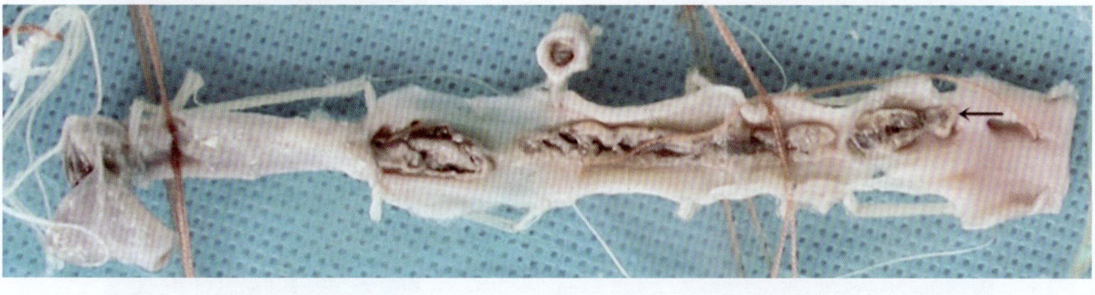

图 21-4　静脉血栓
←血栓头部

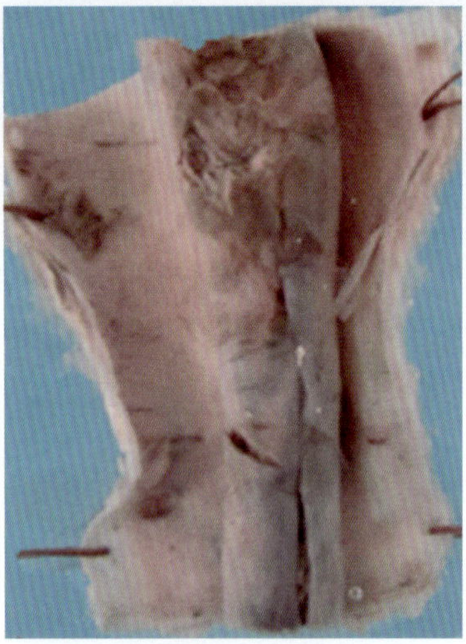

图 21-5　混合血栓

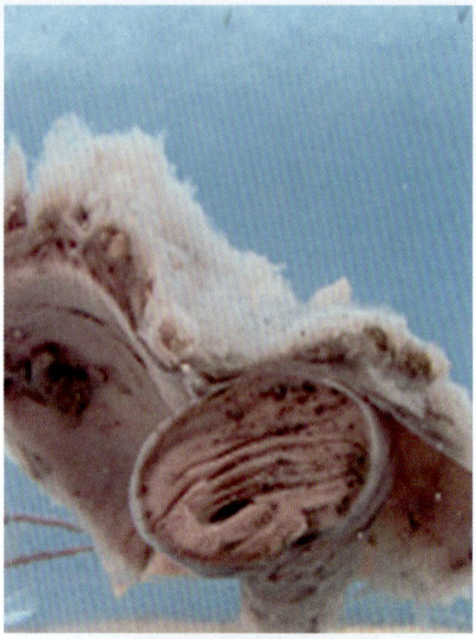

图 21-6　混合血栓

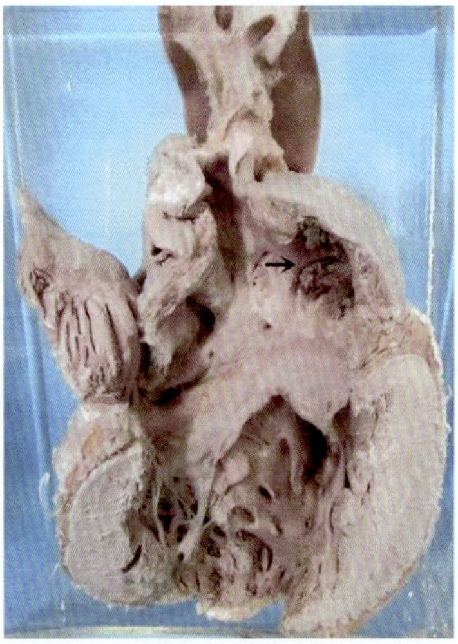

图 21-7　左心耳
→附壁血栓

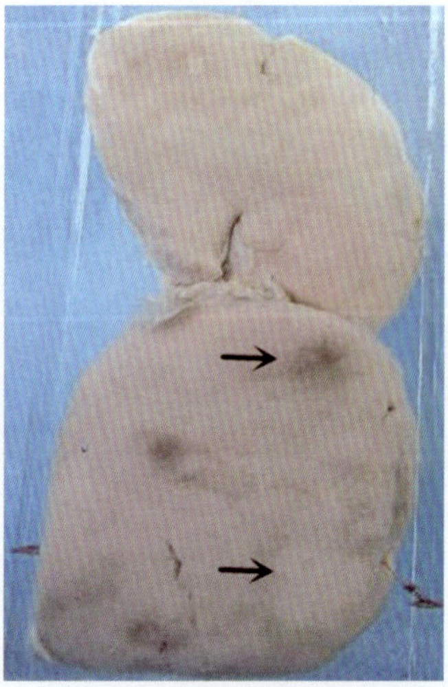

图 21-8　肾贫血性梗死
→坏死区

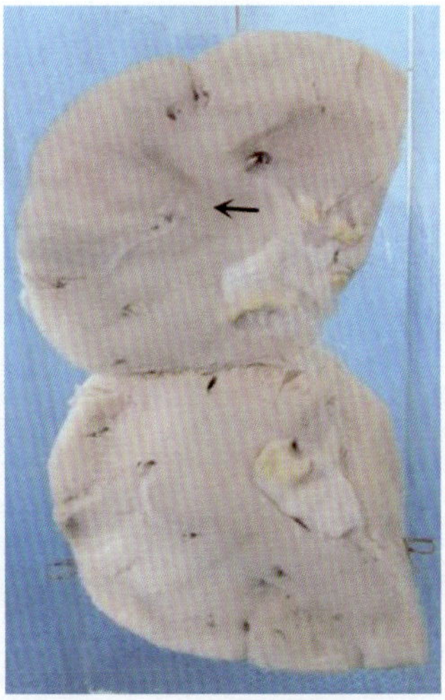

图 21-9　肾贫血性梗死
←坏死区

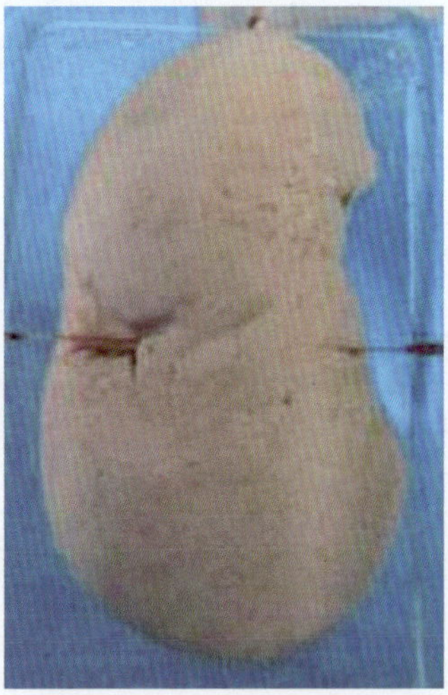

图 21-10　肾梗死后瘢痕

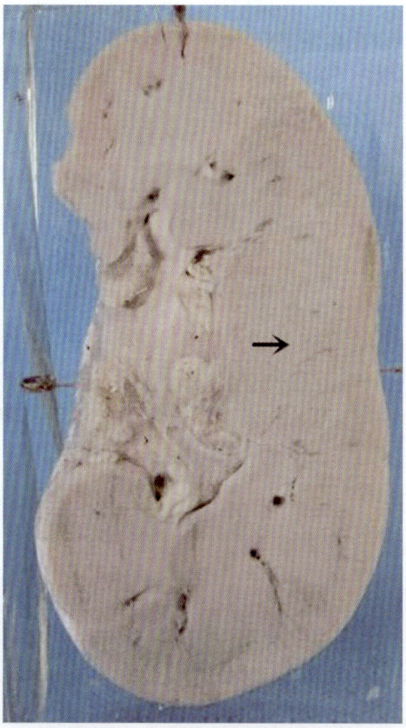

图 21-11　肾梗死后瘢痕
→皮髓界限消失

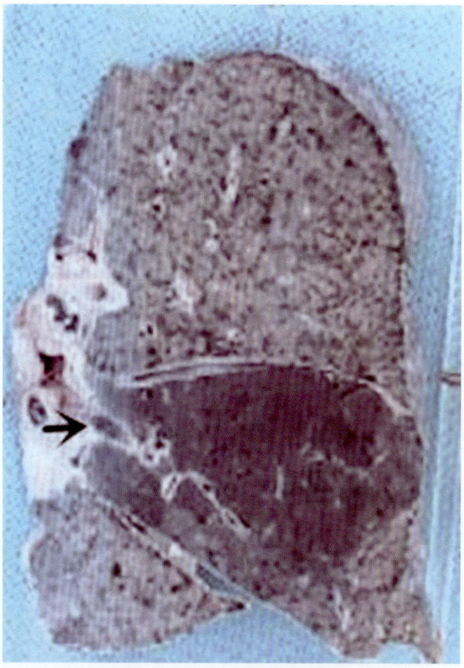

图 21-12　肺出血性梗死
→肺动脉血栓

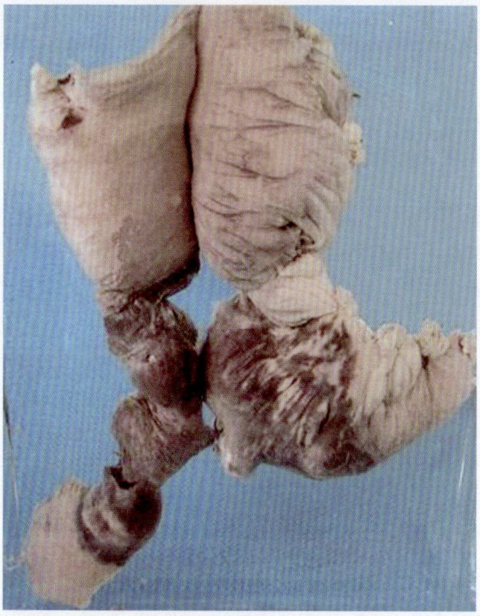

图 21-13　小肠出血性梗死

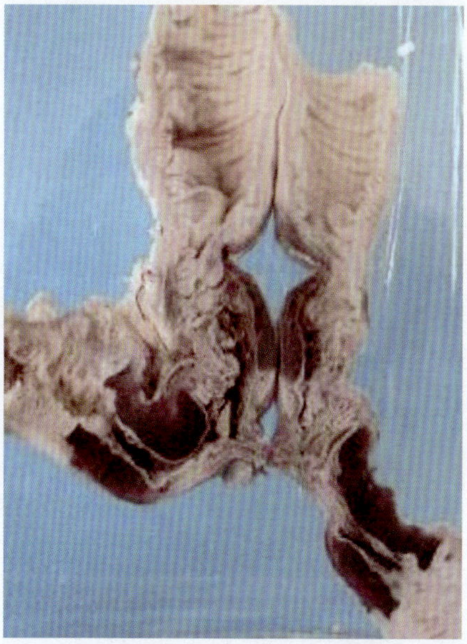

图 21-14　小肠出血性梗死

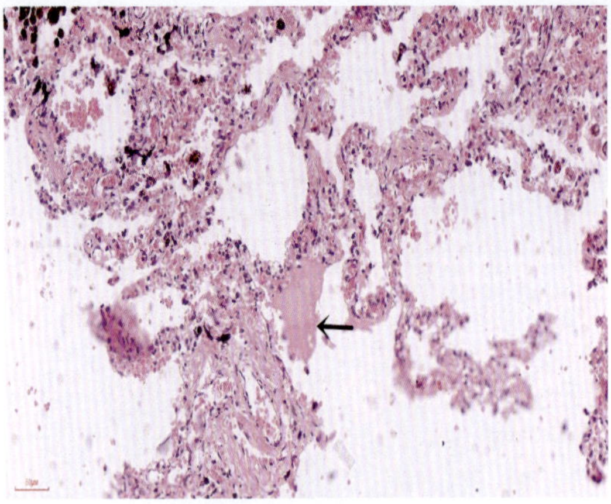

图 21-15　慢性肺淤血
←水肿液

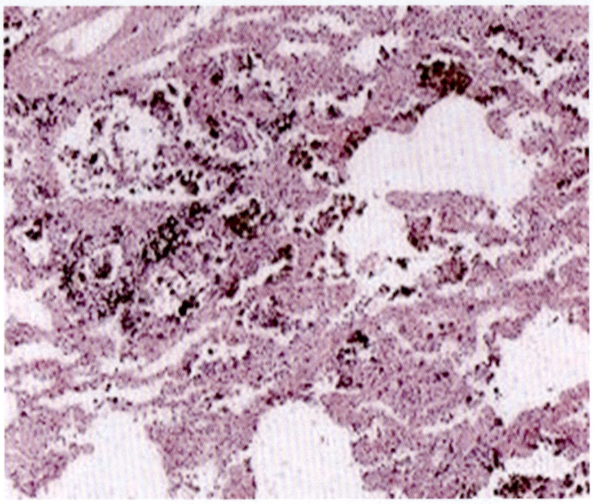

图 21-16　慢性肺淤血

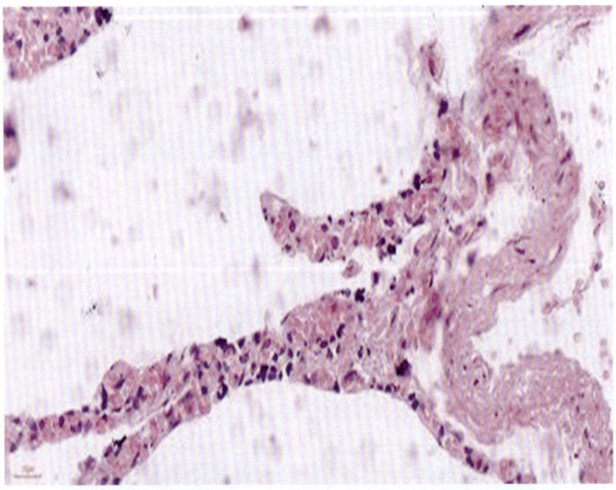

图 21-17　慢性肺淤血

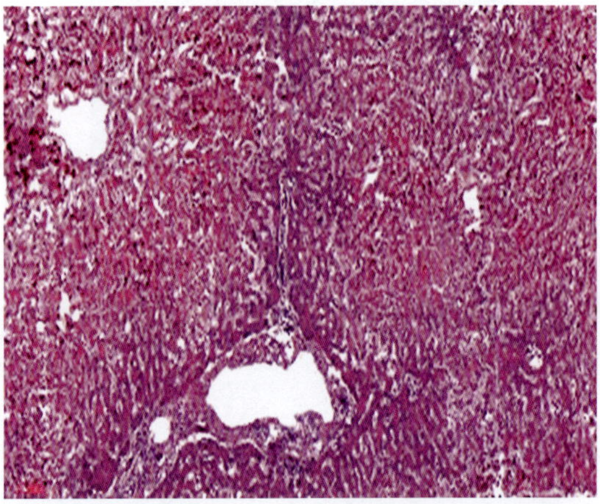

图 21-18　慢性肝淤血

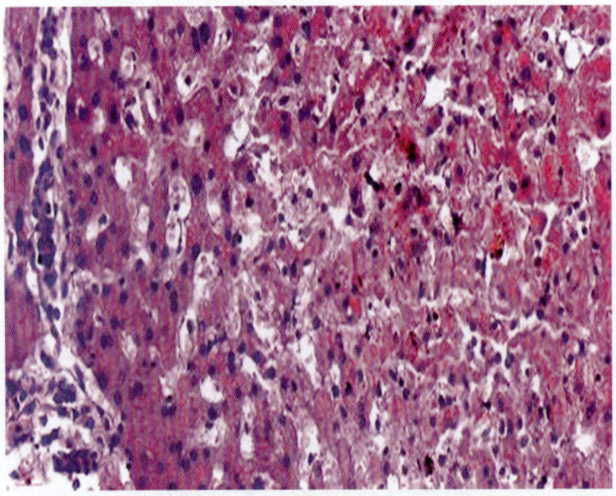

图 21-19　慢性肝淤血

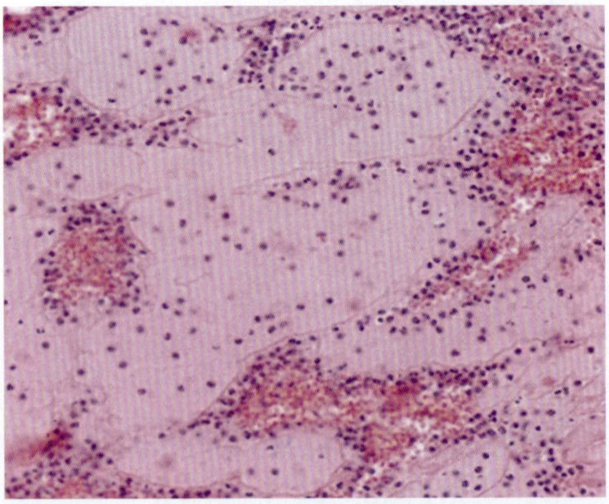

图 21-20　混合血栓

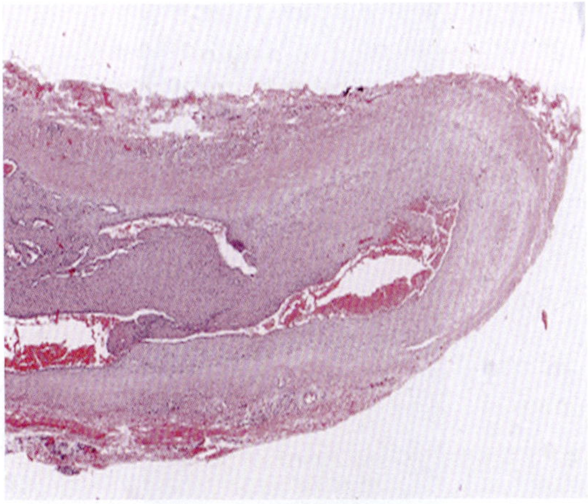

图 21-21　血栓机化

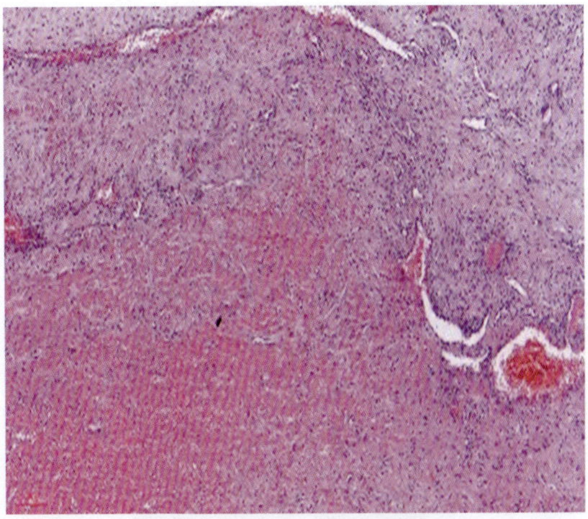

图 21-22　血栓机化

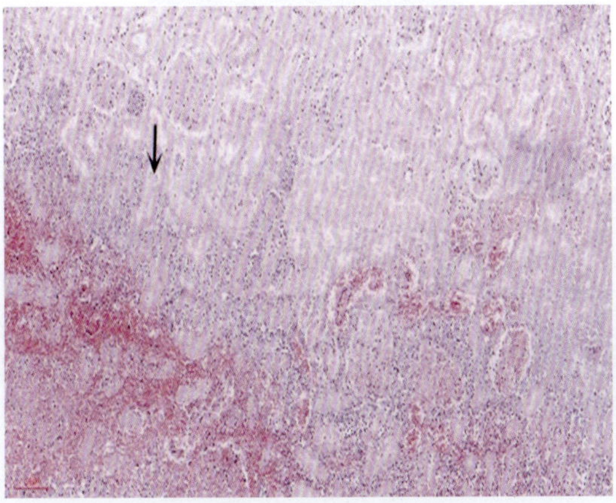

图 21-23　肾贫血性梗死
↓炎细胞浸润，充血出血带

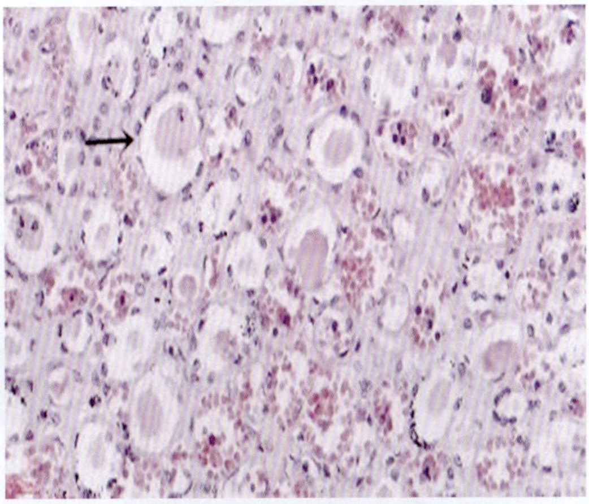

图 21-24　肾贫血性梗死
→管型

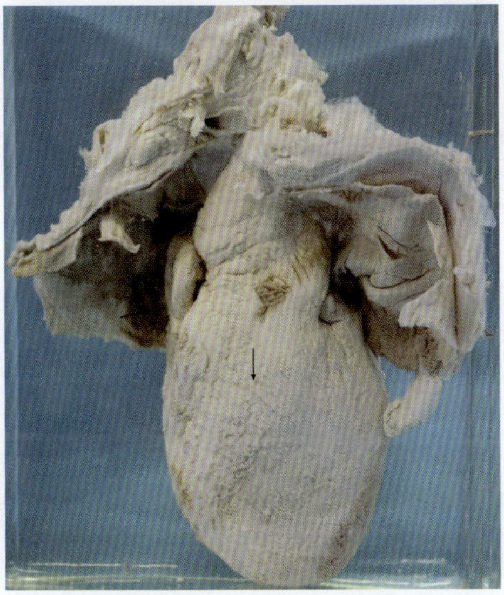

图 22-1A　纤维素性心包炎
↓绒毛

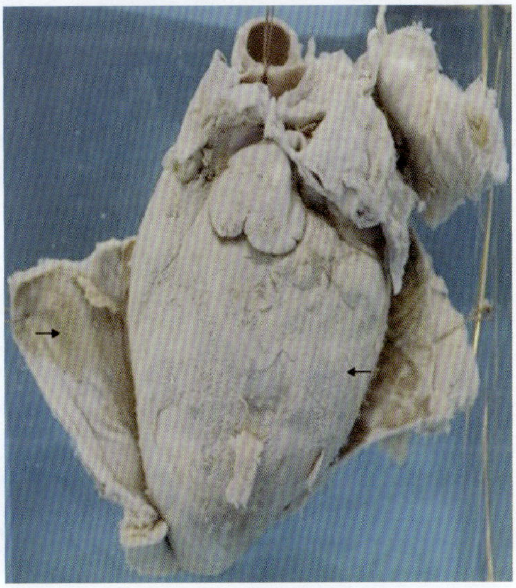

图 22-1B　纤维素性心包炎
→绒毛

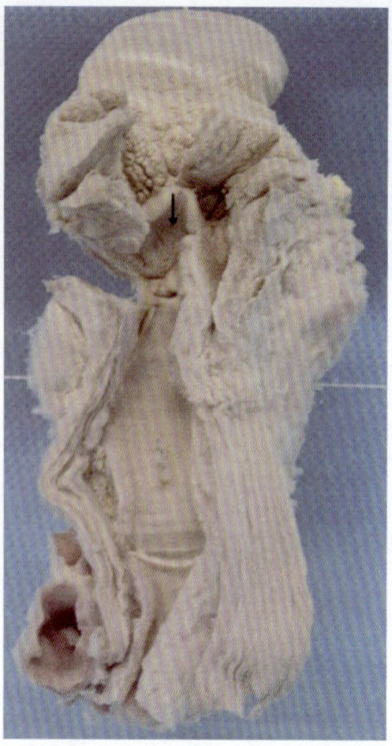

图 22-2　喉白喉（假膜性炎）
↓假膜

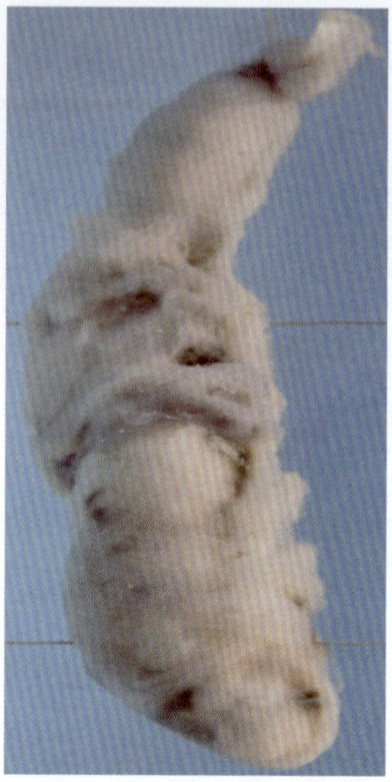

图 22-3A　急性化脓性阑尾炎

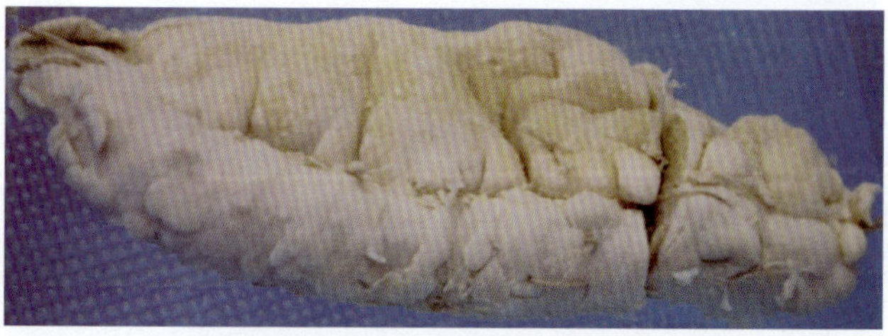

图 22-4A　慢性阑尾炎急性发作

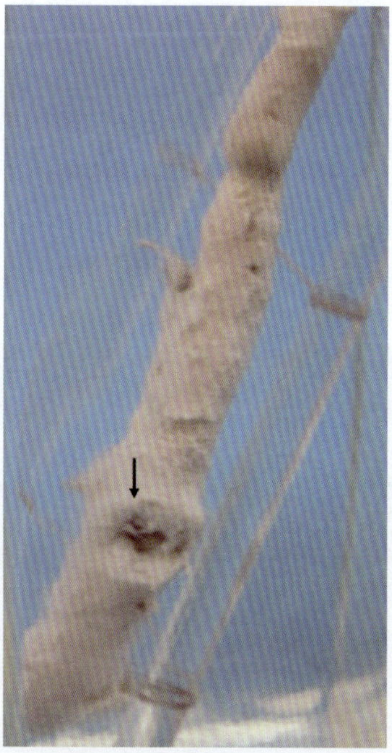

图 22-3B　急性化脓性阑尾炎伴穿孔
↓穿孔

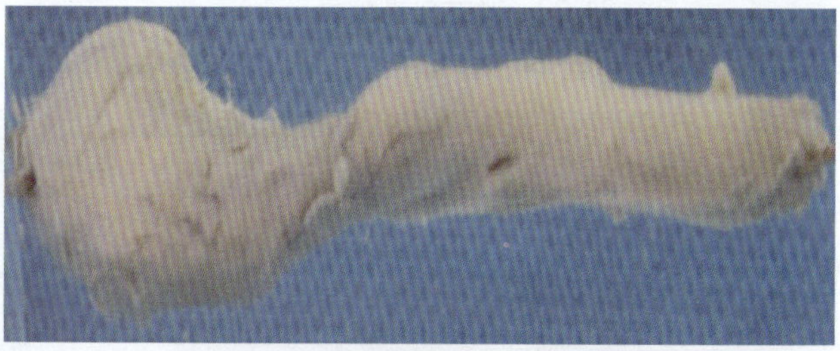

图 22-4B　慢性阑尾炎急性发作

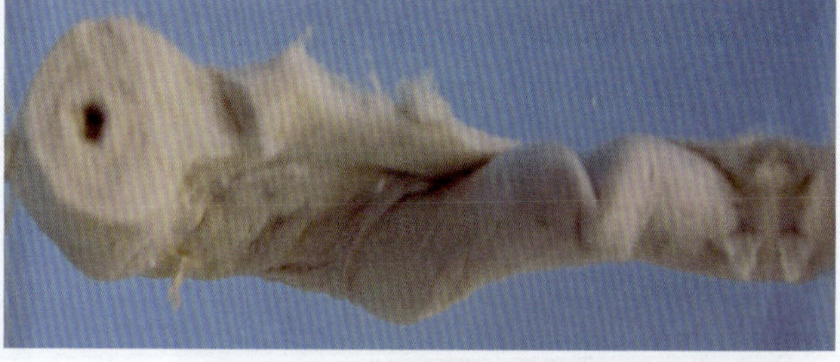

图 22-4C　慢性阑尾炎急性发作

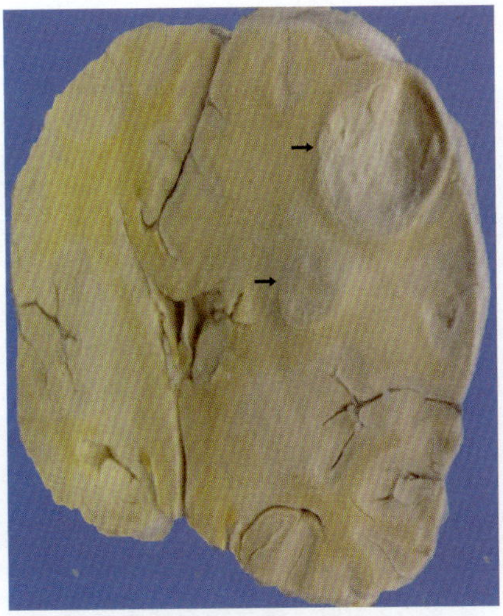

图 22-5　脑脓肿
→脓肿

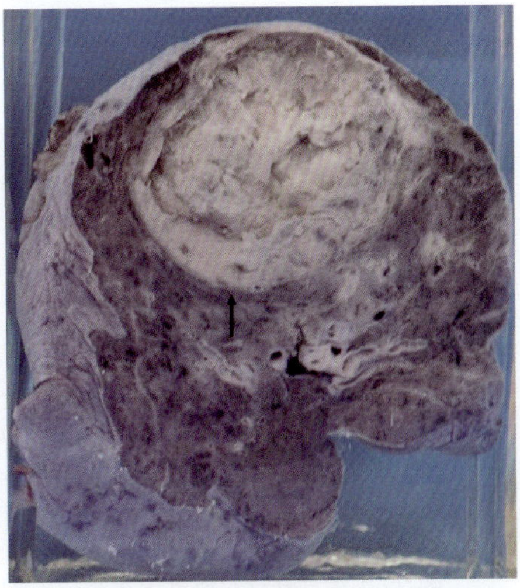

图 22-6　肺脓肿
↑脓肿壁

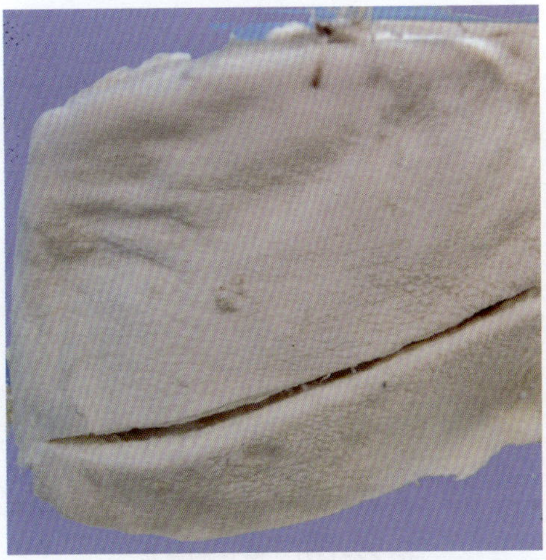

图 22-7A　脓胸

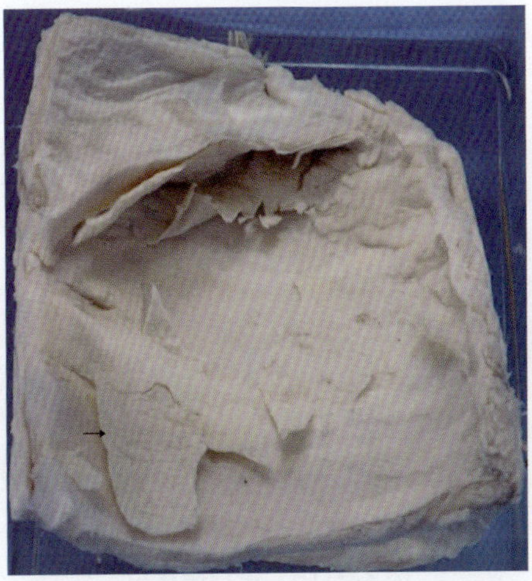

图 22-7B　脓胸

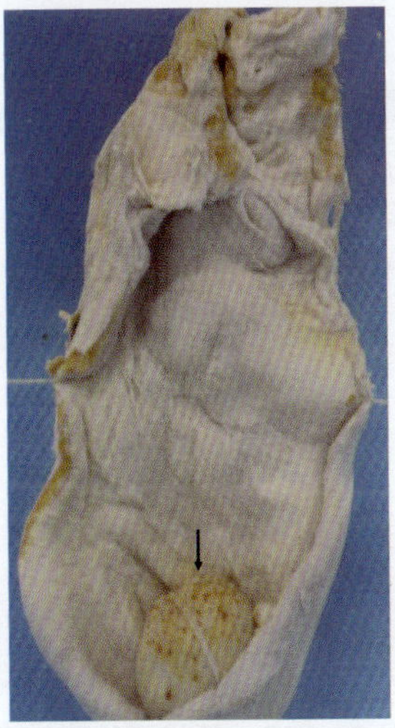

图 22-8　慢性胆囊炎伴胆石症
↓结石

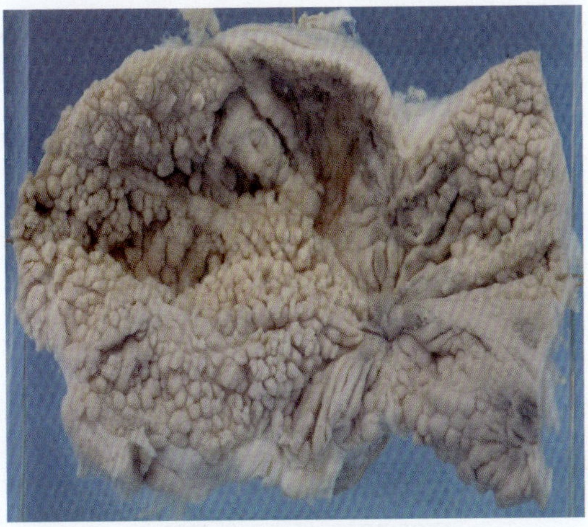

图 22-9　慢性滑膜炎

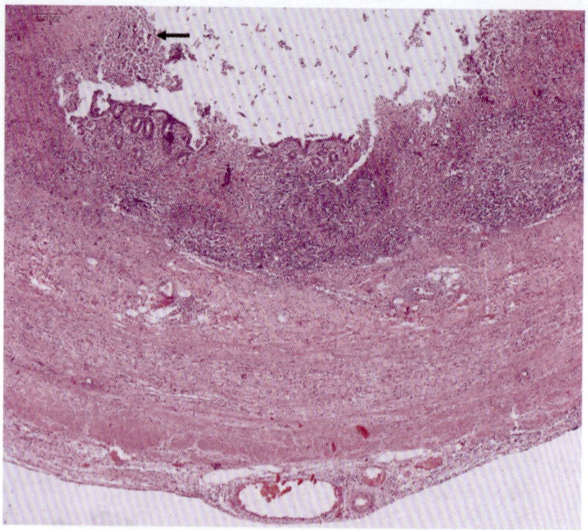

图 22-10A　蜂窝织炎性阑尾炎

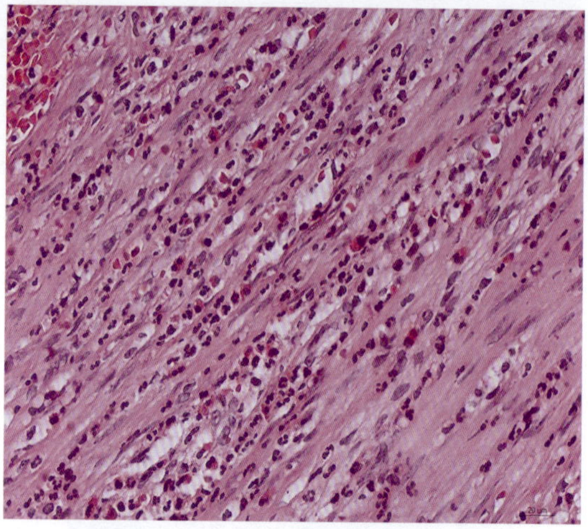

图 22-10B　蜂窝织炎性阑尾炎

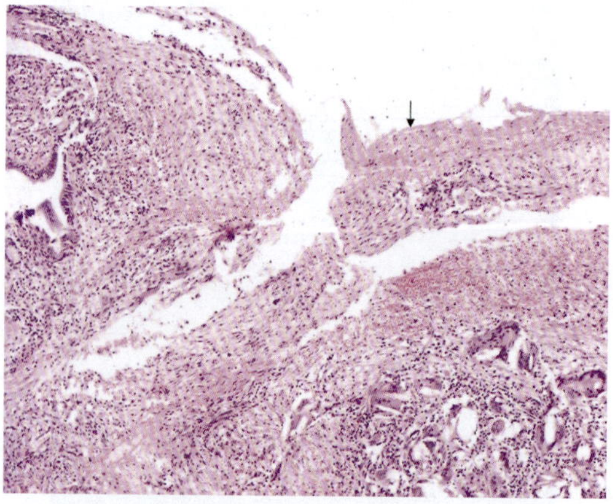

图 22-11A　慢性胆囊炎
↓溃疡

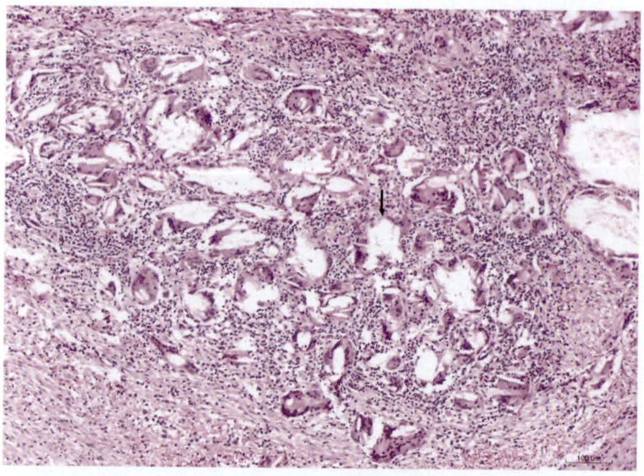

图 22-11B　慢性胆囊炎
→异物巨细胞

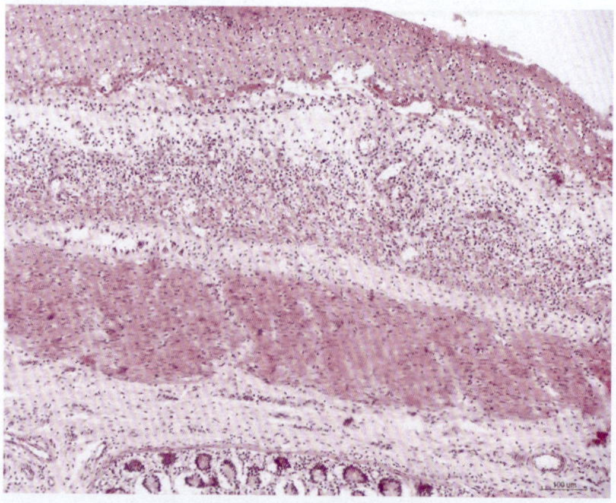

图 22-12A　纤维素性腹膜炎

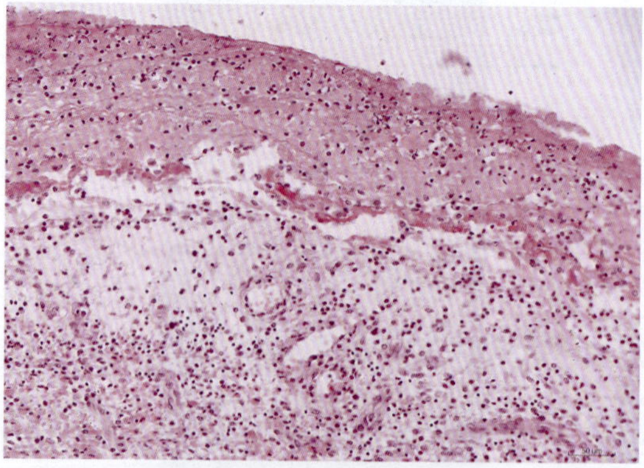

图 22-12B　纤维素性腹膜炎

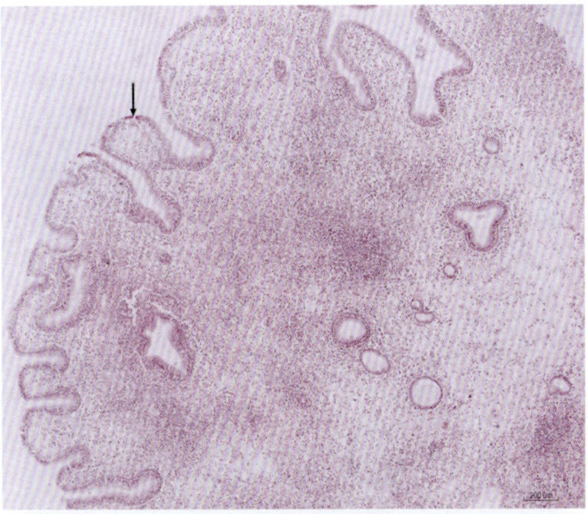

图 22-13A　鼻息肉
↓半岛状息肉

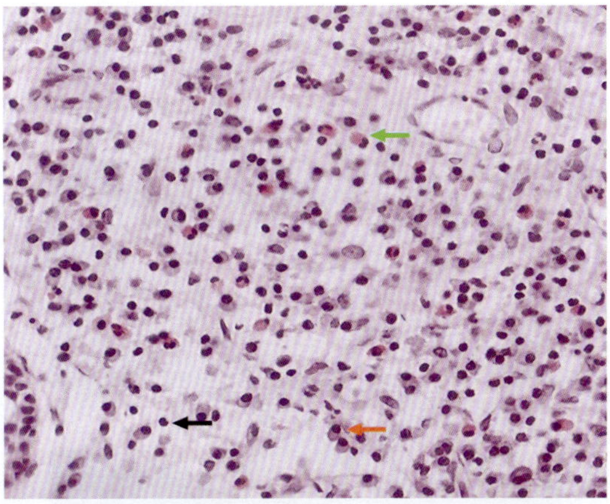

图 22-13B　鼻息肉
←淋巴细胞，↓浆细胞，→嗜酸性粒细胞

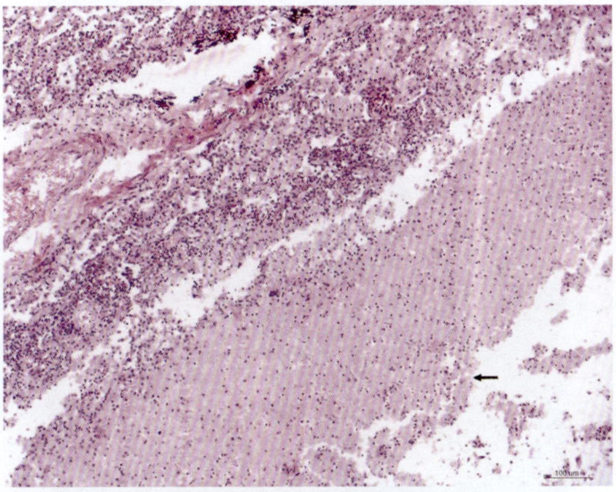

图 22-14　肺脓肿
←脓性渗出物

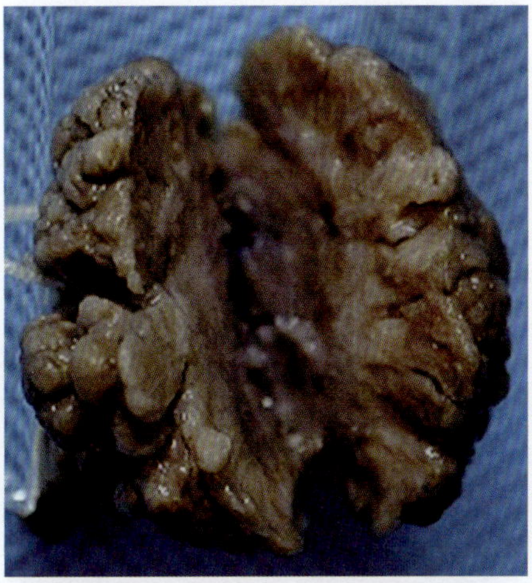

图 23-1　皮肤乳头状瘤

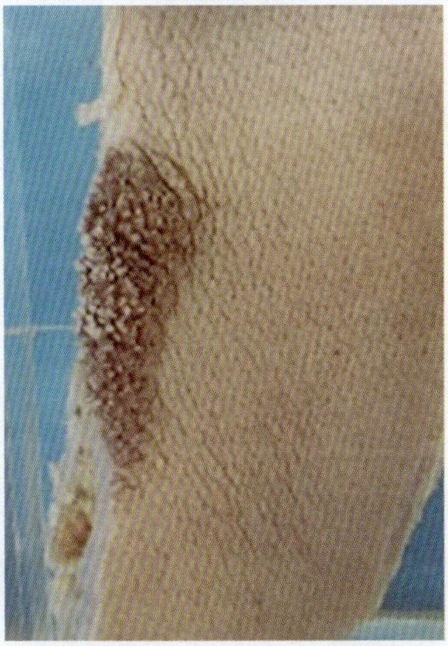

图 23-2A　皮肤乳头状瘤

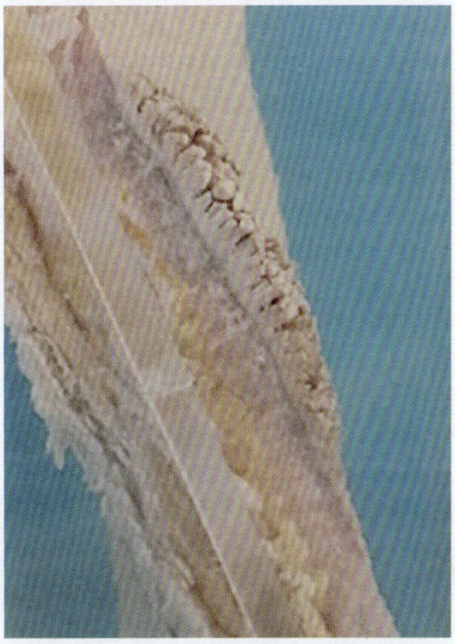

图 23-2B　皮肤乳头状瘤

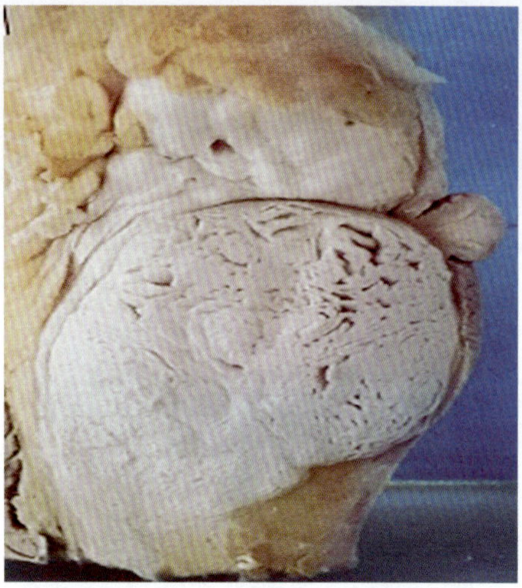

图 23-3 乳腺纤维腺瘤

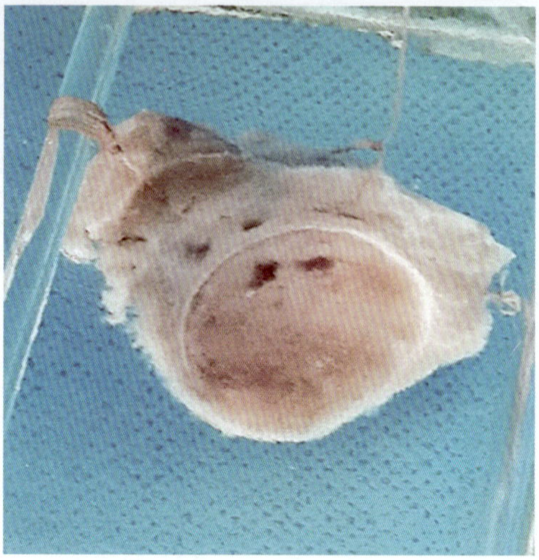

图 23-4 甲状腺腺瘤

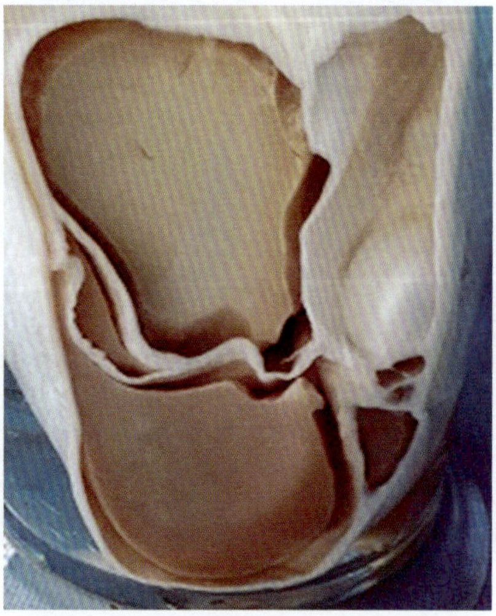

图 23-5A 卵巢多房性黏液性囊腺瘤

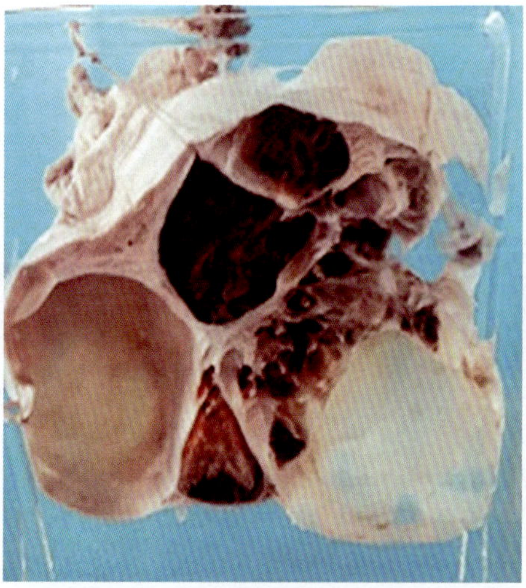

图 23-5B 卵巢多房性黏液性囊腺瘤

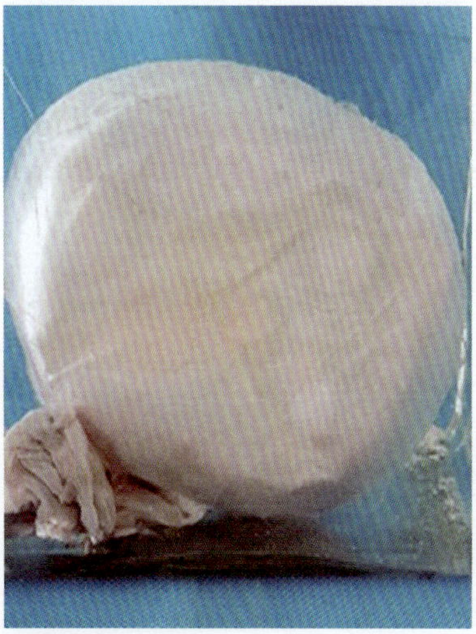

图 23-6 卵巢单房性浆液性囊腺瘤

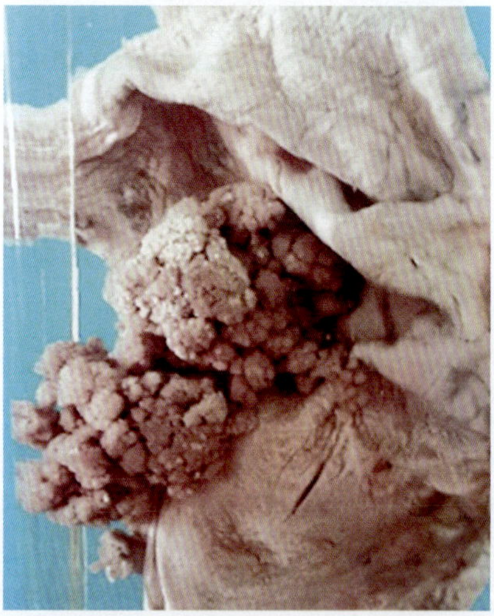

图 23-7 卵巢单房性乳头状囊腺瘤

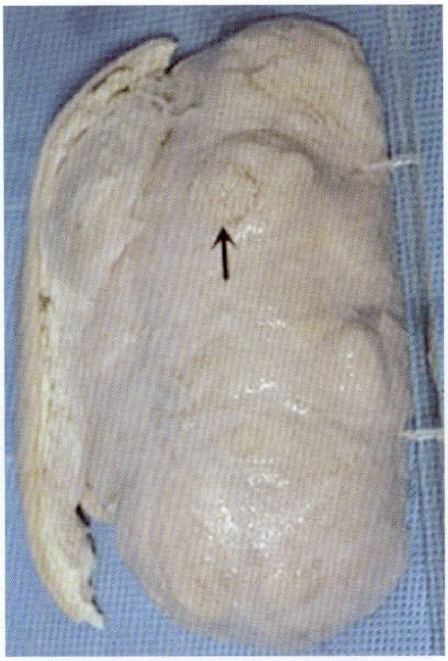

图 23-8A　腮腺多形性腺瘤
↑包膜不完整

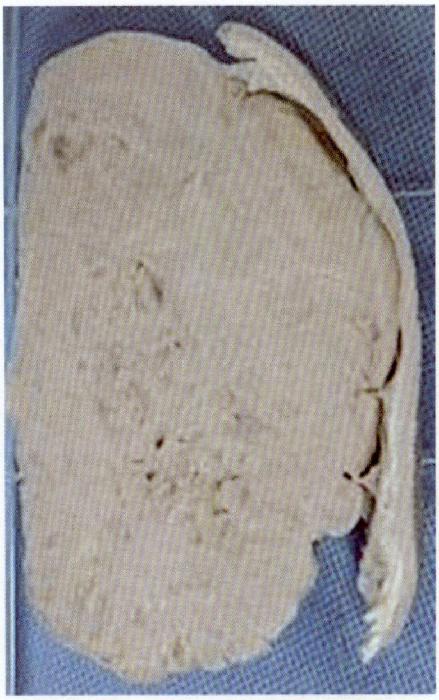

图 23-8B　腮腺多形性腺瘤

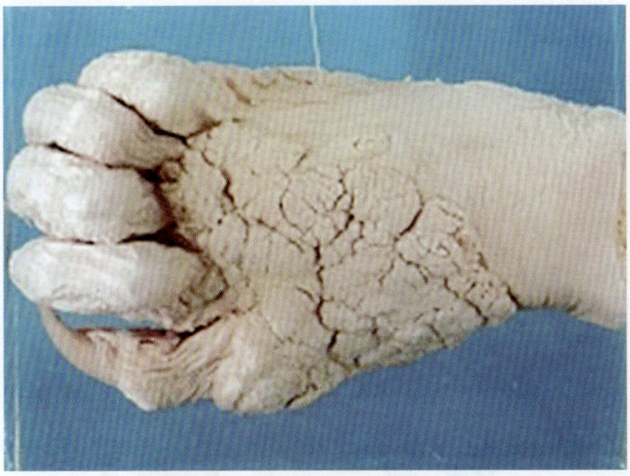

图 23-9　鳞状细胞癌

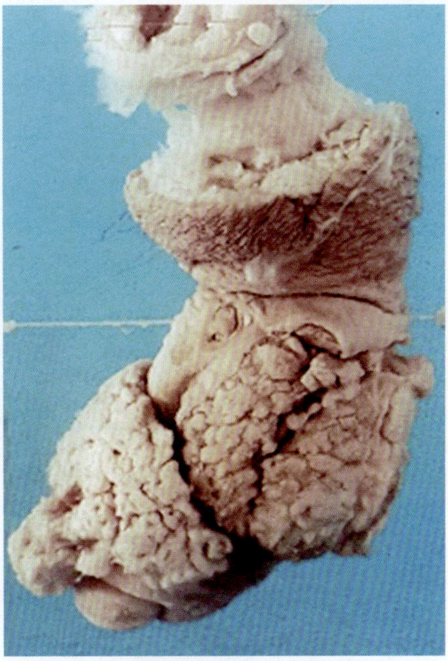

图 23-10　鳞状细胞癌

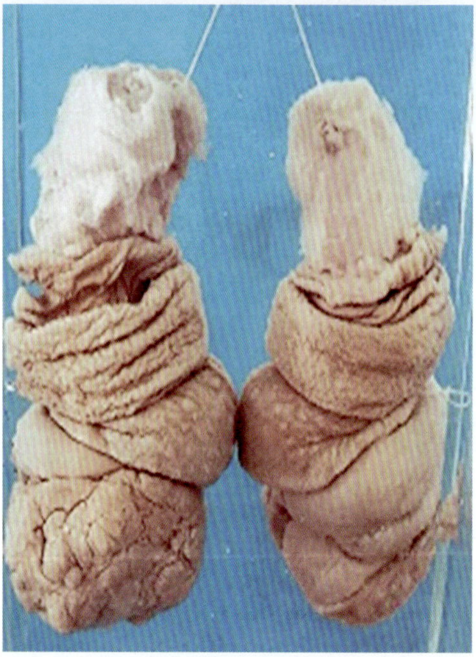

图 23-11A 鳞状细胞癌

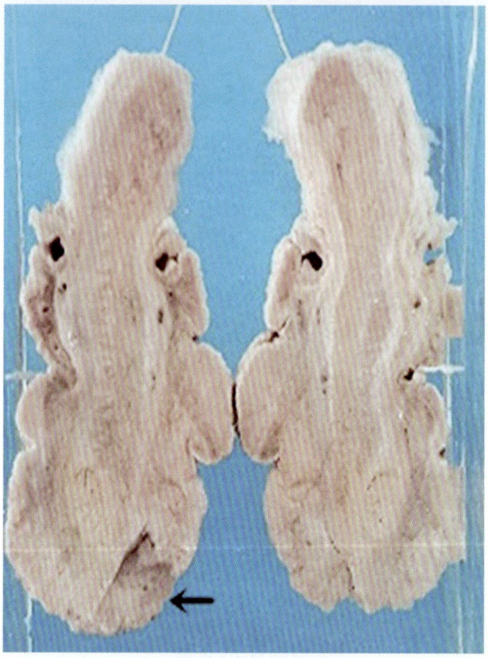

图 23-11B 鳞状细胞癌
←已被取材做病理活检

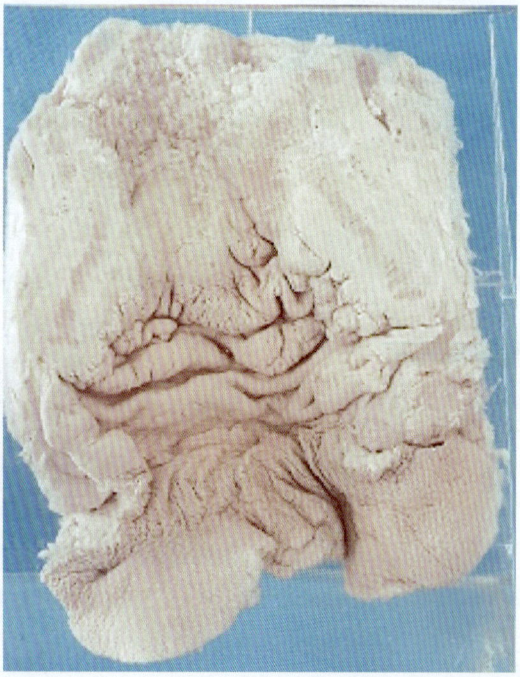

图 23-12 胶样型直肠癌

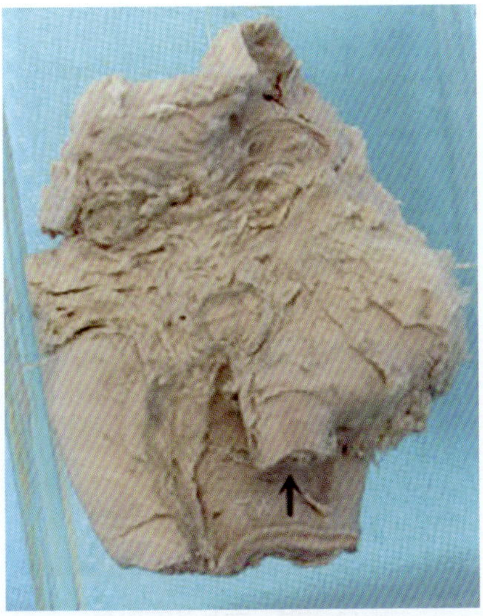

图 23-13A　隆起型大肠癌
↑阑尾根部

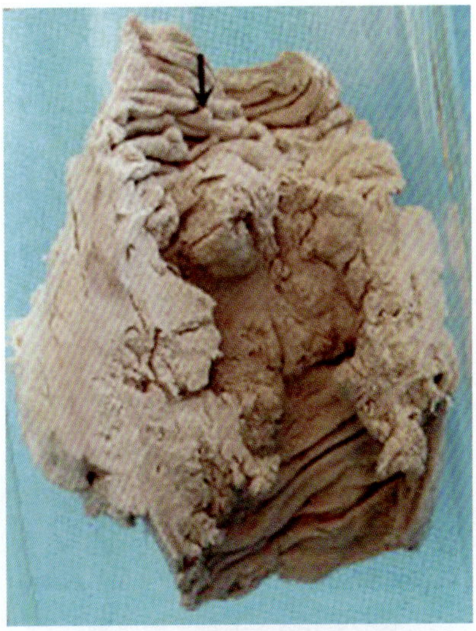

图 23-13B　隆起型大肠癌
↑小息肉

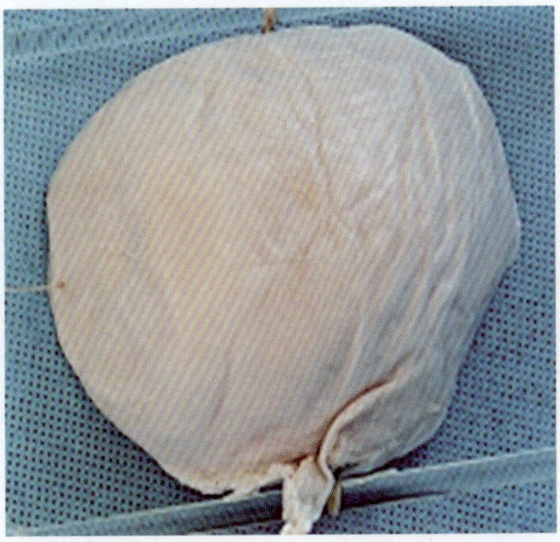

图 23-14A　纤维瘤

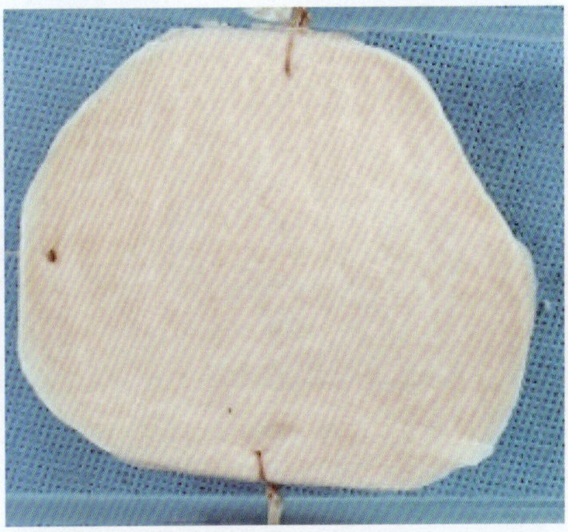

图 23-14B　纤维瘤

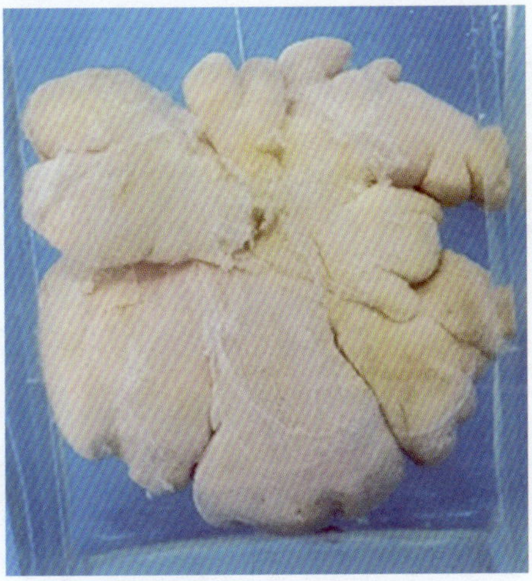

图 23-15　脂肪瘤

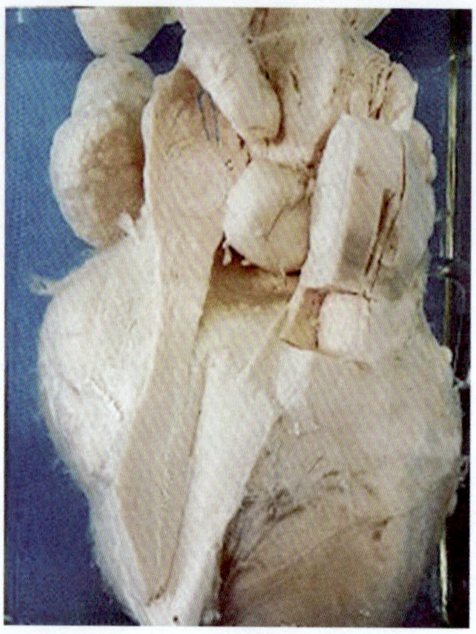

图 23-16A 子宫平滑肌瘤

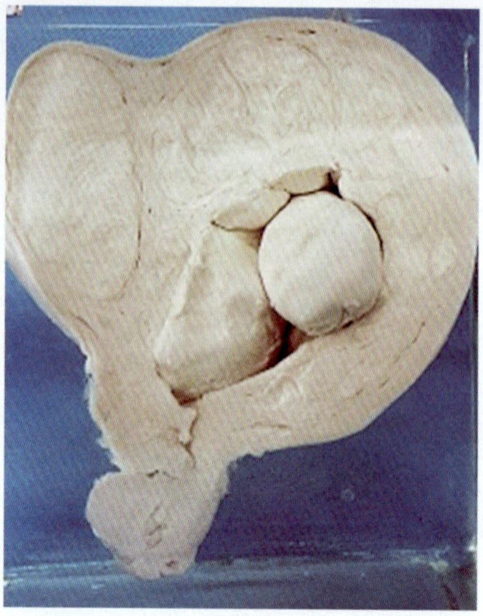

图 23-16B 子宫平滑肌瘤

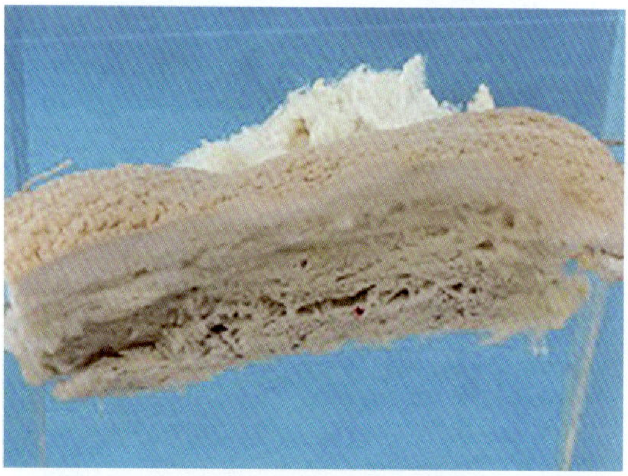

图 23-17A 海绵状血管瘤

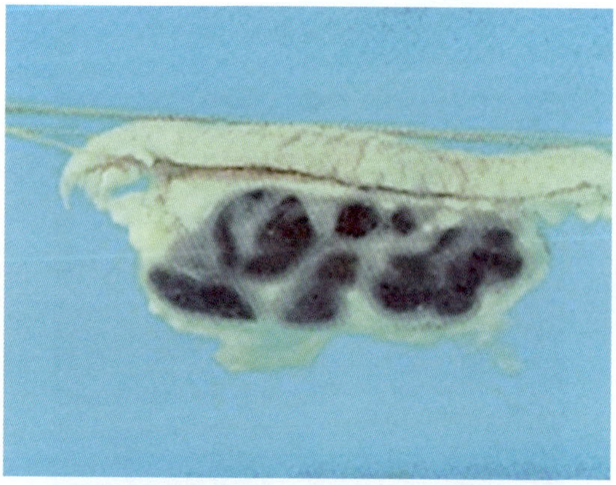

图 23-17B 海绵状血管瘤

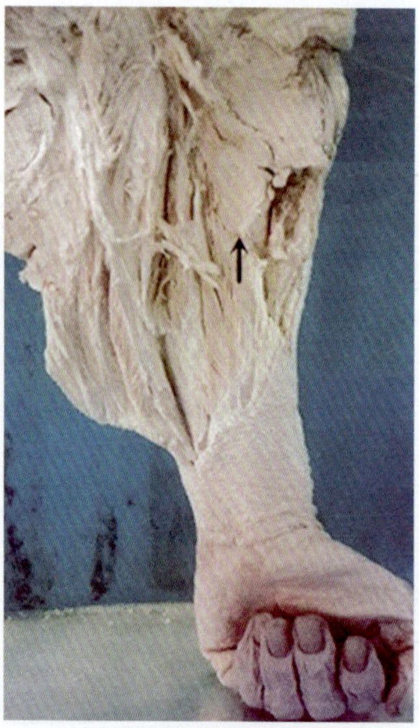

图 23-18A 纤维肉瘤

↑肿瘤

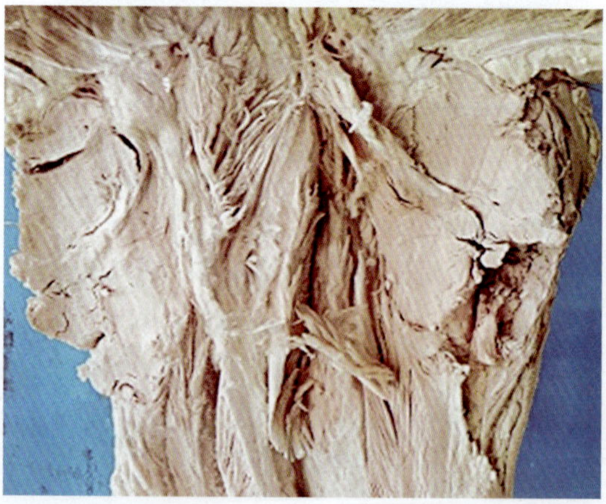

图 23-18B 纤维肉瘤

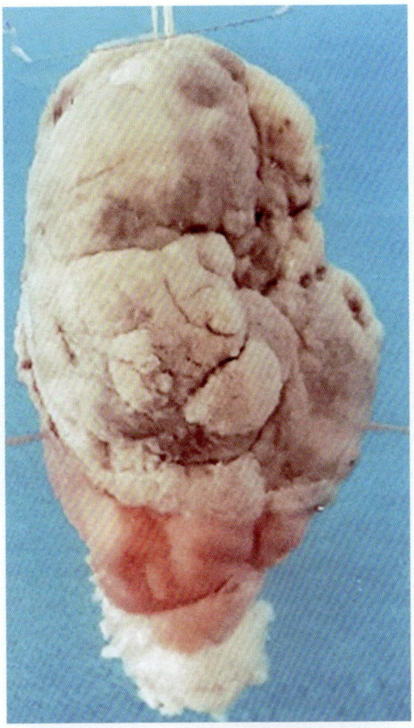

图 23-19A　恶性黑色素瘤

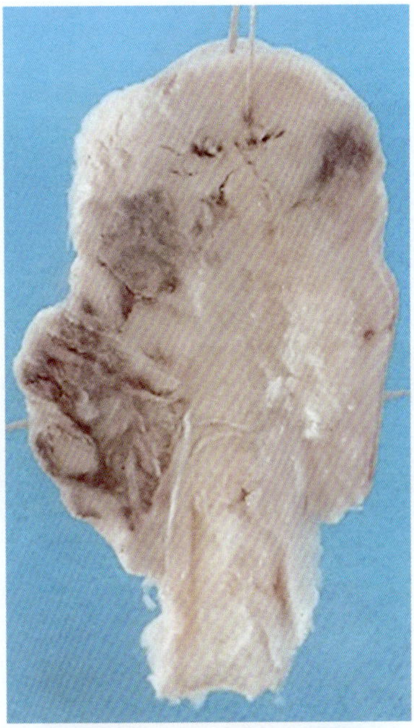

图 23-19B　恶性黑色素瘤

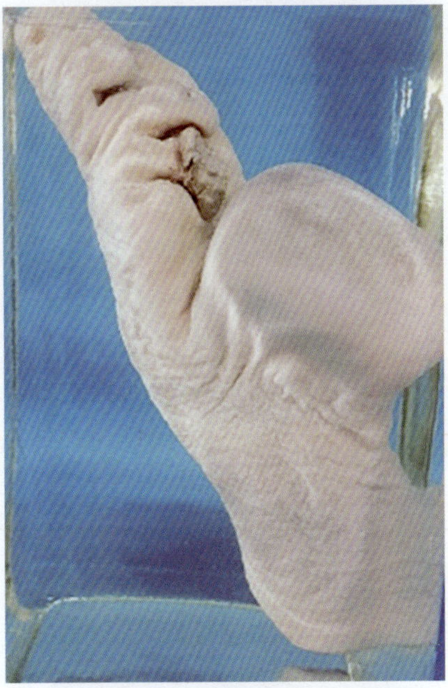

图 23-20　恶性黑色素瘤

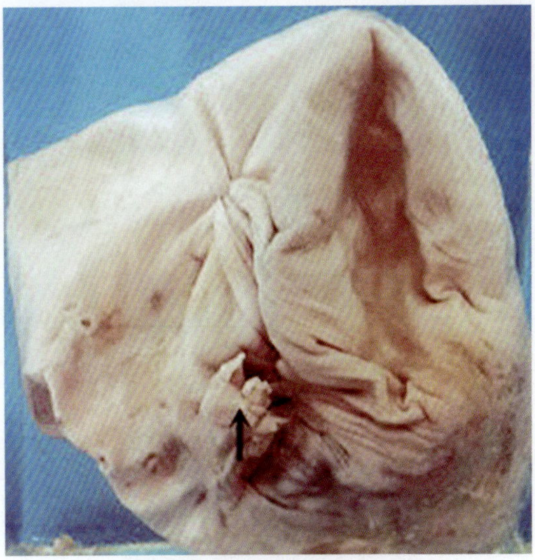

图 23-21　畸胎瘤
↑牙齿

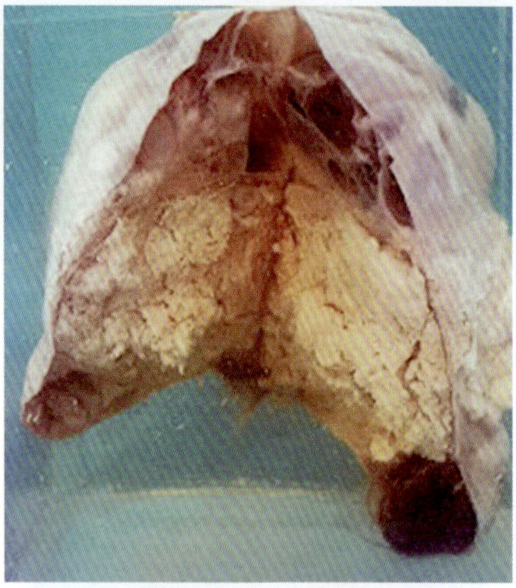

图 23-22　畸胎瘤

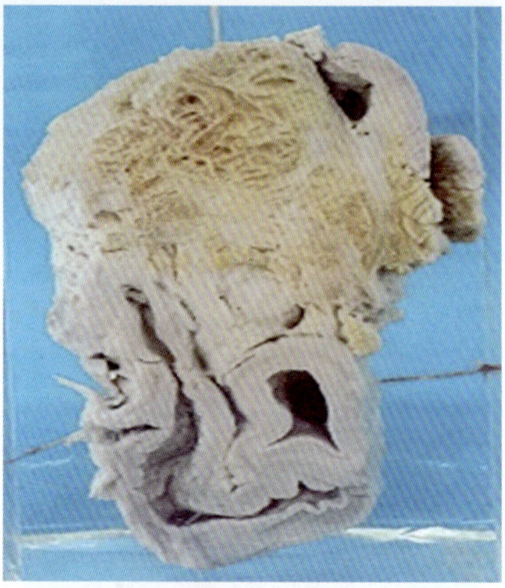

图 23-23　畸胎瘤

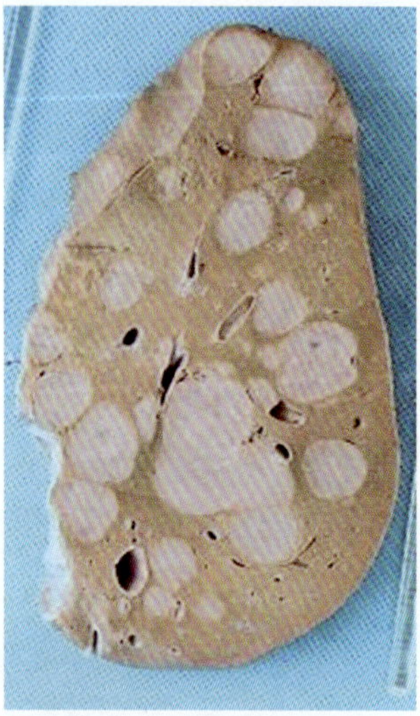

图 23-24A　肝转移性癌

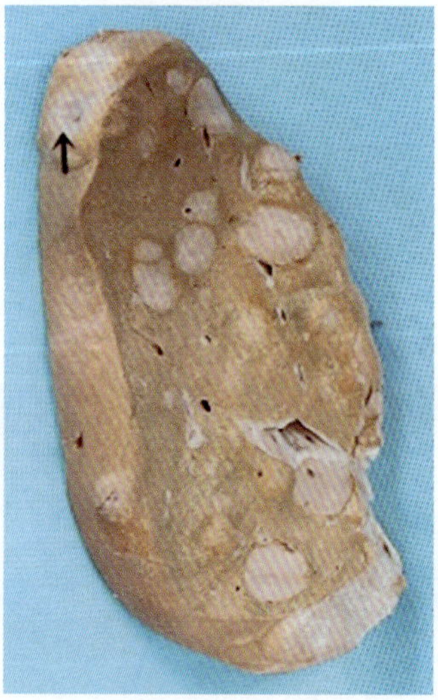

图 23-24B　肝转移性癌
↑癌脐

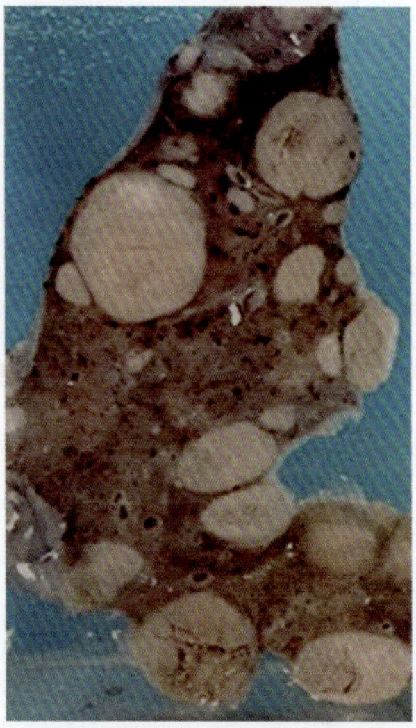

图 23-25　肺转移性瘤

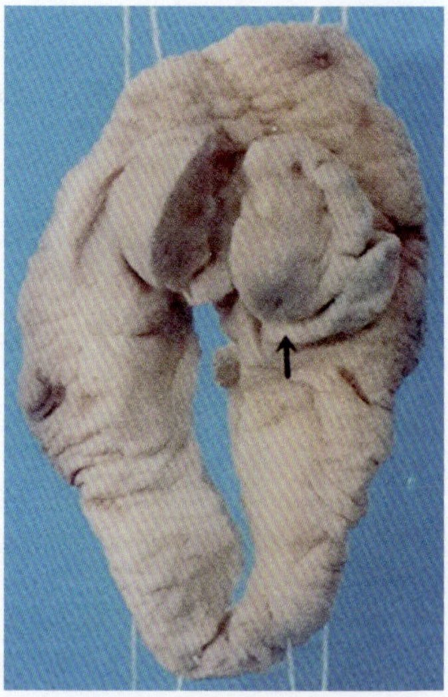

图 23-26　外阴白斑
↑癌变

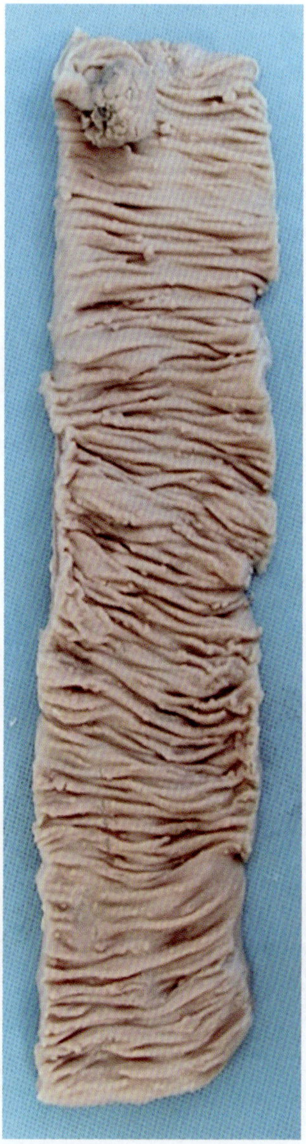

图 23-27A　乙状结肠息肉病

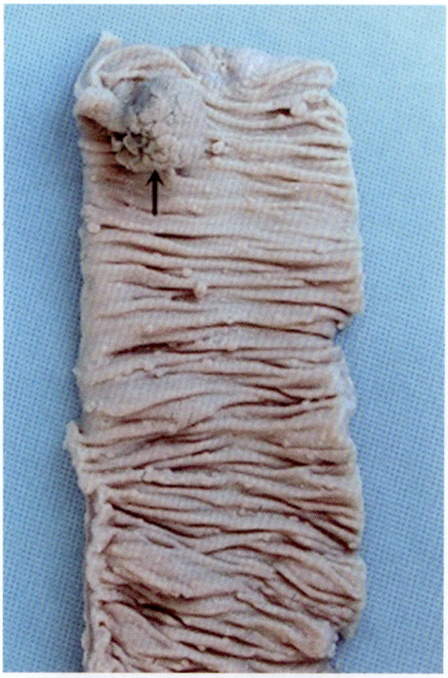

图 23-27B　乙状结肠息肉病
↑恶变

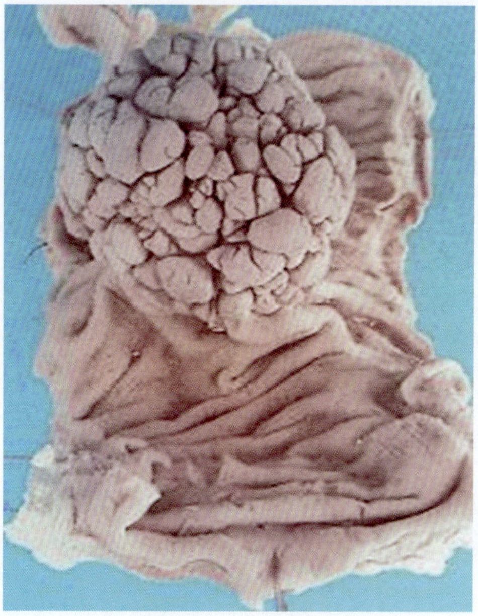

图 23-28　大肠腺瘤

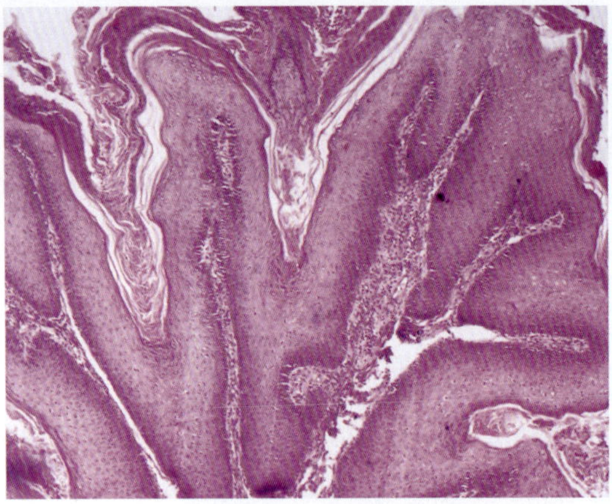

图 23-29A 皮肤乳头状瘤

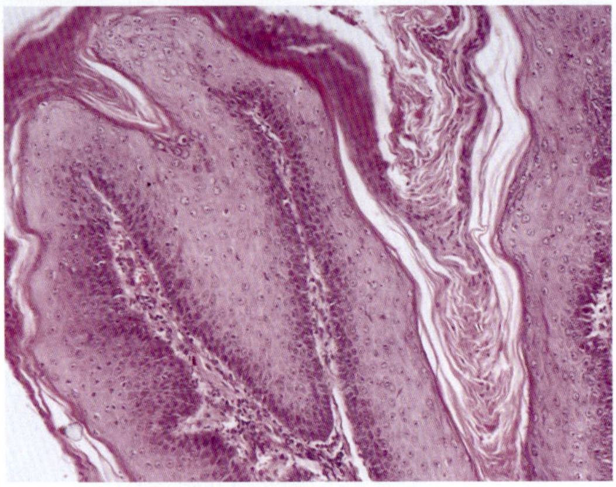

图 23-29B 皮肤乳头状瘤

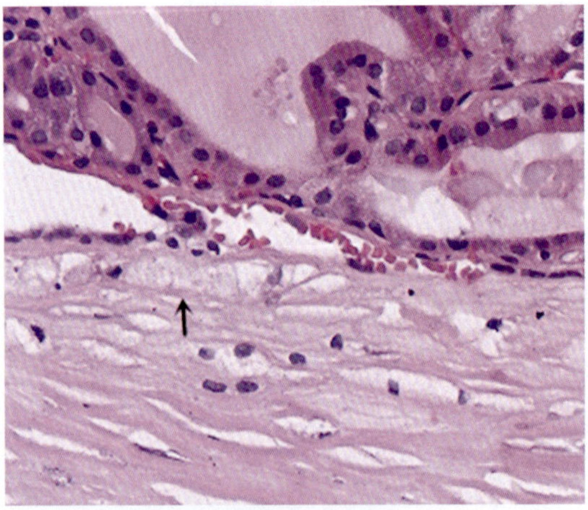

图 23-30A 甲状腺腺瘤
↑泡沫细胞

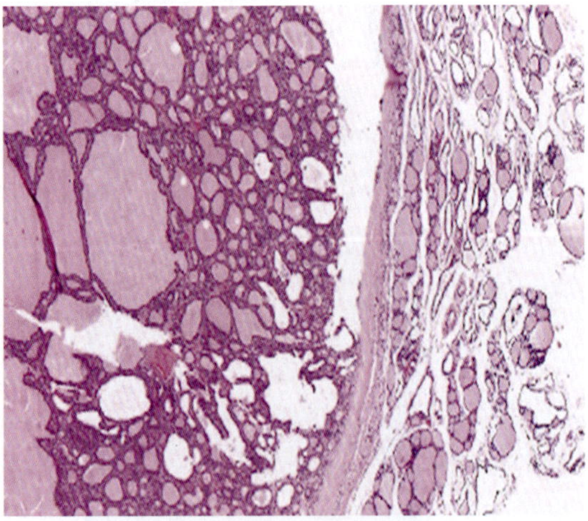

图 23-30B 甲状腺腺瘤

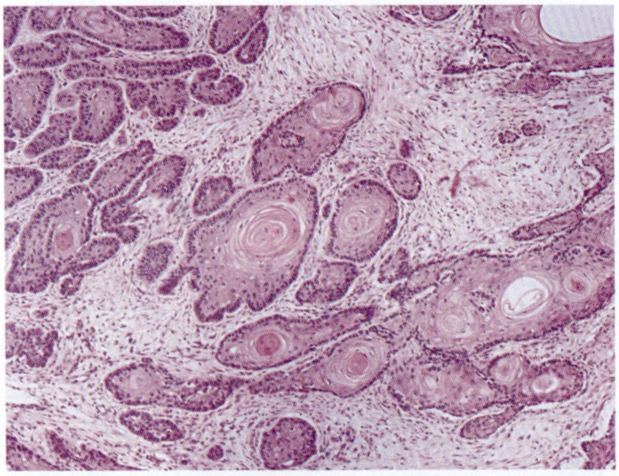

图 23-31A 鳞状细胞癌

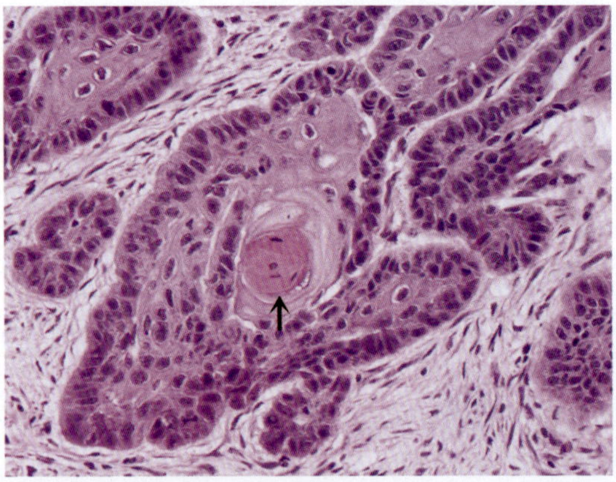

图 23-31B 鳞状细胞癌
↑癌珠

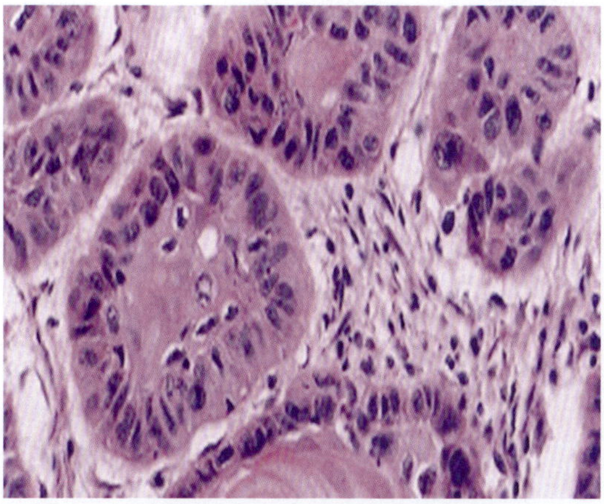

图 23-31C　鳞状细胞癌

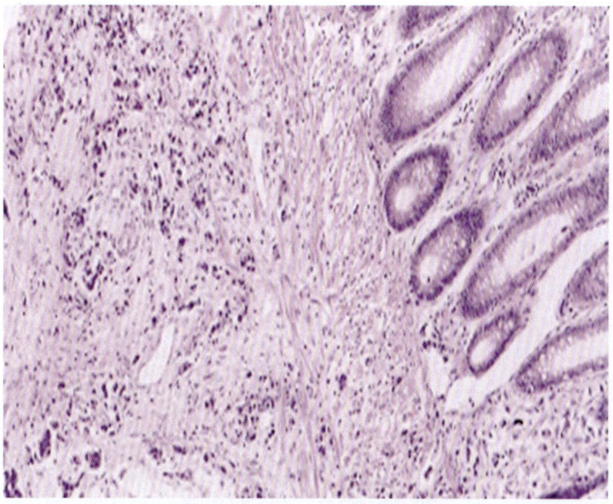

图 23-32A　结肠黏液癌

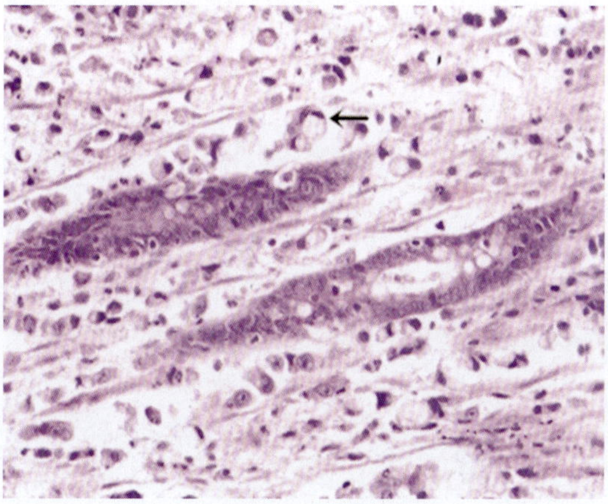

图 23-32B　结肠黏液癌

←印戒细胞

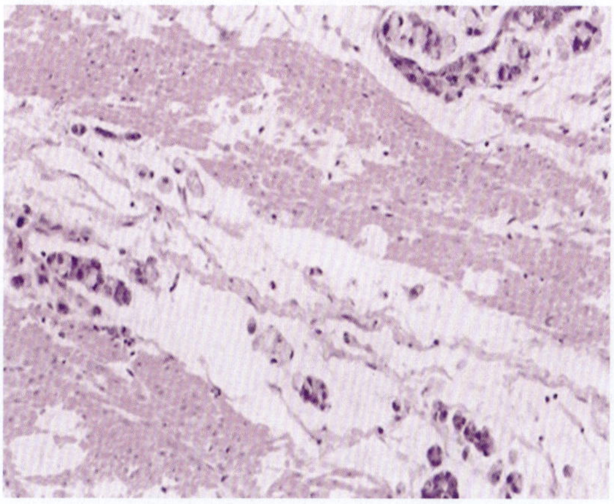

图 23-32C　结肠黏液癌

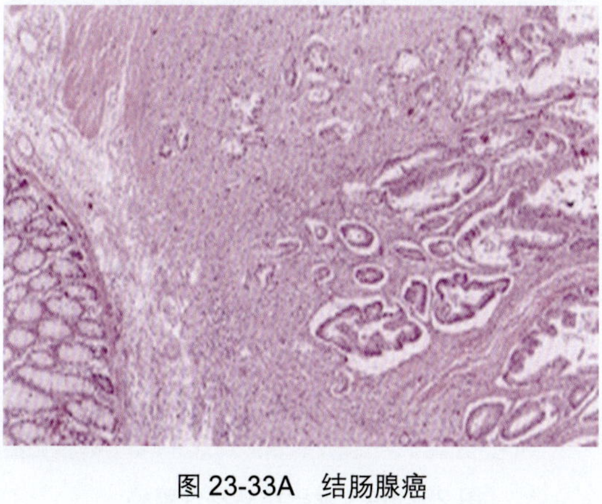

图 23-33A　结肠腺癌

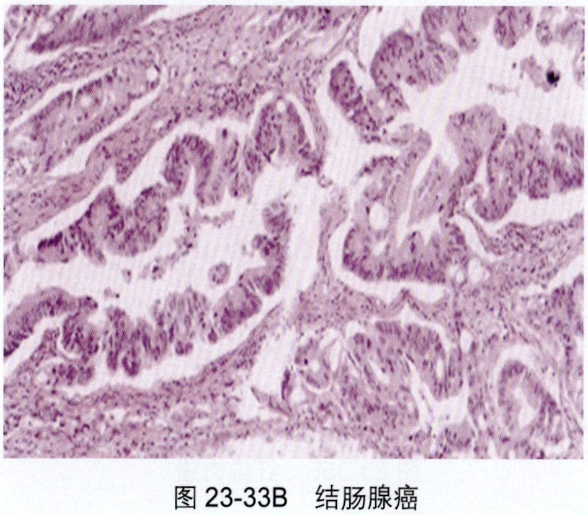

图 23-33B　结肠腺癌

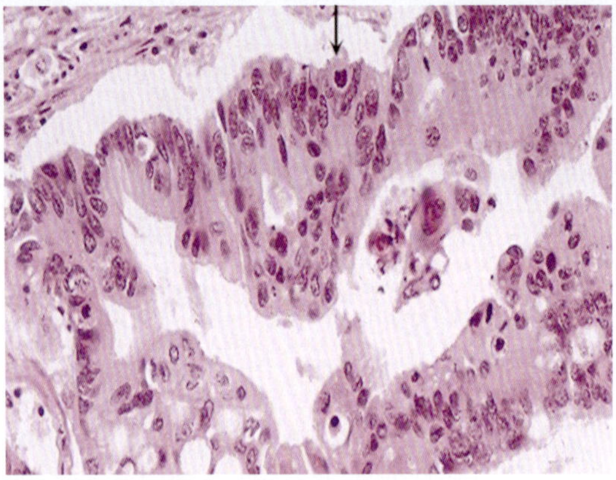

图 23-33C　结肠腺癌

↓病理性核分裂象

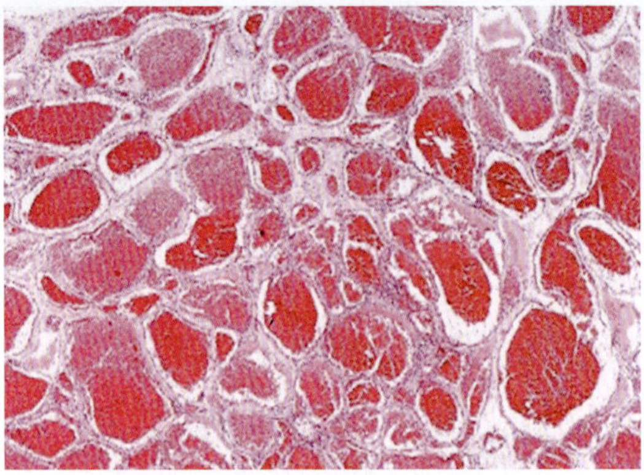

图 23-34A　海绵状血管瘤

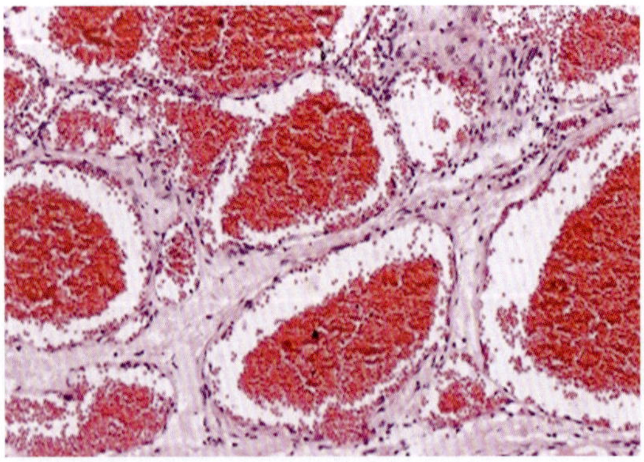

图 23-34B　海绵状血管瘤

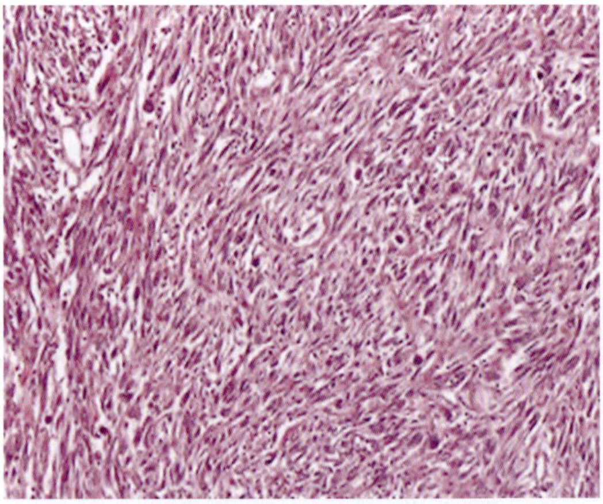

图 23-35A　纤维肉瘤

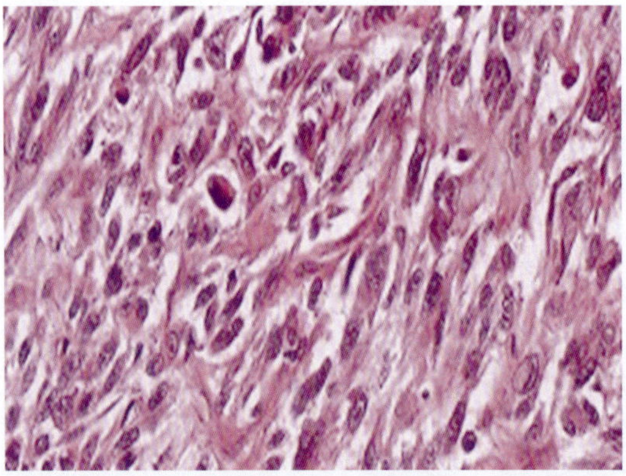

图 23-35B　纤维肉瘤

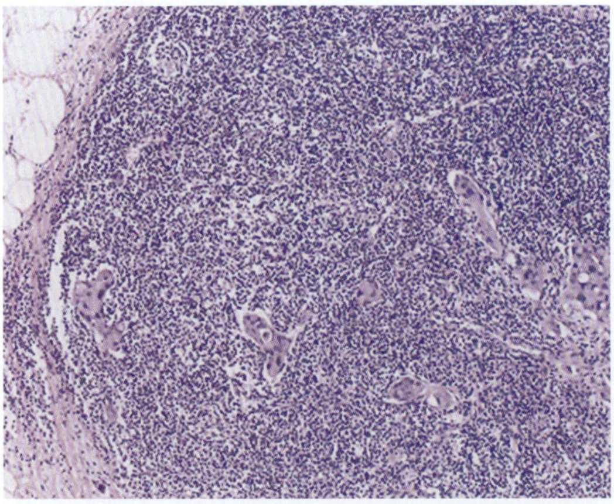

图 23-36A　淋巴结转移性腺癌

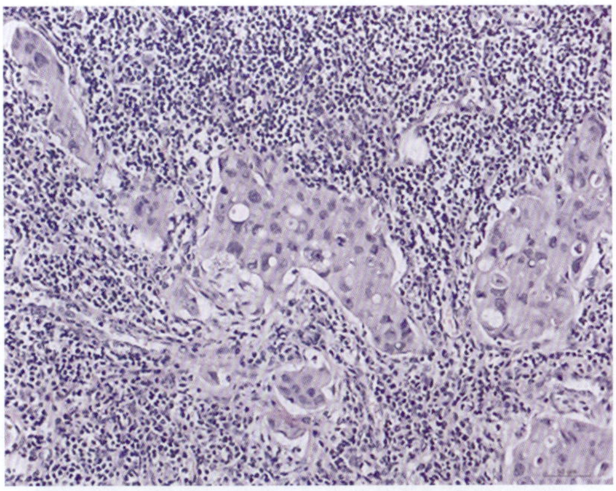

图 23-36B　淋巴结转移性腺癌

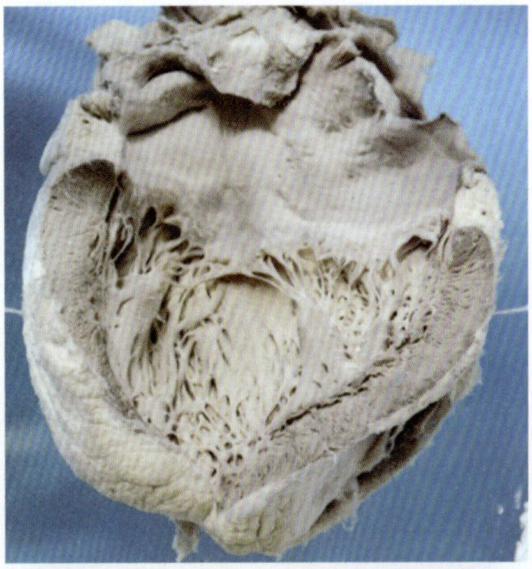

图 24-1A　急性风湿性心内膜炎

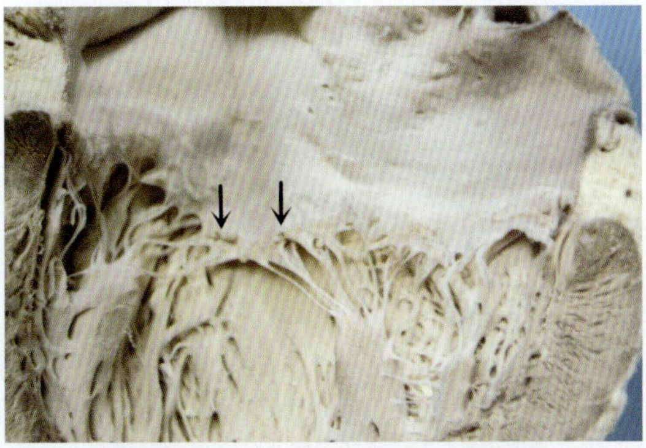

图 24-1B　急性风湿性心内膜炎
↓赘生物

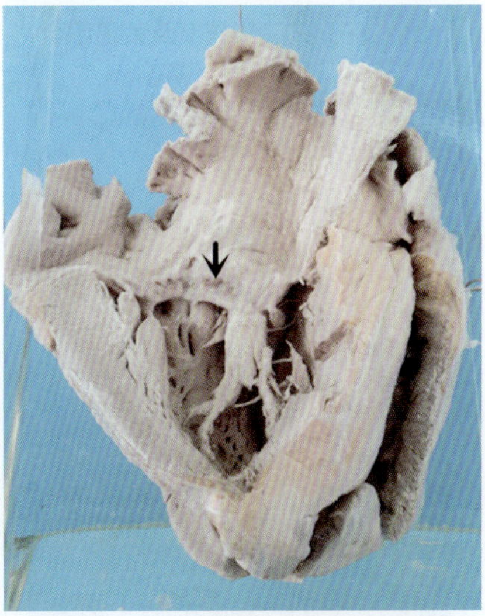

图 24-2　再发性风湿性心内膜炎
↓瓣膜内出血

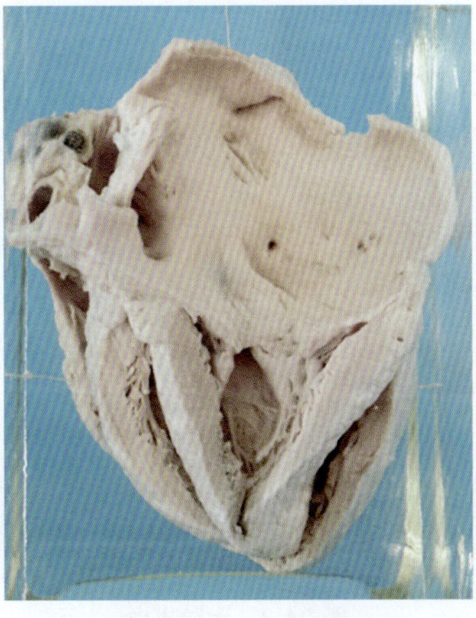

图 24-3　二尖瓣狭窄

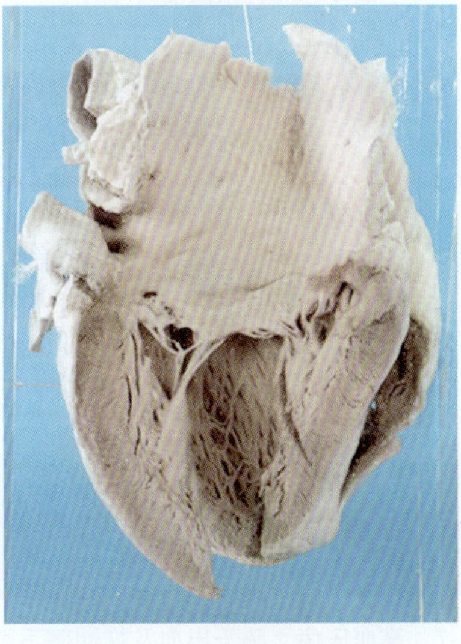

图 24-4　二尖瓣狭窄及关闭不全

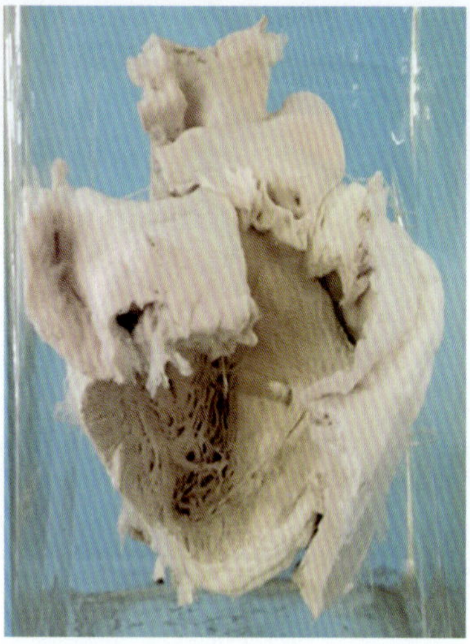

图 24-5A 二尖瓣狭窄及关闭不全

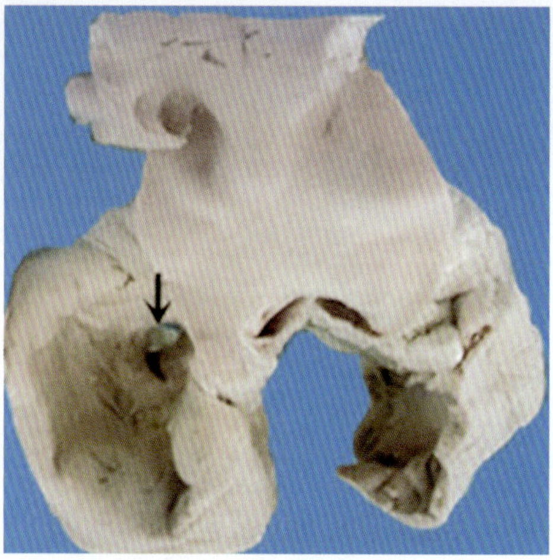

图 24-5B 二尖瓣狭窄及关闭不全
↓瓣膜口呈鱼口状

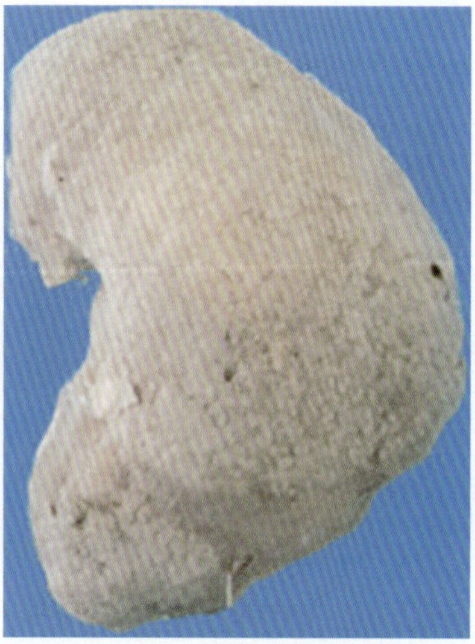

图 24-6A 原发性固缩肾

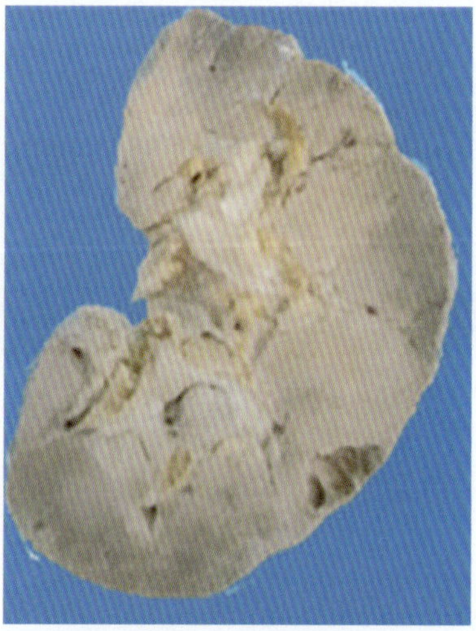

图 24-6B 原发性固缩肾

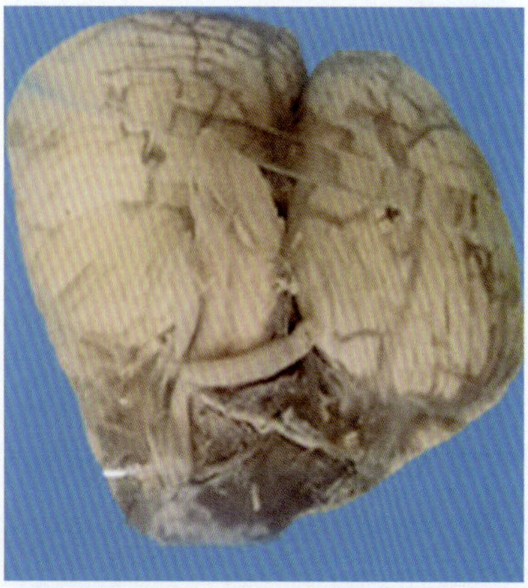

图 24-7 高血压病之脑干出血及蛛网膜下隙出血

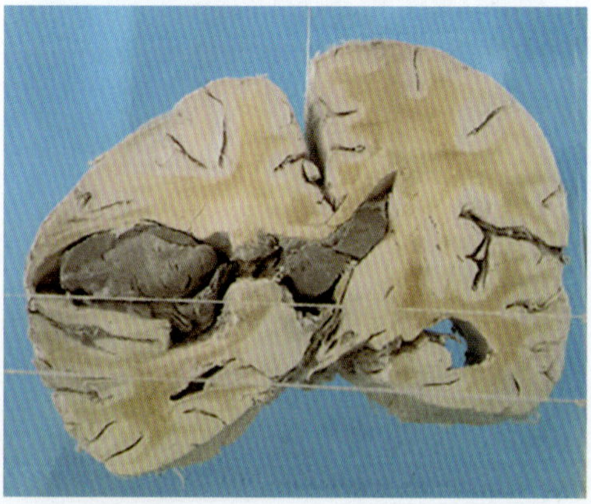

图 24-8 大脑出血

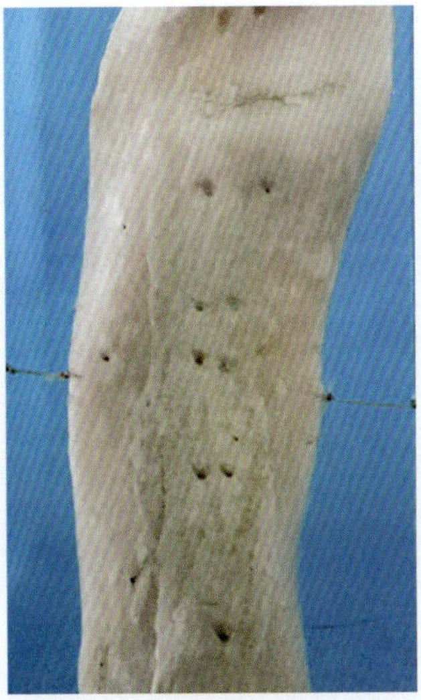

图 24-9　腹主动脉粥样硬化，脂纹期

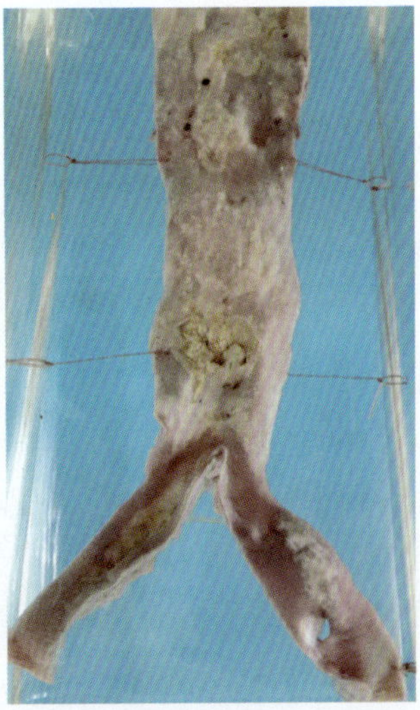

图 24-10　腹主动脉粥样硬化，粥样斑块期

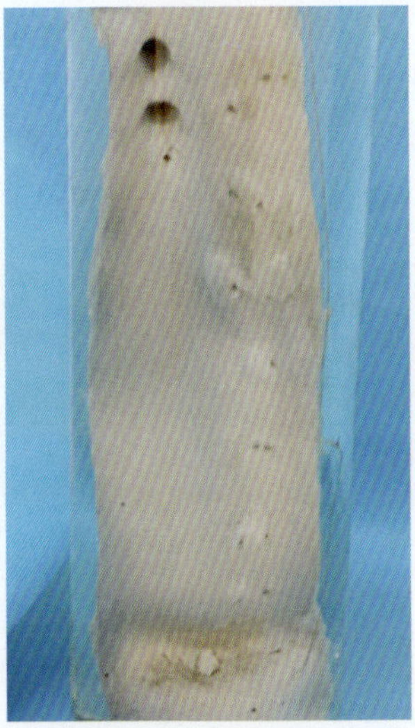

图 24-11　腹主动脉粥样硬化，纤维斑块期

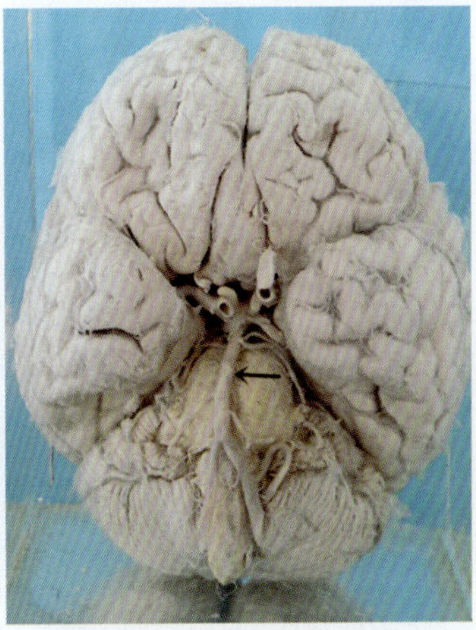

图 24-12　脑底动脉粥样硬化

←斑块

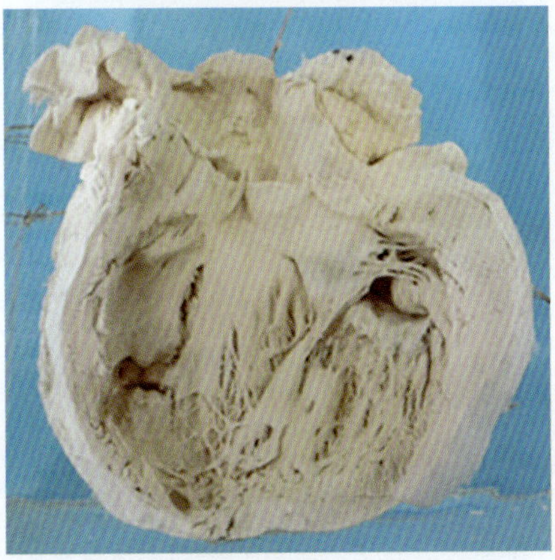

图 24-13A　冠状动脉粥样硬化合并心肌梗死

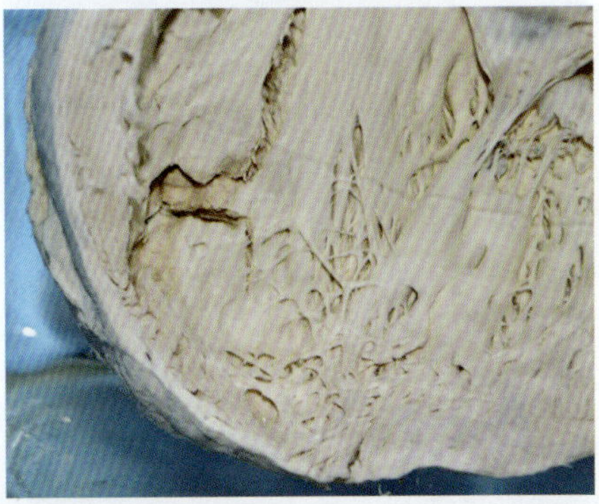

图 24-13B　冠状动脉粥样硬化合并心肌梗死

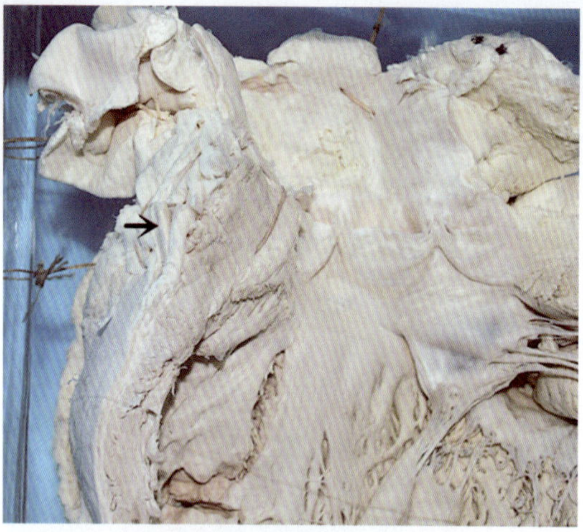

图 24-13C 冠状动脉粥样硬化合并心肌梗死
→血栓

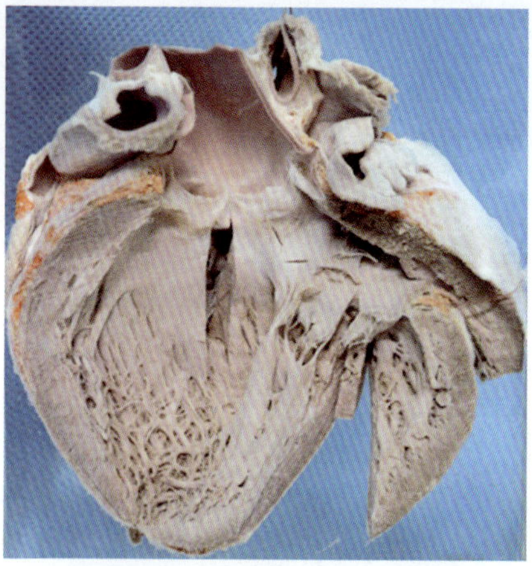

图 24-14A 克山病的心脏

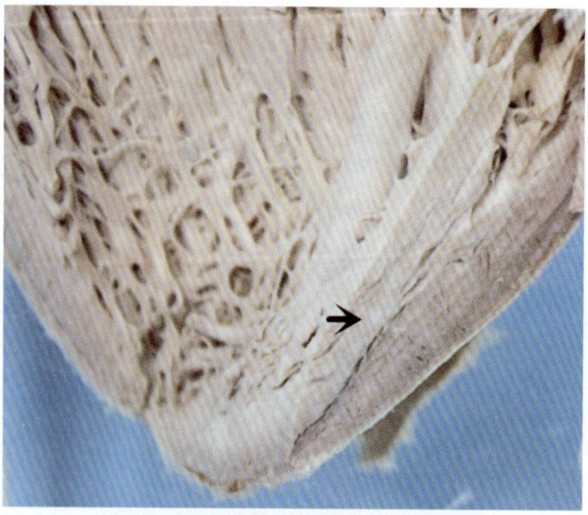

图 24-14B 克山病的心脏
→瘢痕灶

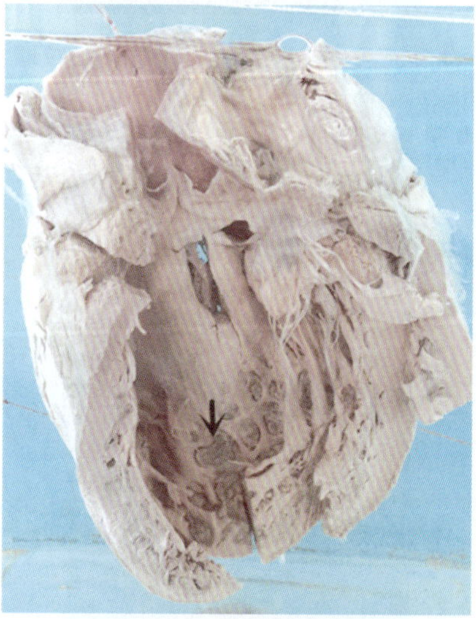

图 24-15 克山病的心脏
↓血栓

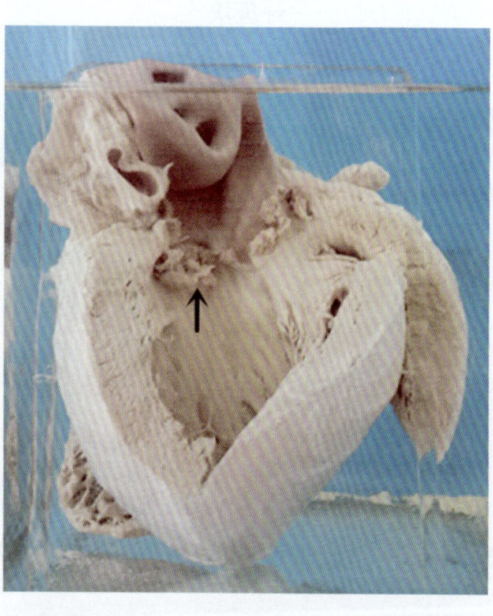

图 24-16A 亚急性感染性心内膜炎
↑赘生物

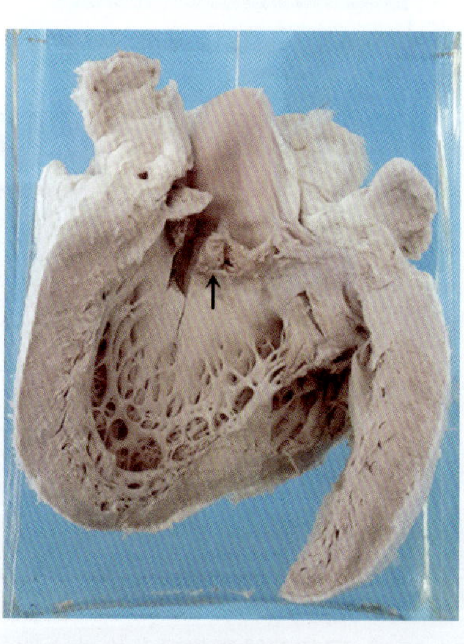

图 24-16B 亚急性感染性心内膜炎
↑赘生物

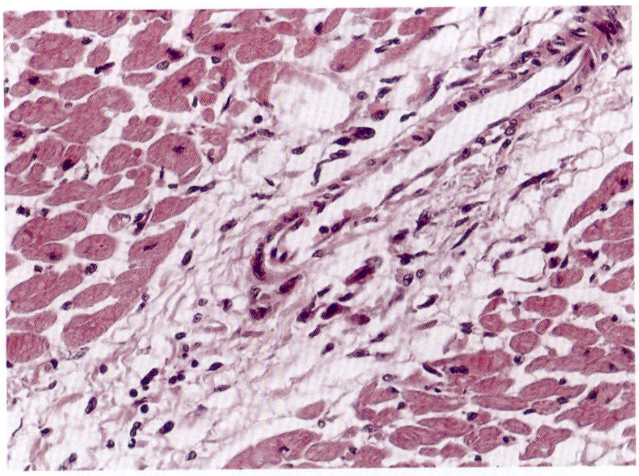

图 24-17A 风湿性心肌炎及心包炎

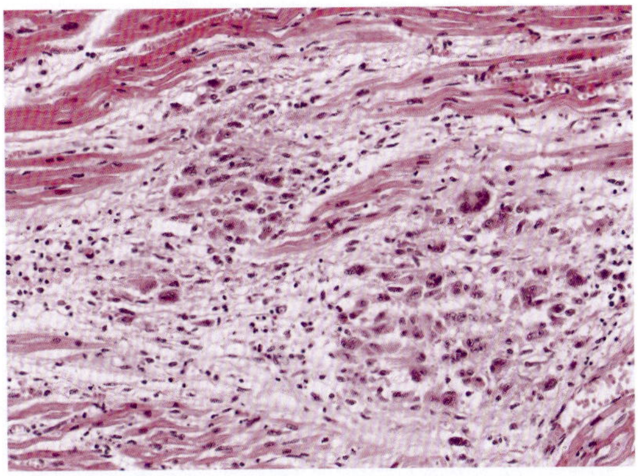

图 24-17B 风湿性心肌炎及心包炎

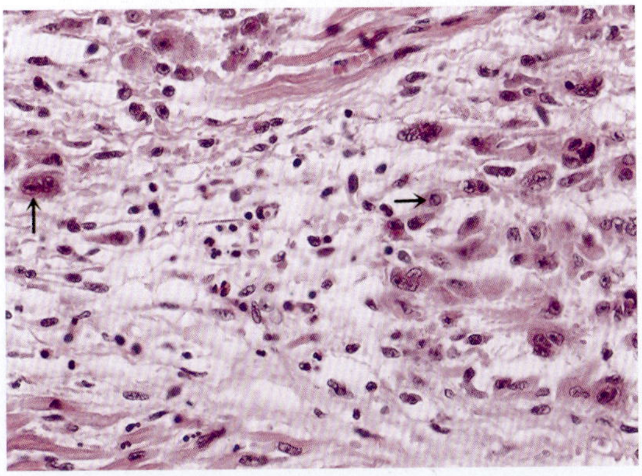

图 24-17C 风湿性心肌炎及心包炎
→ Anitschow 细胞横切面 ↑纵切面

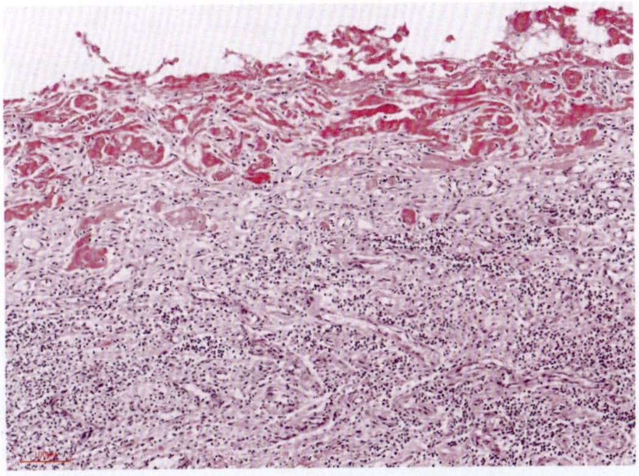

图 24-17D 风湿性心肌炎及心包炎

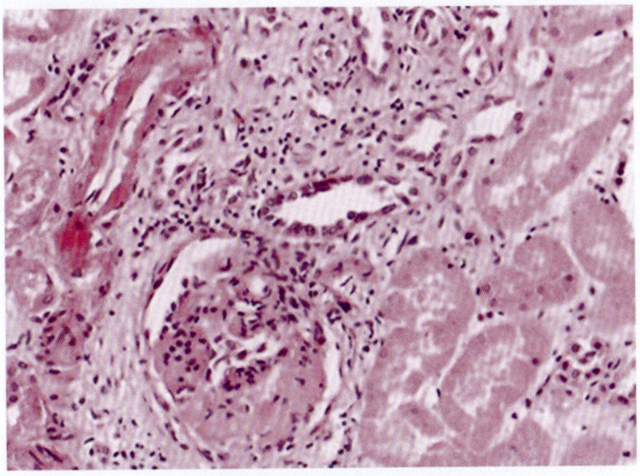

图 24-18A 高血压病肾

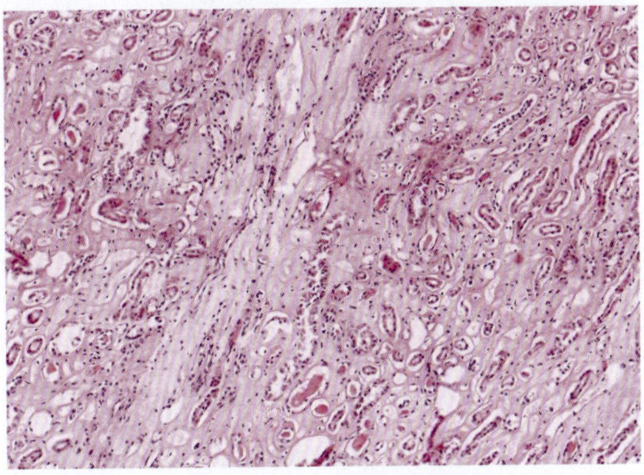

图 24-18B 高血压病肾

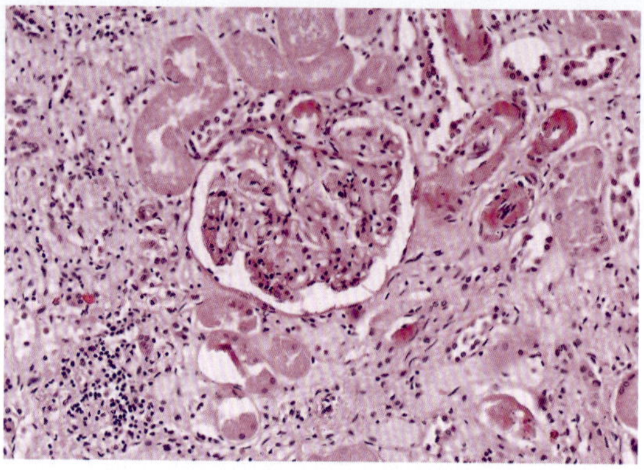

图 24-18C 高血压病肾

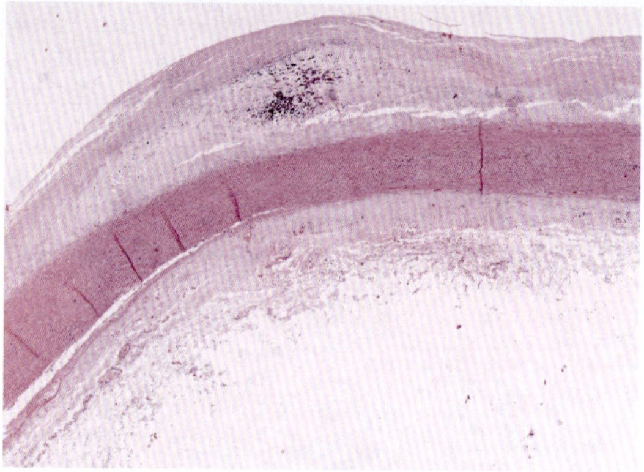

图 24-19A 主动脉粥样硬化

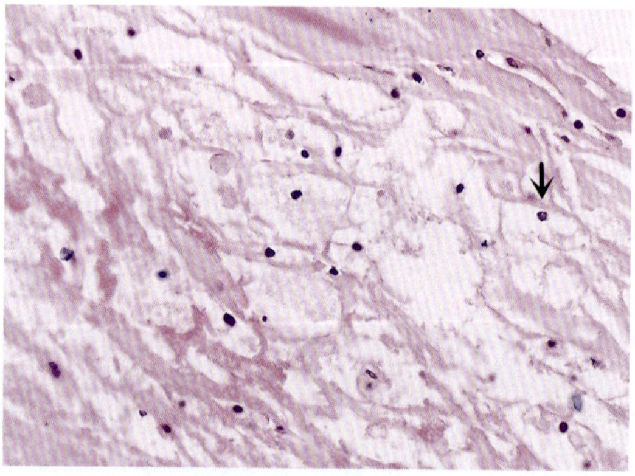

图 24-19B 主动脉粥样硬化
↓泡沫细胞

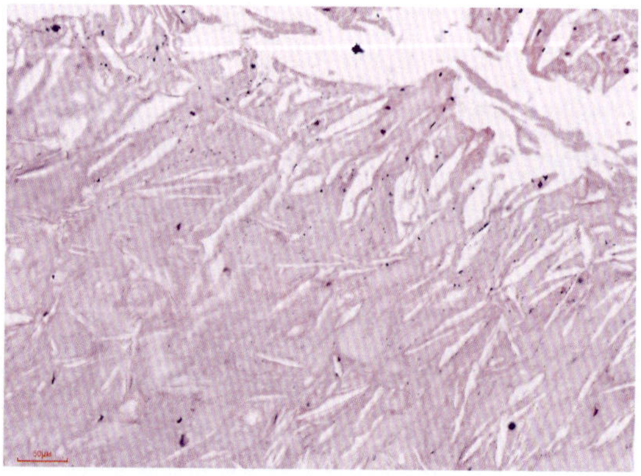

图 24-19C 主动脉粥样硬化

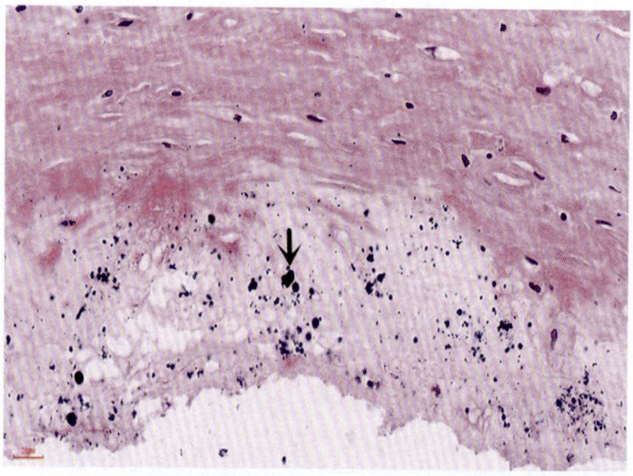

图 24-19D 主动脉粥样硬化
↓钙盐

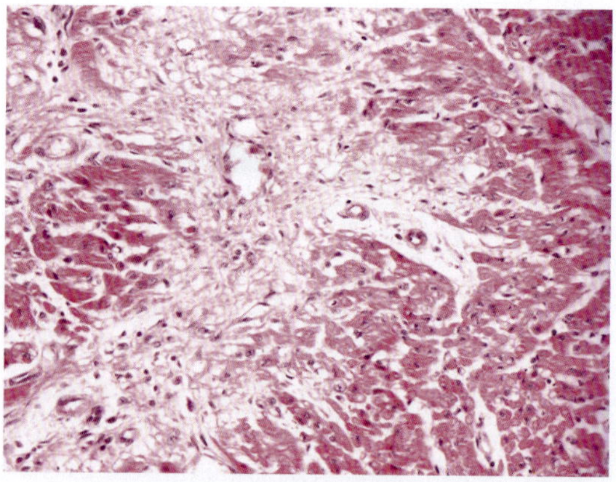

图 24-20A 克山病的心肌

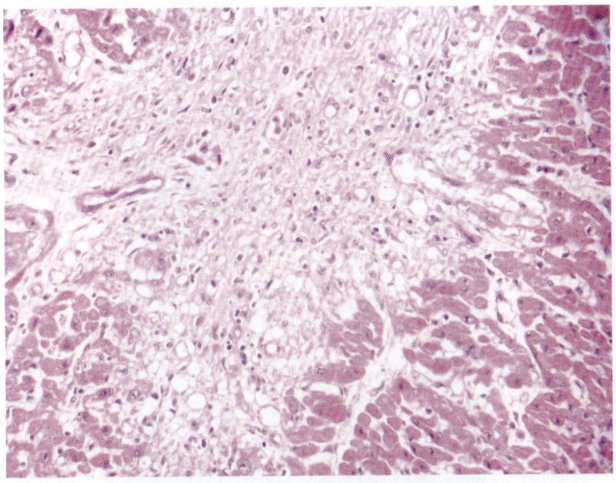

图 24-20B　克山病的心肌

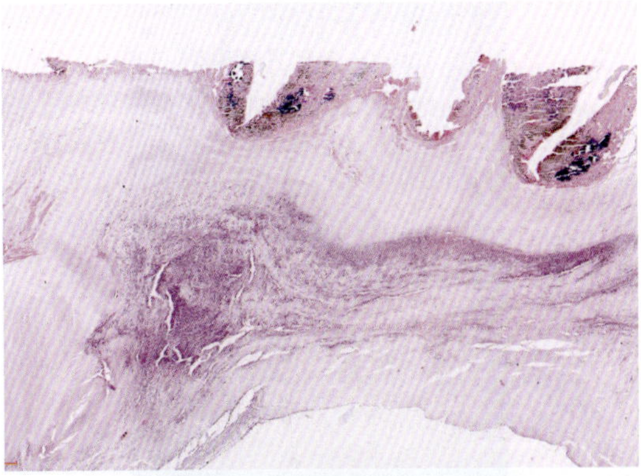

图 24-21A　亚急性感染性心内膜炎

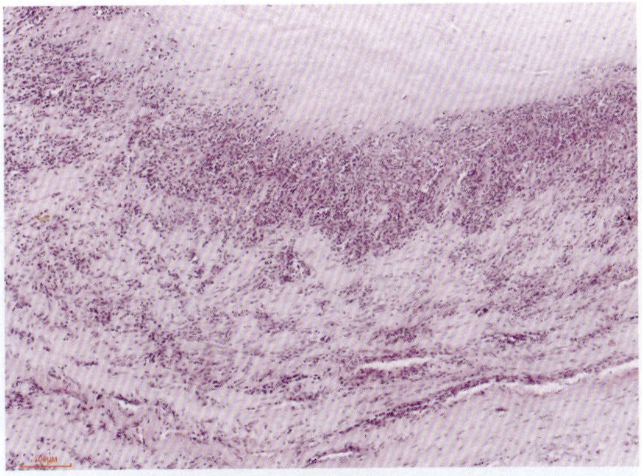

图 24-21B　亚急性感染性心内膜炎

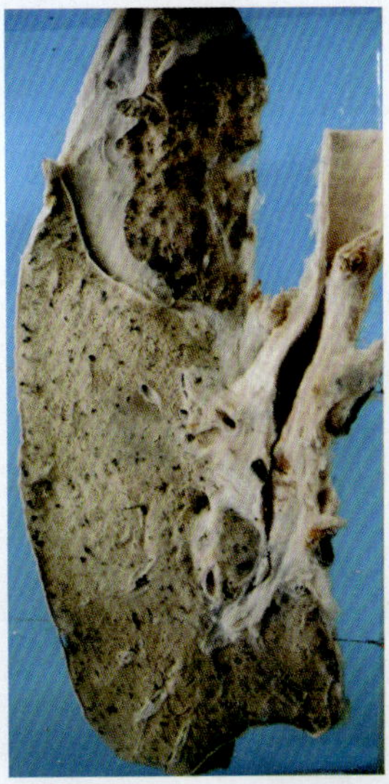

图 25-1A　大叶性肺炎红色肝样变期（后面观）

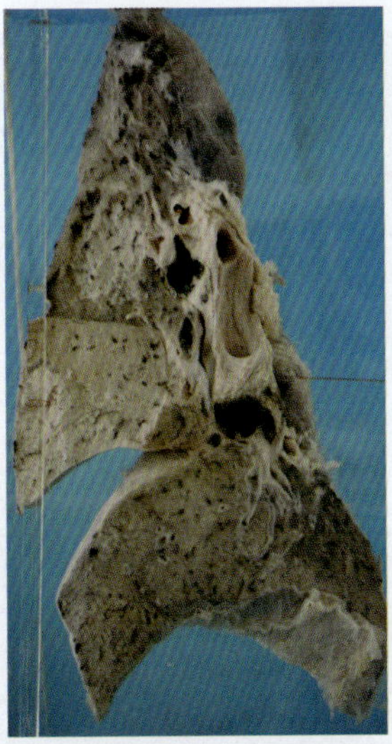

图 25-1B　大叶性肺炎灰色肝样变期

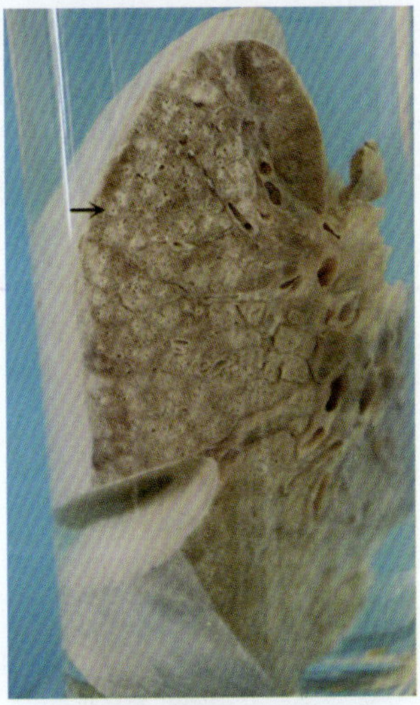

图 25-2A　小叶性肺炎
→为细支气管开口

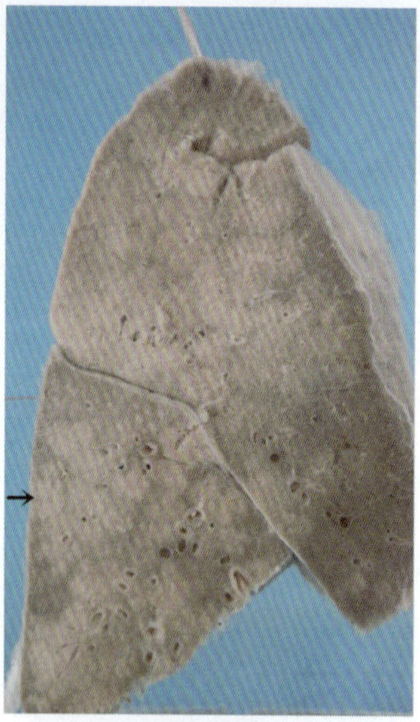

图 25-2B　小叶性肺炎
→为相互融合的病灶

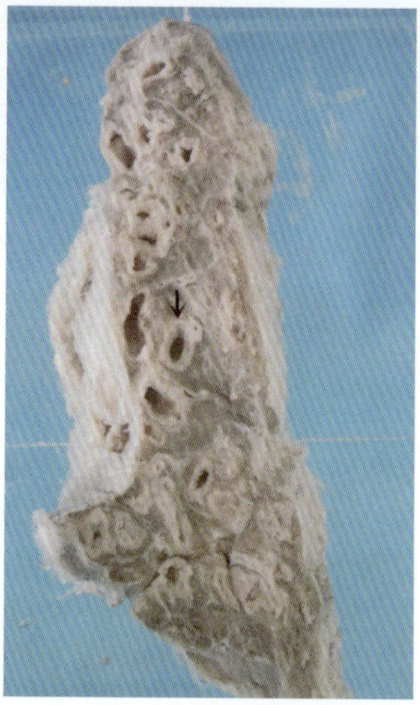

图 25-3　支气管扩张
↓为扩张的支气管

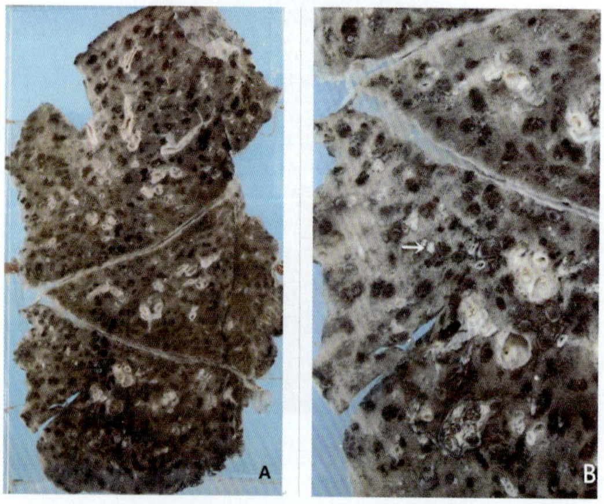

图 25-4　硅肺 白色→为硅结节

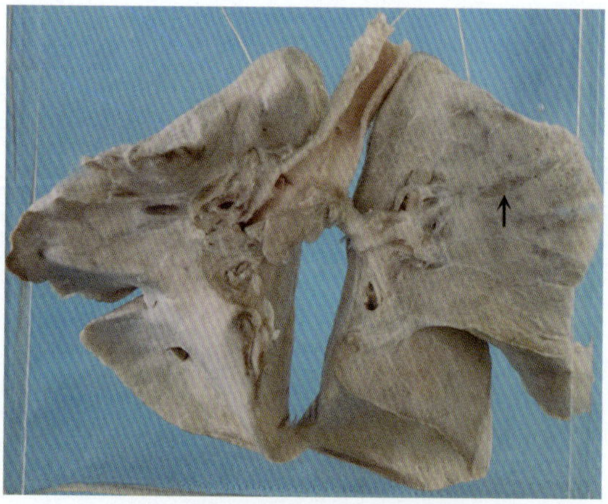

图 25-5　间质性肺气肿 ↑为成串透明气泡

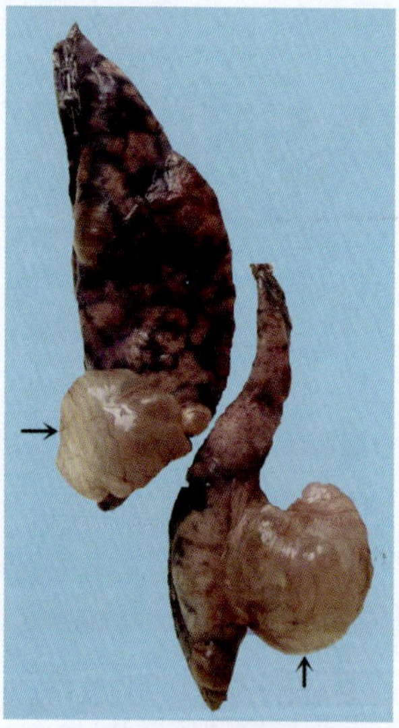

图 25-6　肺泡性肺气肿
→↑为肺大泡

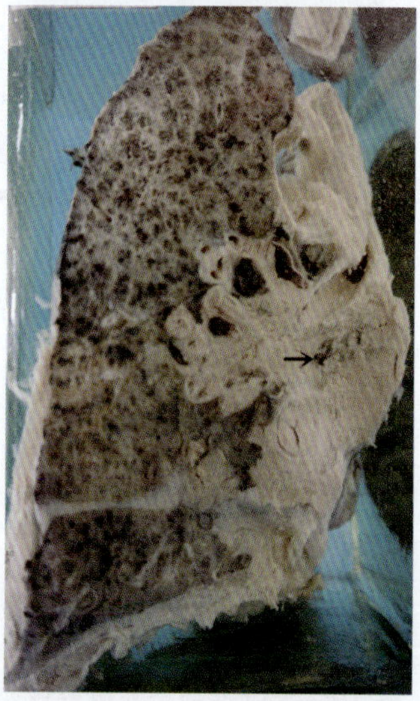

图 25-7　中央型肺癌
→为癌组织内受侵的淋巴结

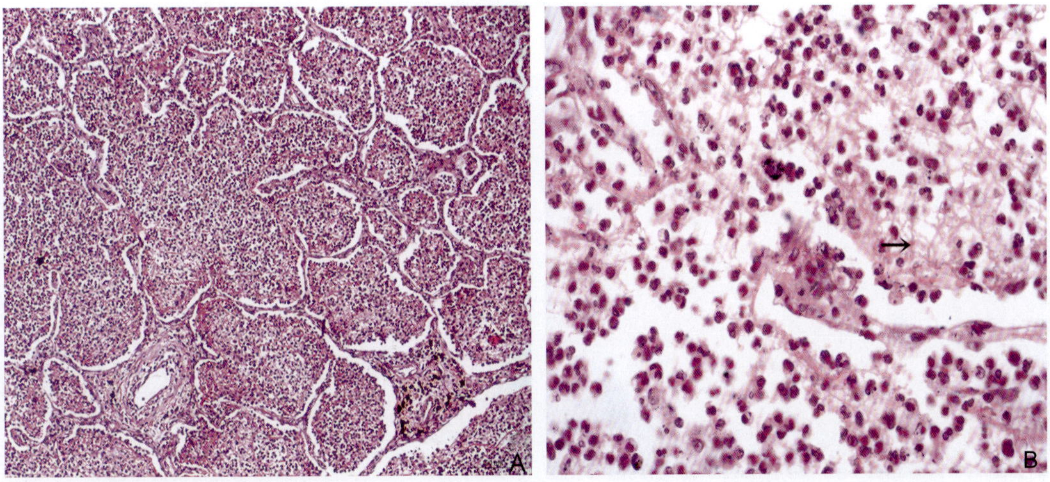

图 25-8　大叶性肺炎灰色肝样变期　→为渗出的纤维素（A：低倍镜，B：高倍镜）

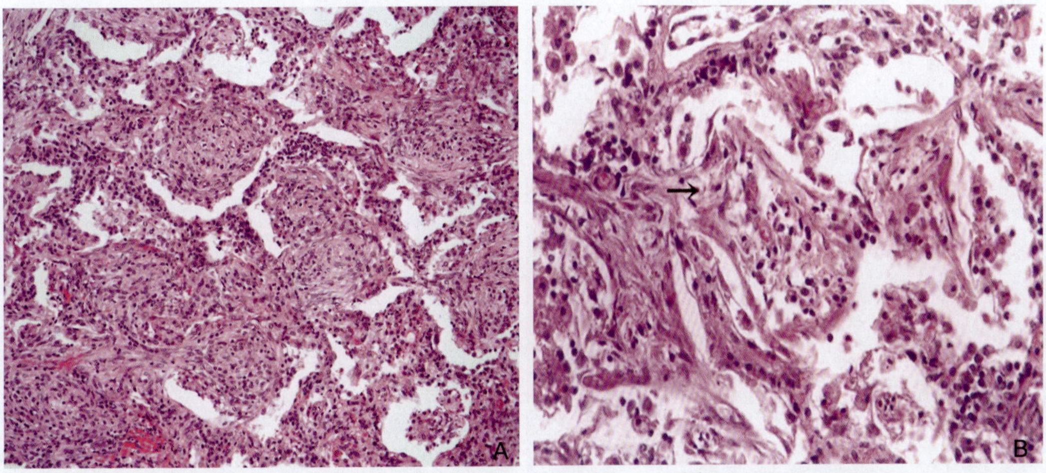

图 25-9　大叶性肺炎肉质变　→为纤维组织（A：低倍镜，B：高倍镜）

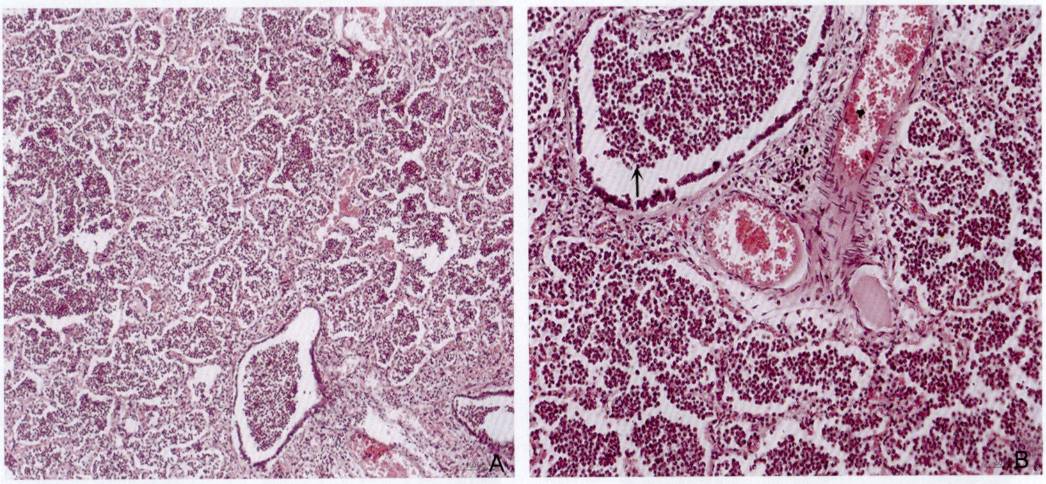

图 25-10　小叶性肺炎　↑为细支气管腔内的炎性渗出物（A：低倍镜，B：高倍镜）

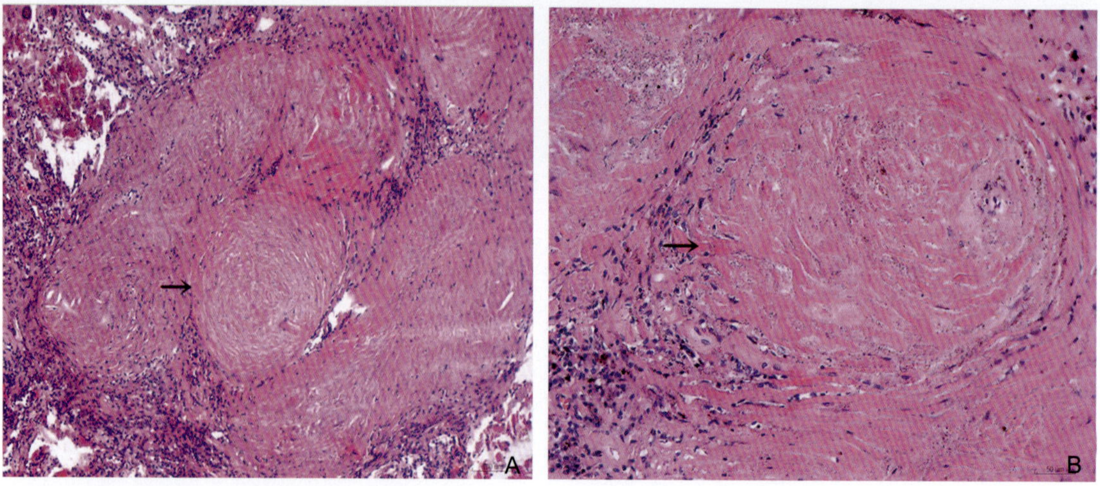

图 25-11　硅肺 →为硅结节（A：低倍镜，B：高倍镜）

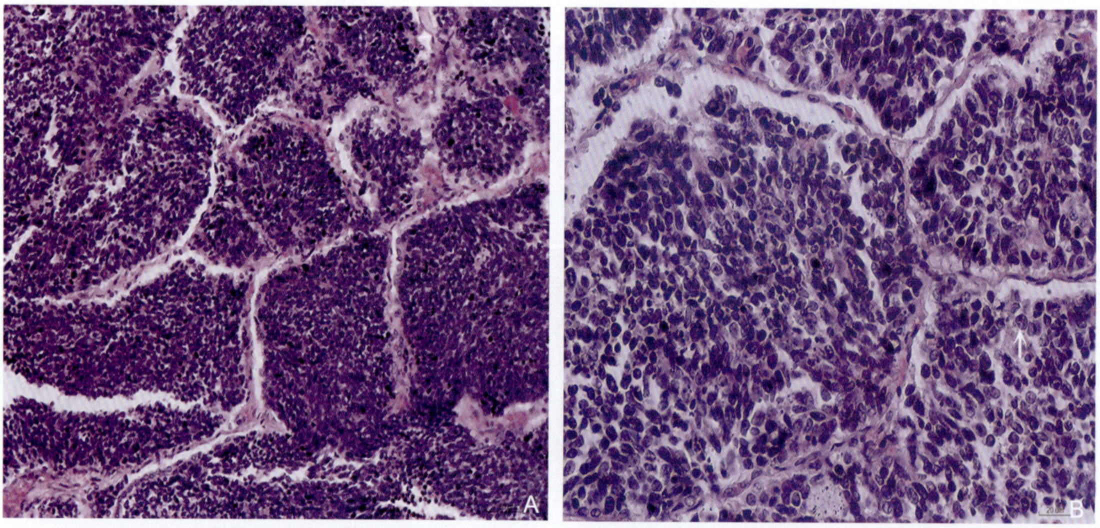

图 25-12　肺小细胞癌 白色↑为卵圆形肿瘤细胞核（A：低倍镜，B：高倍镜）

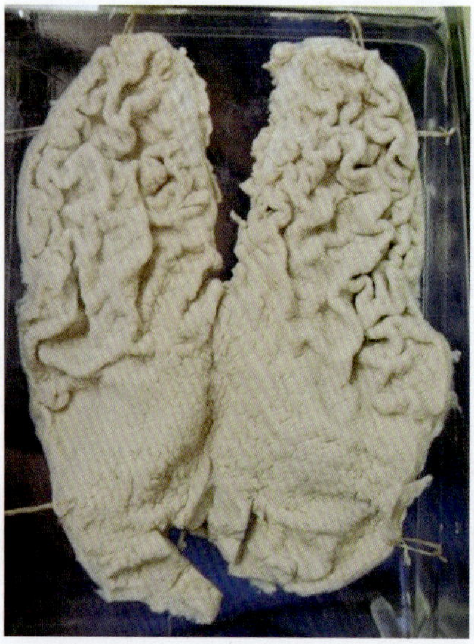

图 26-1　慢性萎缩性胃炎

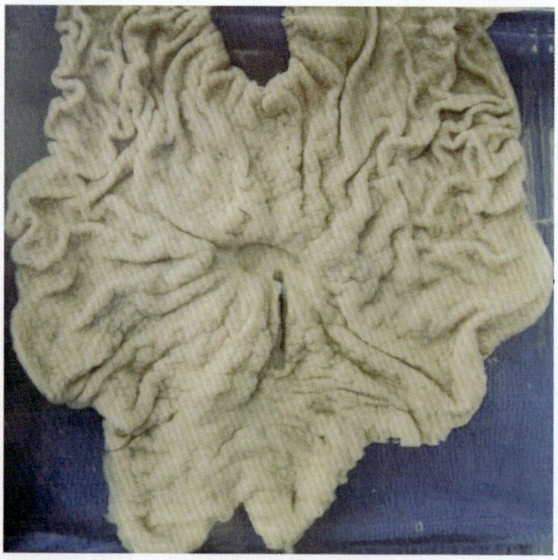

图 26-2　慢性胃溃疡

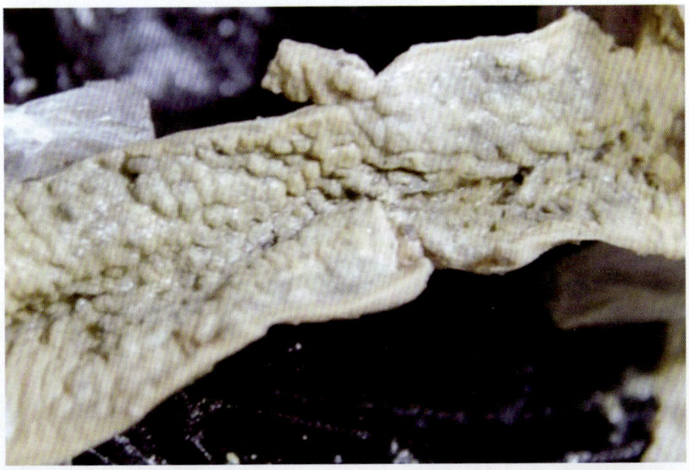

图 26-3　Crohn 病

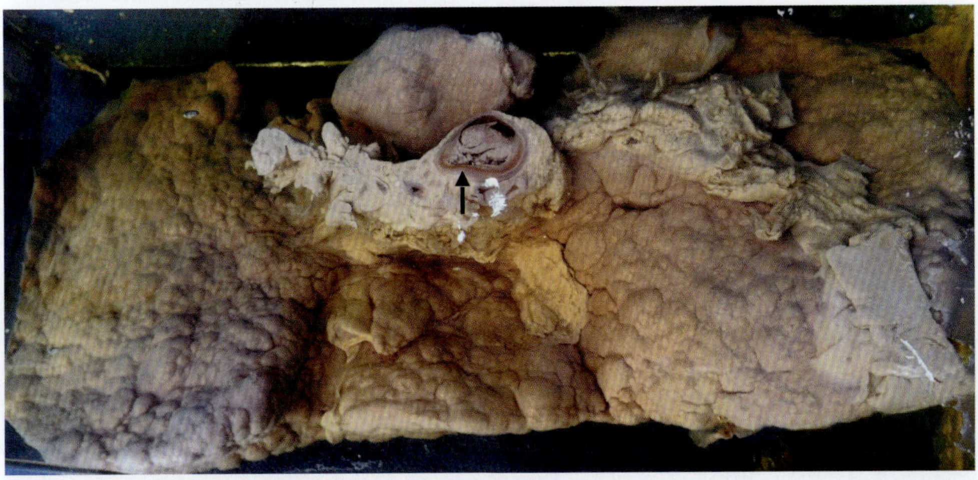

图 26-4A　门脉性肝硬化
↑门静脉血栓

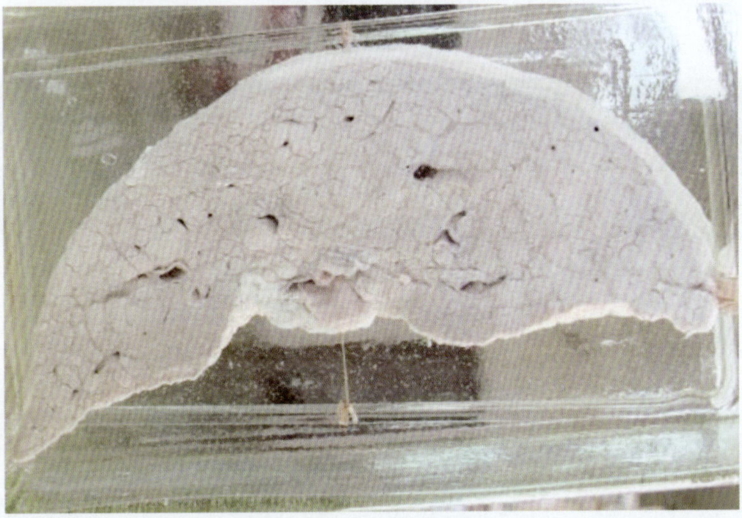

图 26-4B　门脉性肝硬化

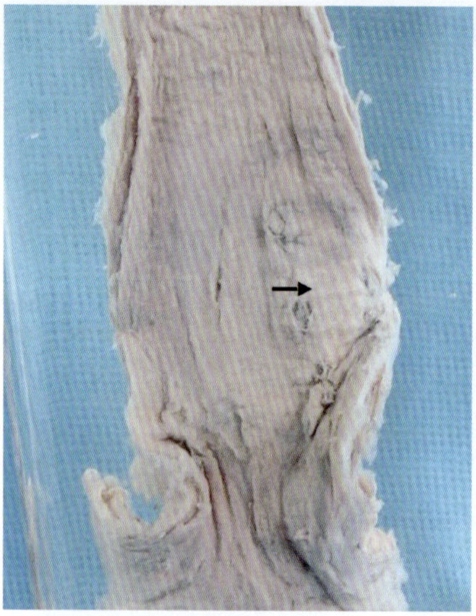

图 26-5　食管静脉丛曲张
→为破裂的血管

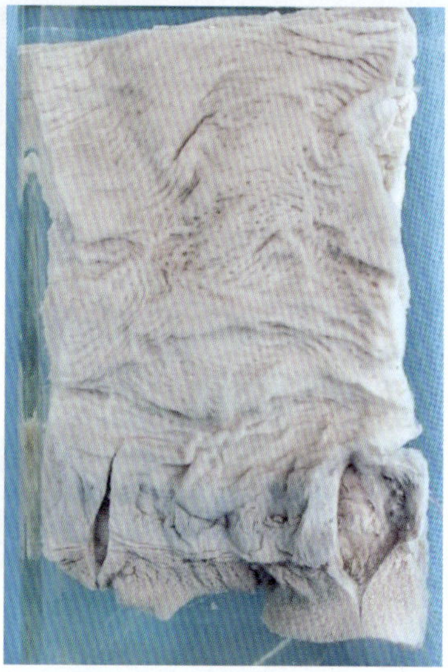

图 26-6　直肠静脉丛曲张

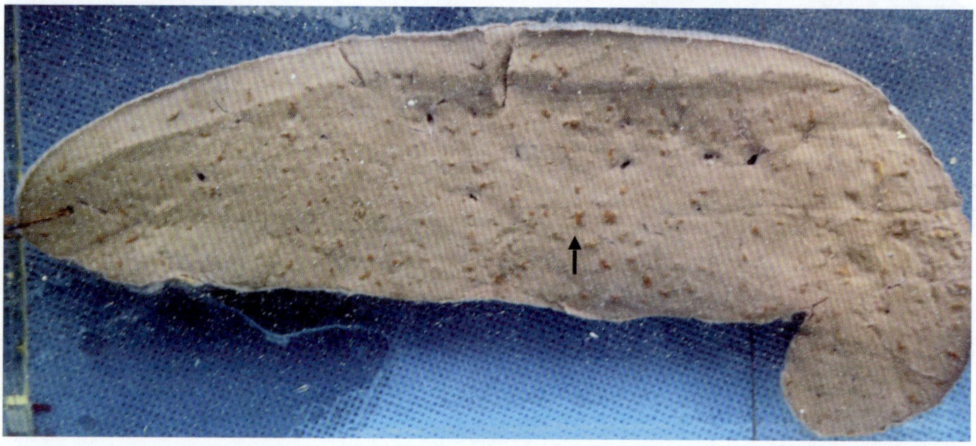

图 26-7　慢性脾淤血
↑含铁血黄素结节

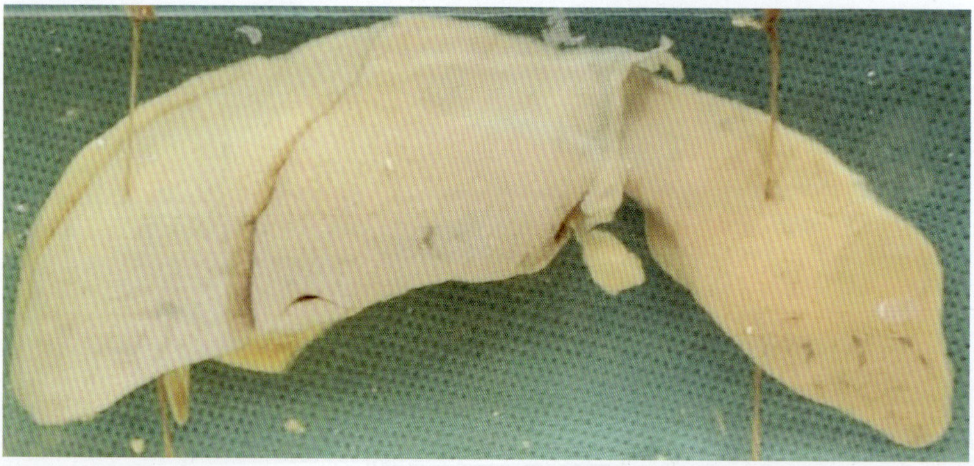

图 26-8　胆汁性肝硬化

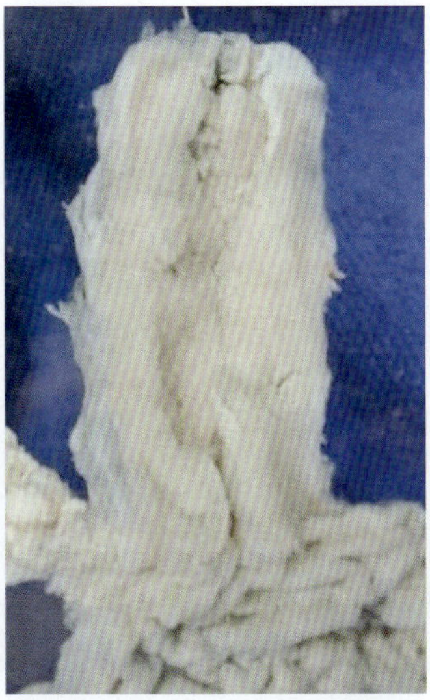

图 26-9A　食管癌髓质型

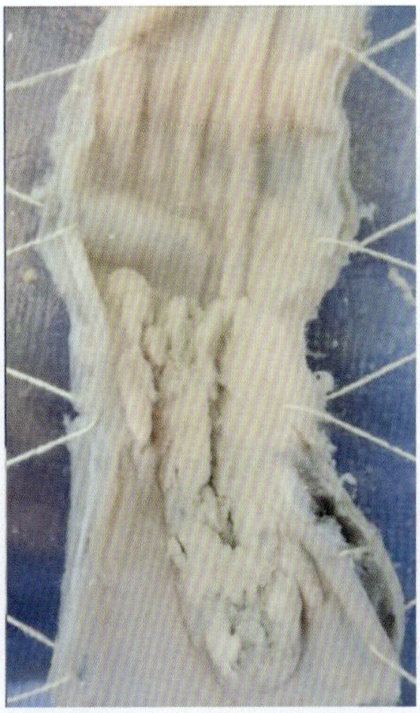

图 26-9B　食管癌，蕈伞型

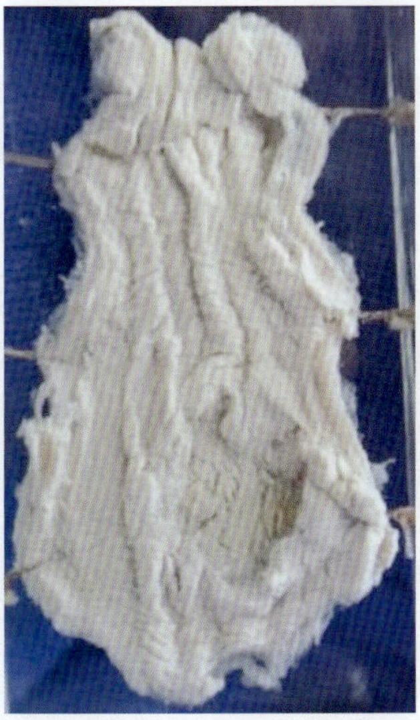

图 26-9C　食管癌，溃疡型

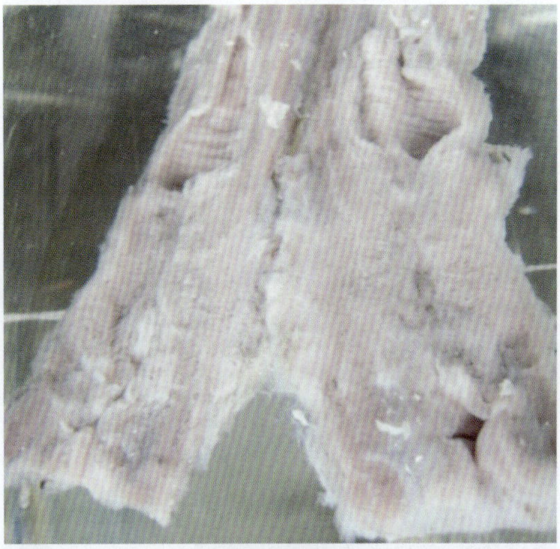

图 26-9D　食管癌，缩窄型

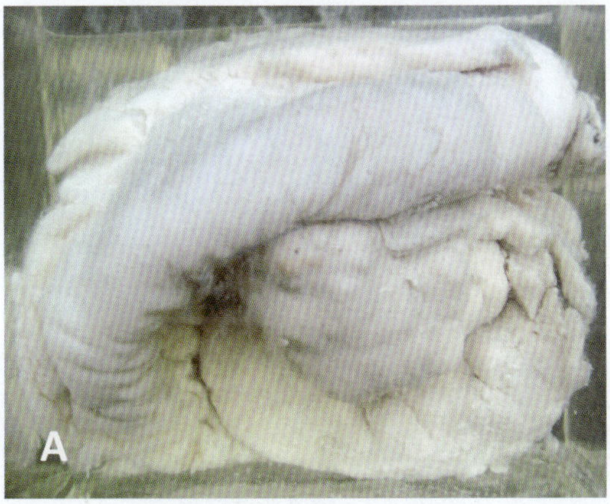

图 26-10A　胃癌，息肉型

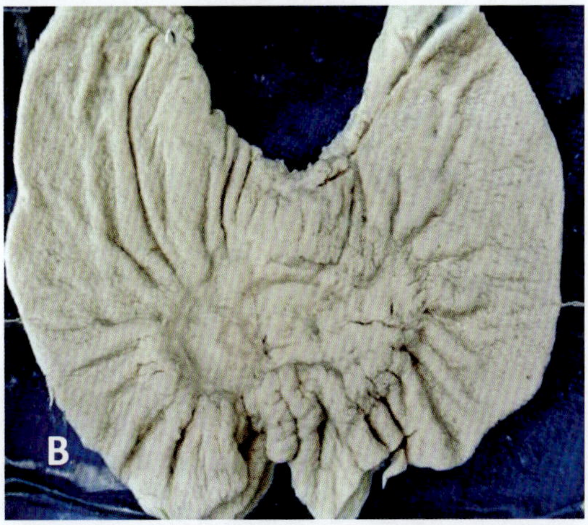

图 26-10B　胃癌，溃疡型

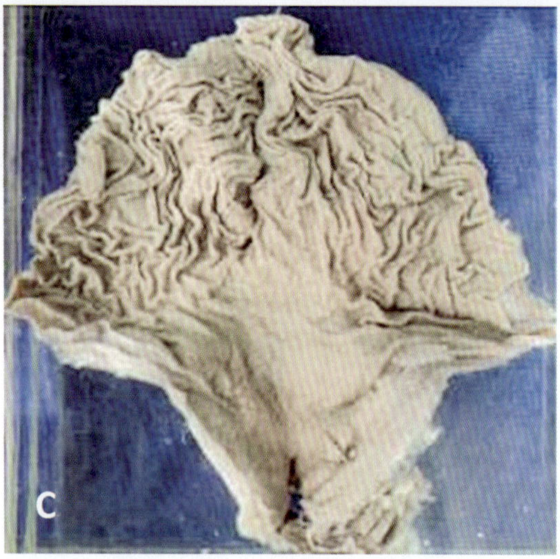

图 26-10C　胃癌，浸润型

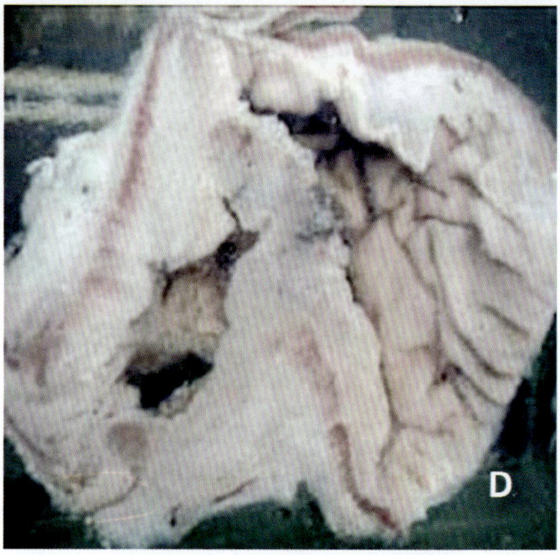

图 26-10D　胃癌，胶样癌

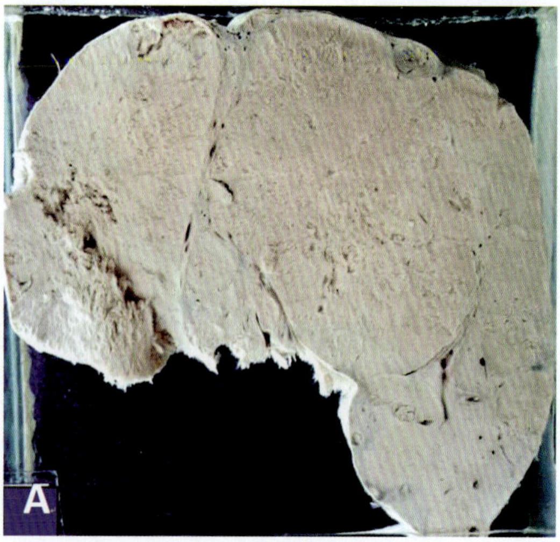

图 26-11A　原发性肝癌，巨块型

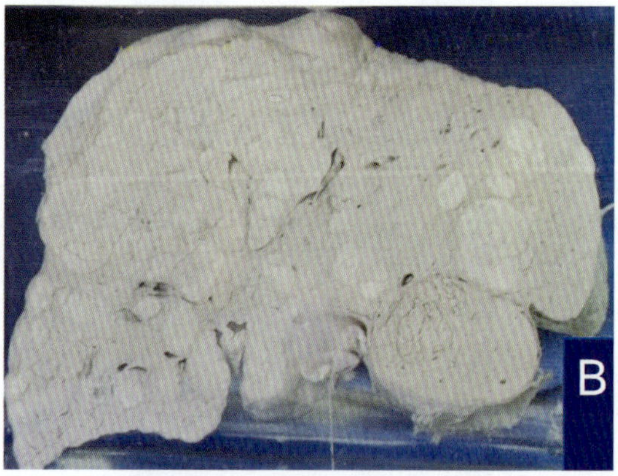

图 26-11B　原发性肝癌，结节型

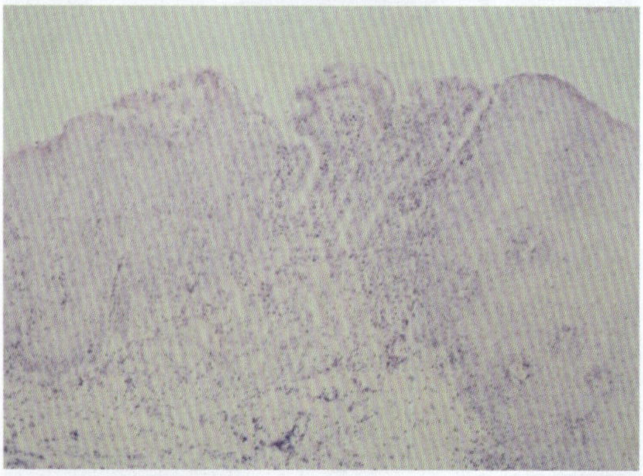

图 26-12　Barrett 食管

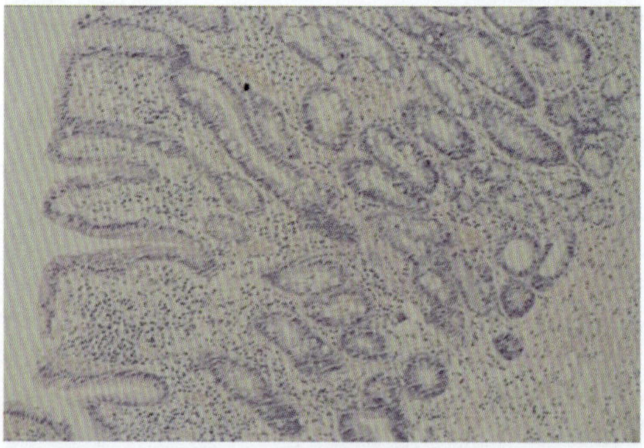

图 26-13　慢性萎缩性胃炎

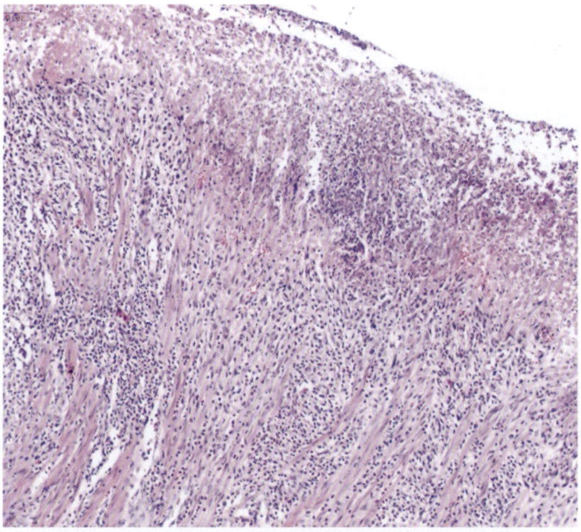

图 26-14A 慢性胃溃疡

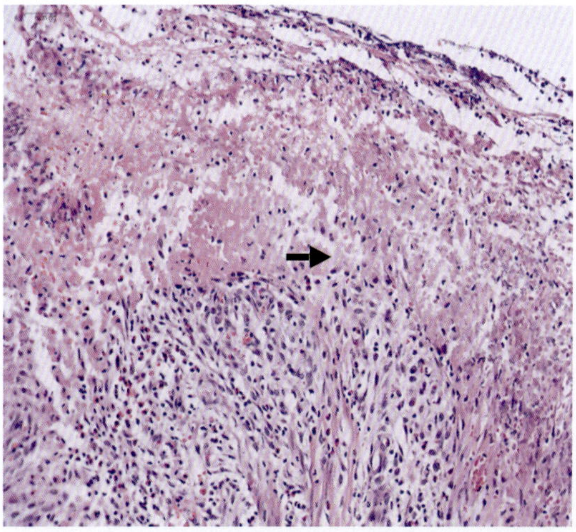

图 26-14B 慢性胃溃疡
→坏死层

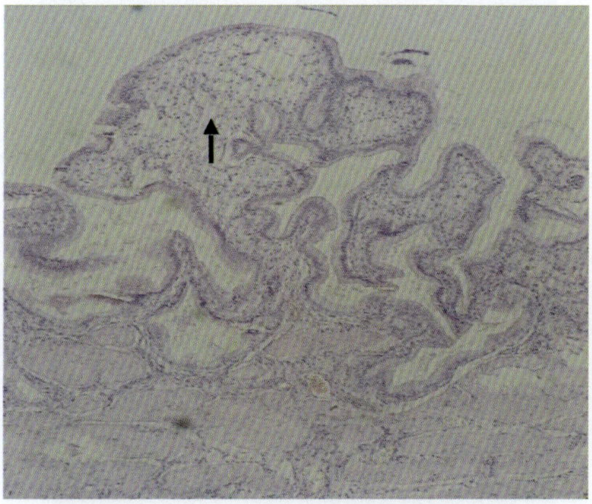

图 26-15 慢性胆囊炎伴胆固醇沉积症
↑泡沫细胞

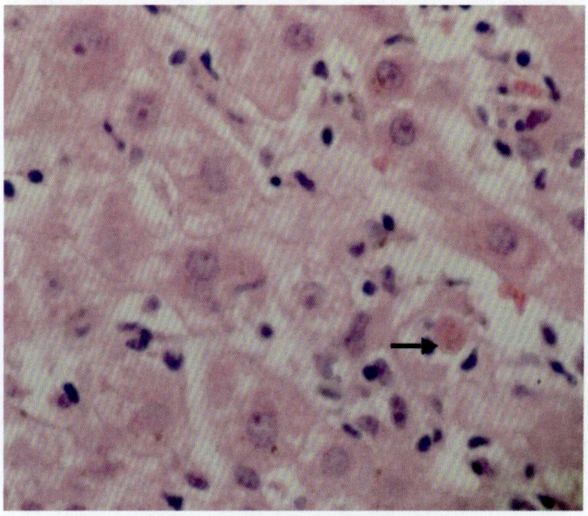

图 26-16A 急性普通型病毒性肝炎
→嗜酸性小体

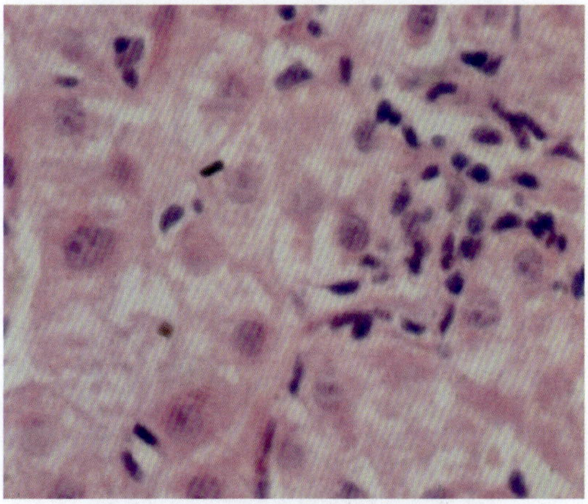

图 26-16B 急性普通型病毒性肝炎
右上点状坏死

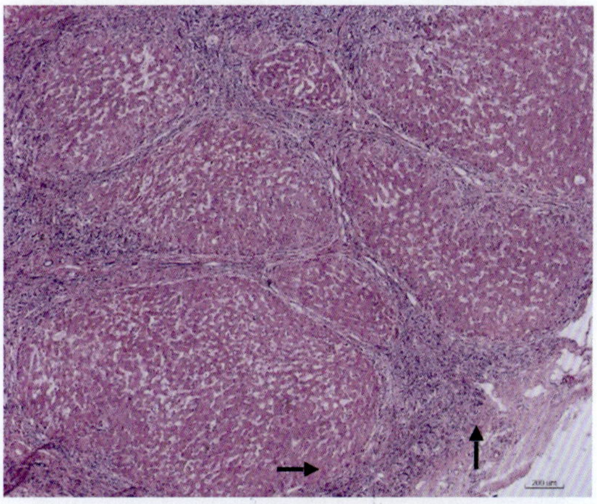

图 26-17 门脉性肝硬化 假小叶
→中央静脉 ↑肝被膜处

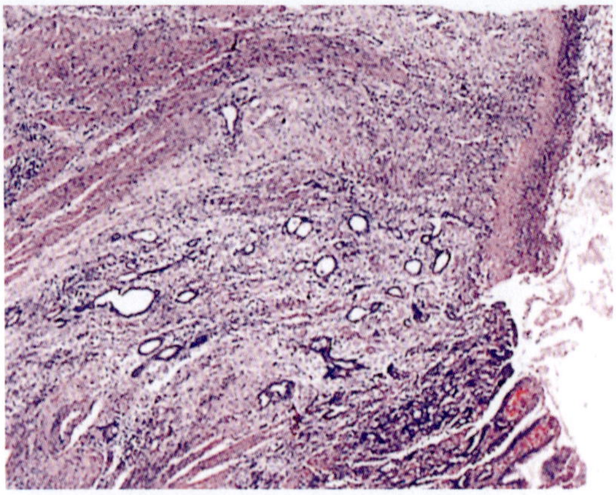

图 26-18A 慢性胃溃疡恶变

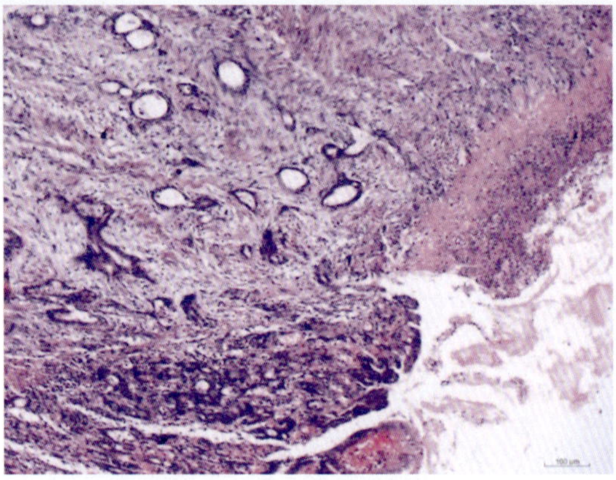

图 26-18B 慢性胃溃疡恶变

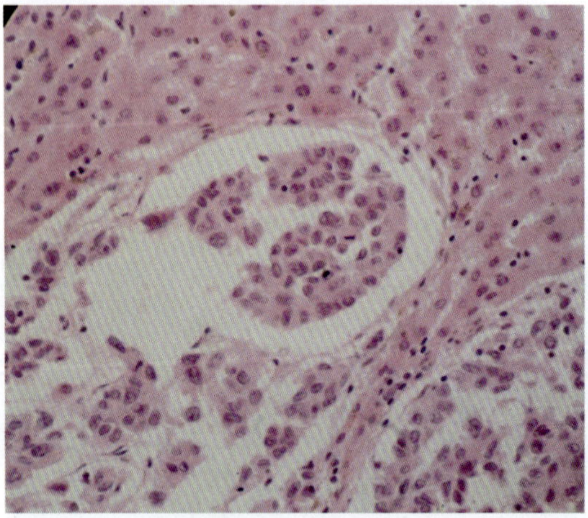

图 26-19 肝细胞癌

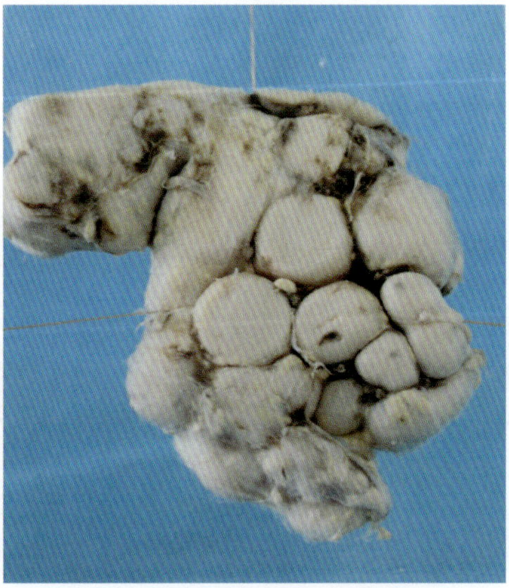

图 27-1A 淋巴结霍奇金淋巴瘤

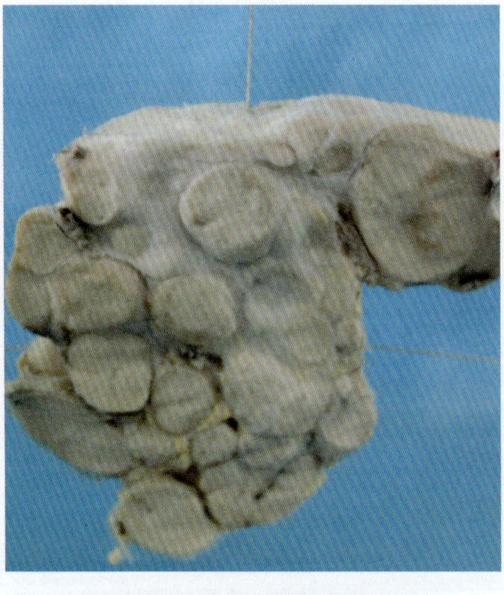

图 27-1B 淋巴结霍奇金淋巴瘤

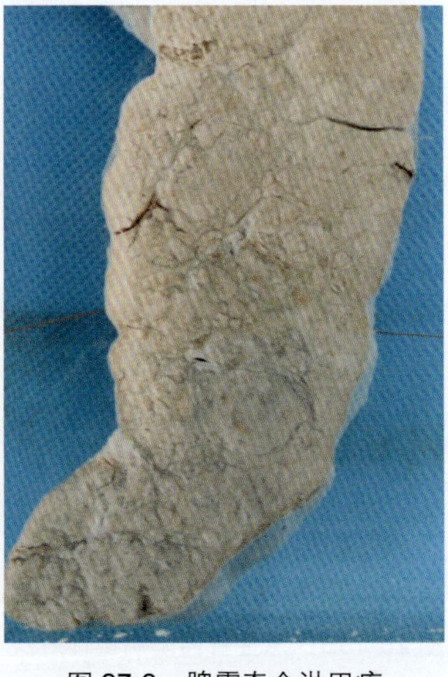

图 27-2 脾霍奇金淋巴瘤

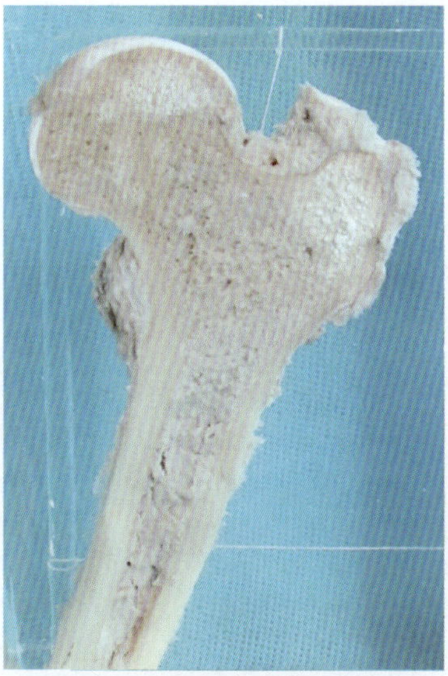

图 27-3A　骨髓白血病

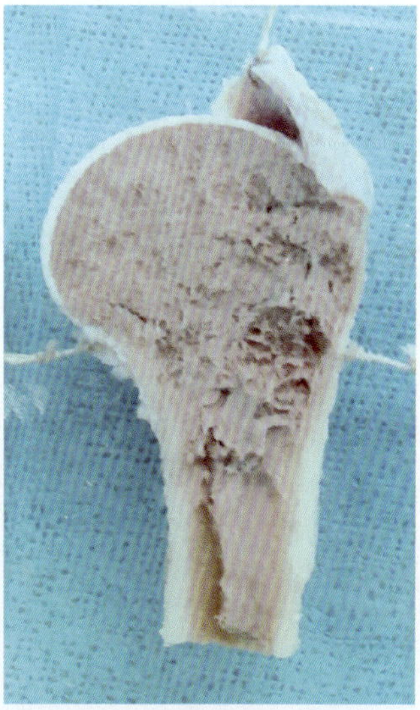

图 27-3B　骨髓白血病

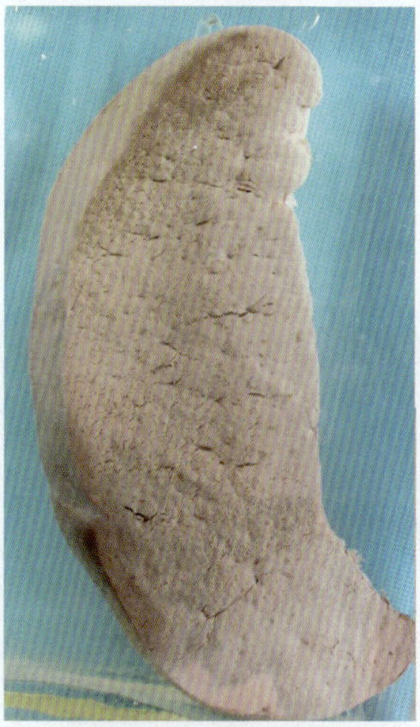

图 27-4　脾白血病

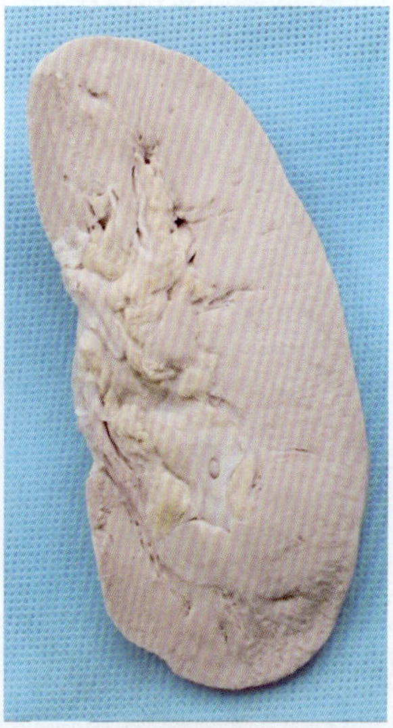

图 27-5　肾白血病

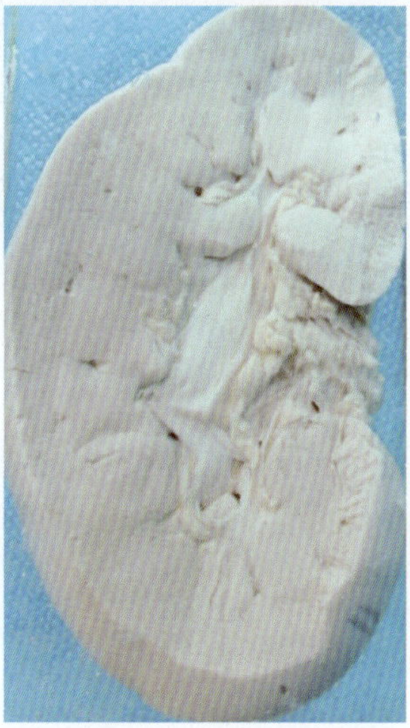

图 27-6　新月体性肾小球肾炎

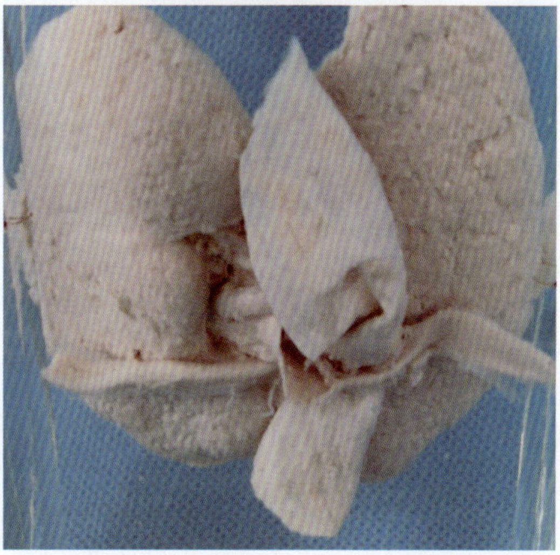

图 27-7A　弥漫性硬化性肾小球肾炎

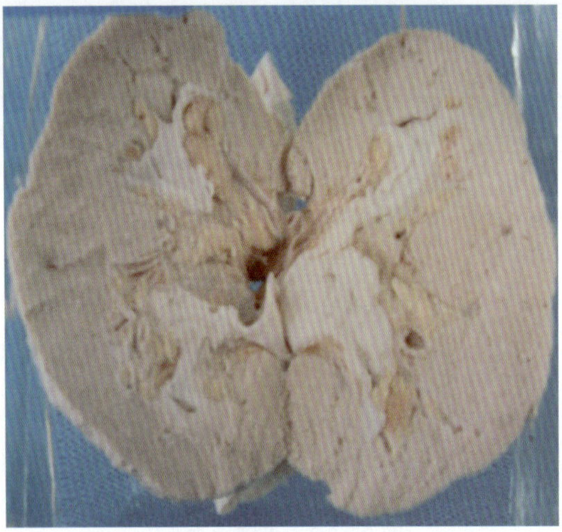

图 27-7B 弥漫性硬化性肾小球肾炎

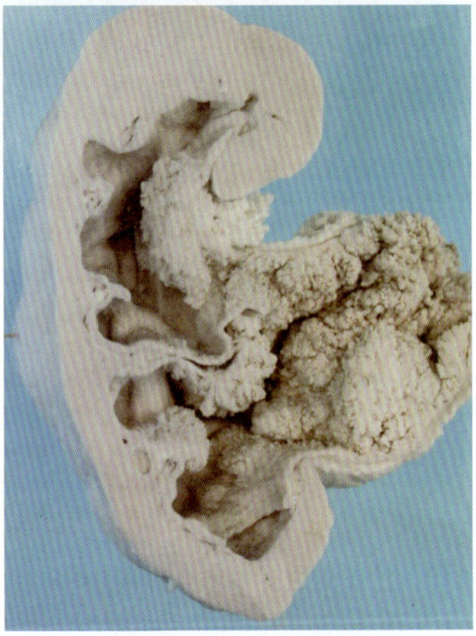

图 27-8 肾盂癌

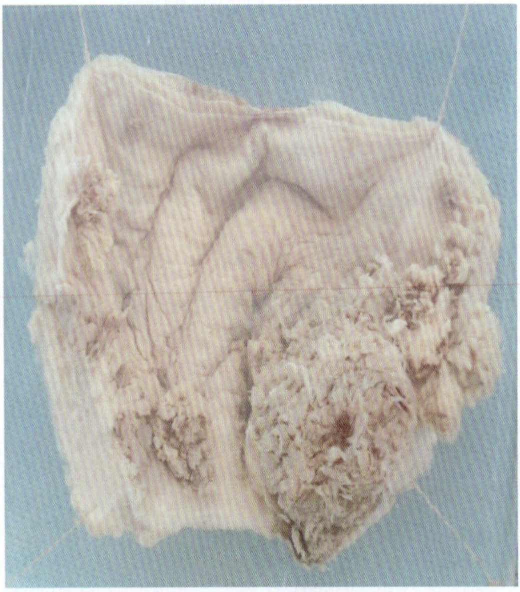

图 27-9A 膀胱癌

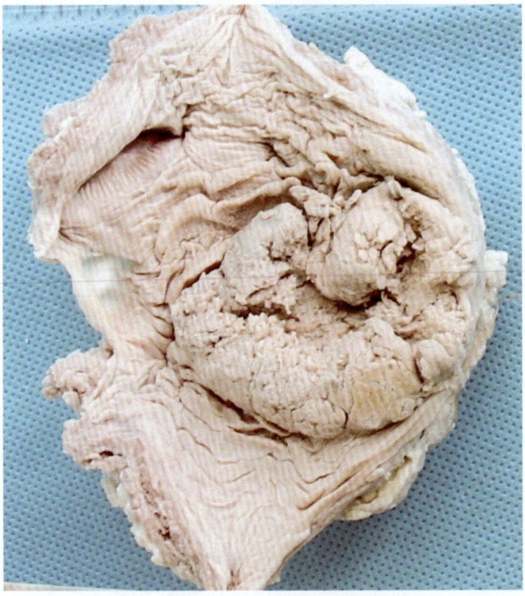

图 27-9B 膀胱癌

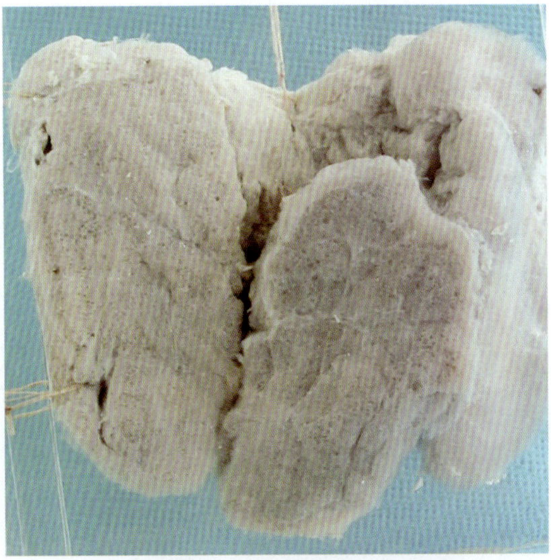

图 27-10A　非毒性结节性甲状腺肿

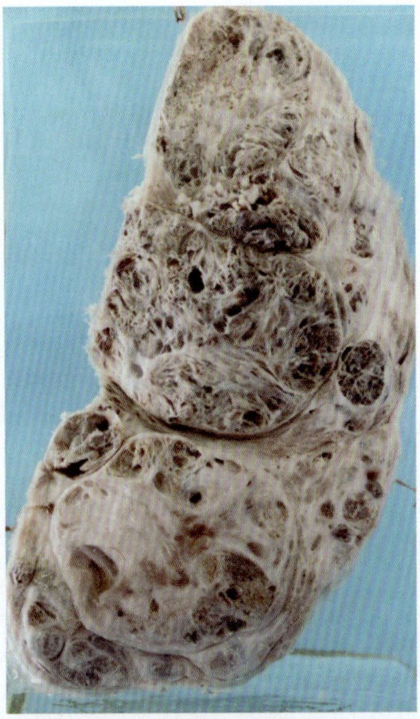

图 27-10B　非毒性结节性甲状腺肿

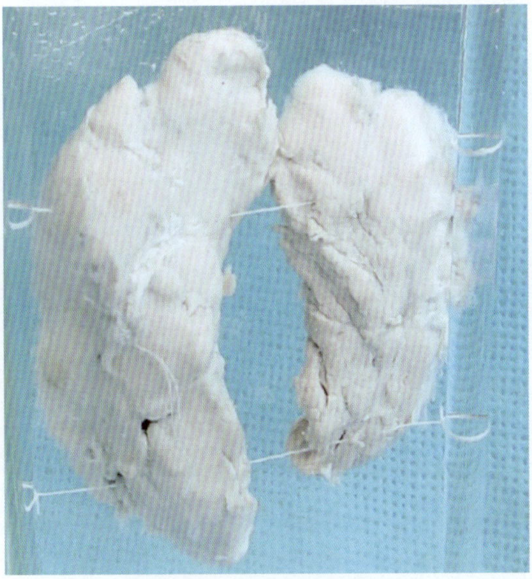

图 27-11A　毒性甲状腺肿

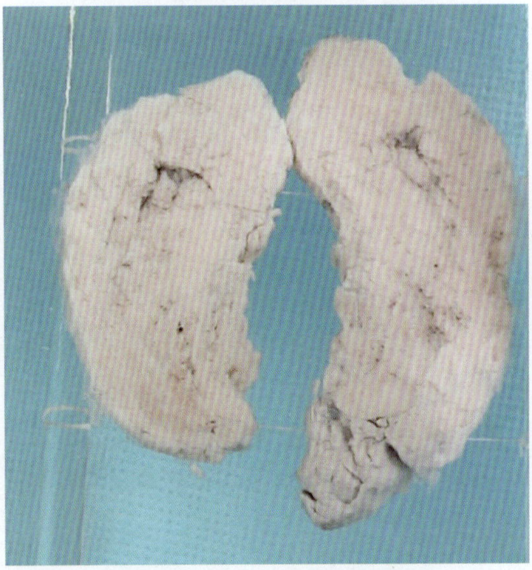

图 27-11B　毒性甲状腺肿

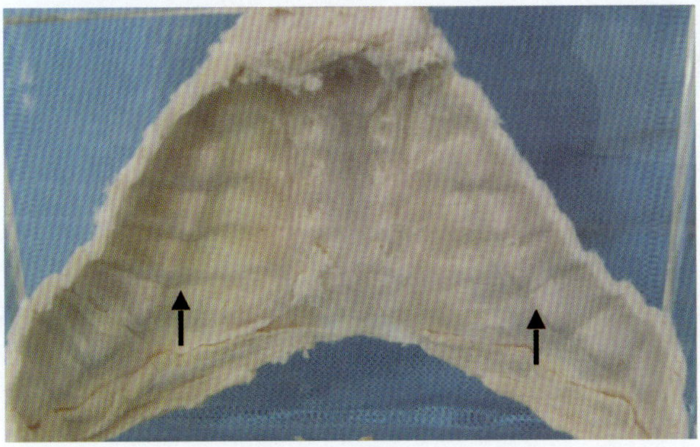

图 27-12　佝偻病的肋骨
↑串珠肋

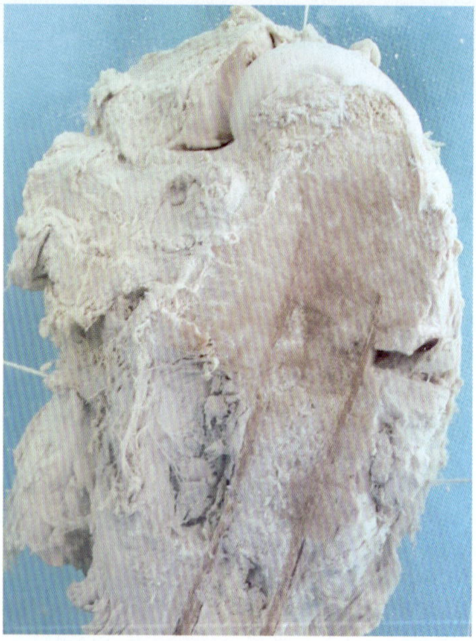

图 27-13A　骨肉瘤

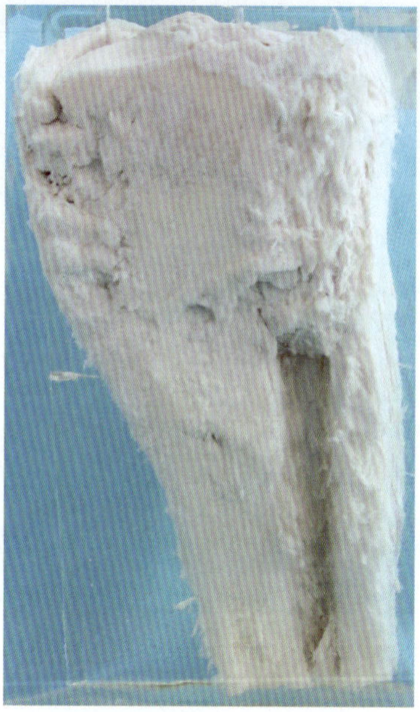

图 27-13B　骨肉瘤

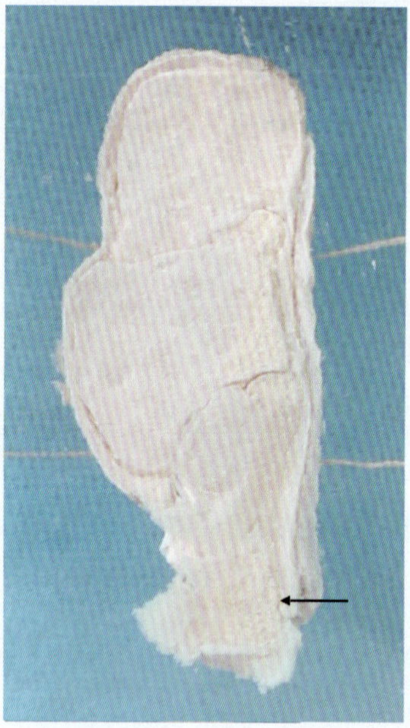

图 27-14　指骨软骨瘤

←指骨

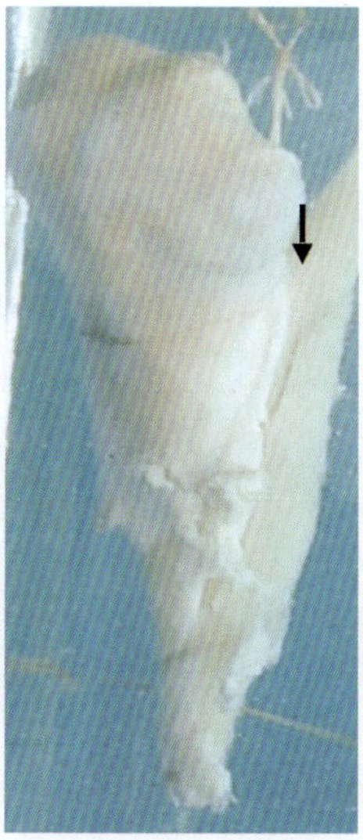

图 27-15A　骨软骨瘤

↓长骨皮质

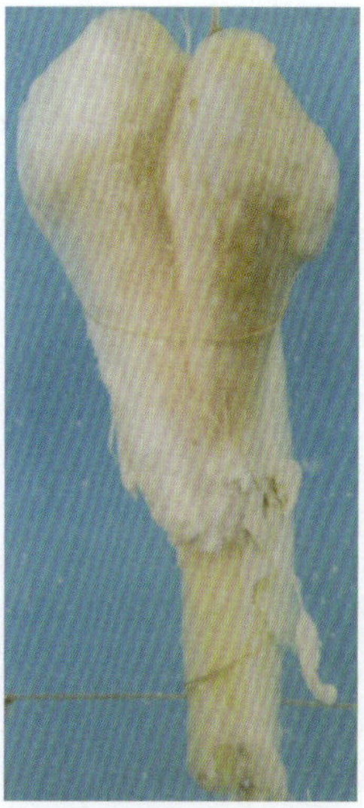

图 27-15B　骨软骨瘤

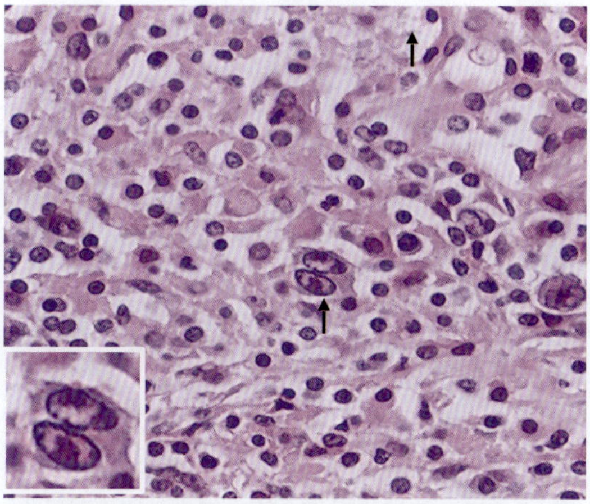

图 27-16A　淋巴结霍奇金淋巴瘤

↑镜影细胞

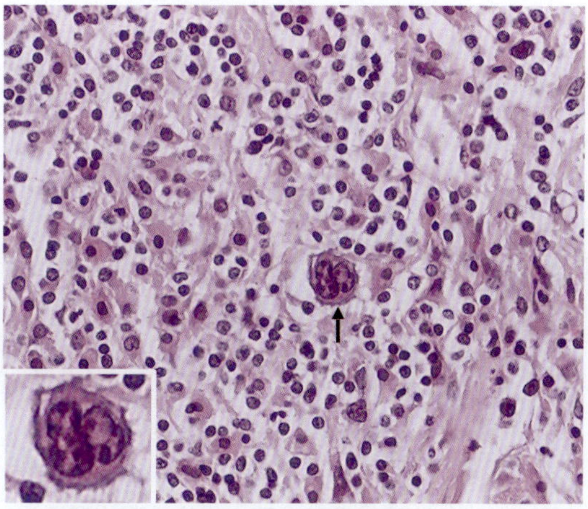

图 27-16B　淋巴结霍奇金淋巴瘤

↑多核 R-S 细胞

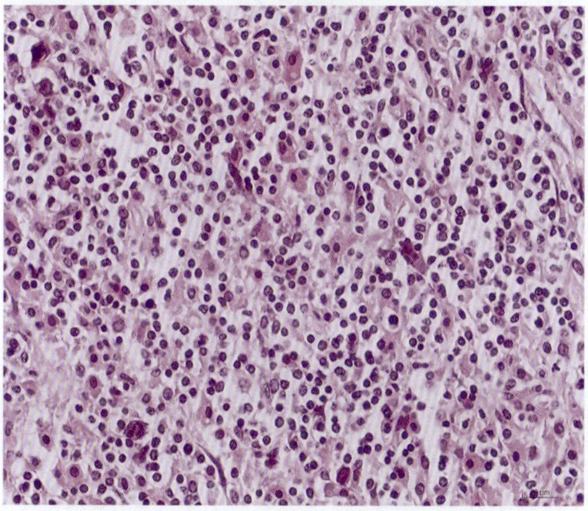

图 27-16C　淋巴结霍奇金淋巴瘤

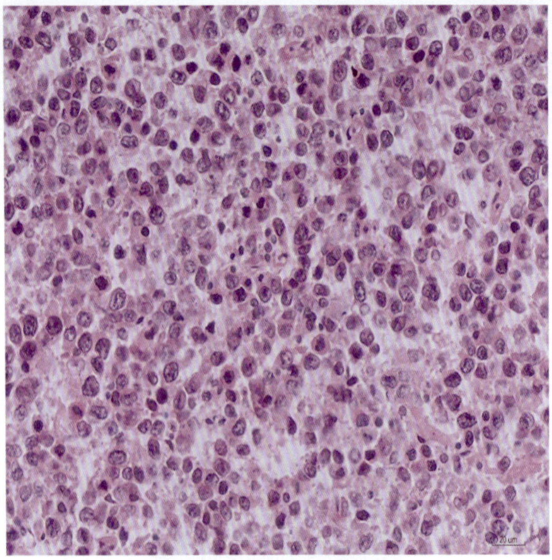

图 27-17A　淋巴结非霍奇金淋巴瘤

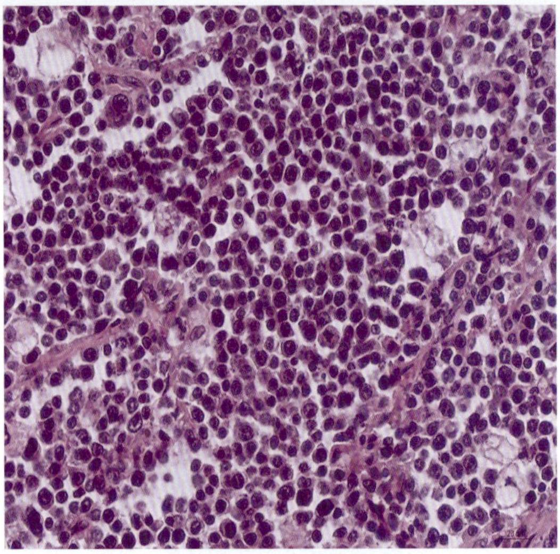

图 27-17B　淋巴结非霍奇金淋巴瘤

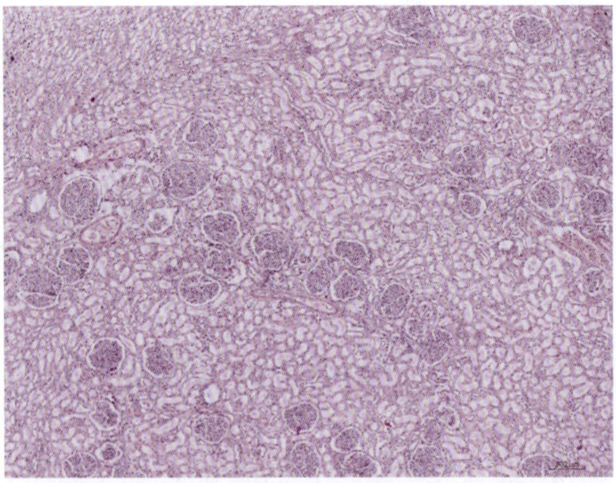

图 27-18A　弥漫性毛细血管内增生性肾小球肾炎

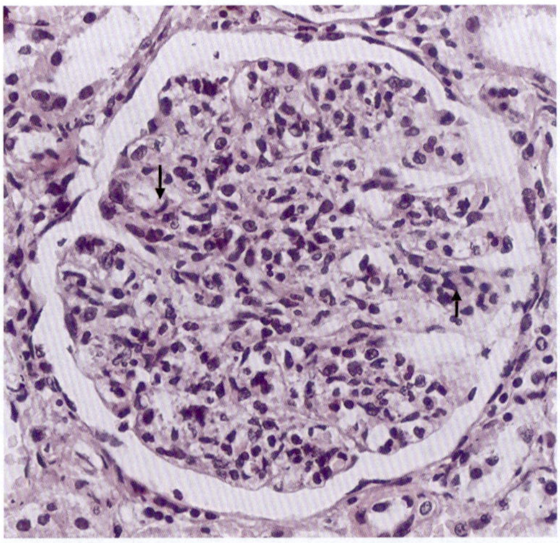

图 27-18B　弥漫性毛细血管内增生性肾小球肾炎
↓内皮细胞　↑系膜细胞

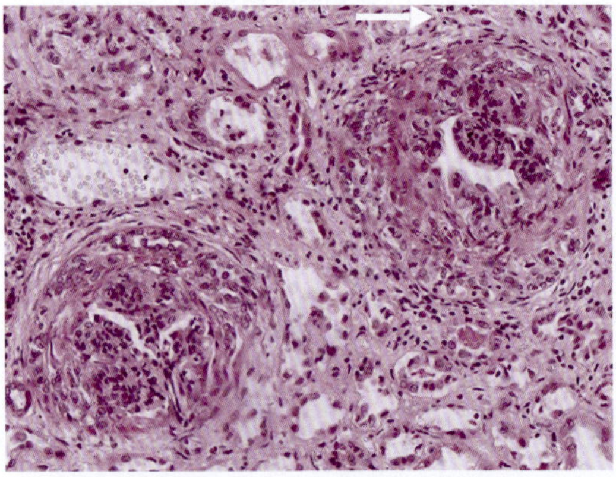

图 27-19A　新月体性肾小球肾炎

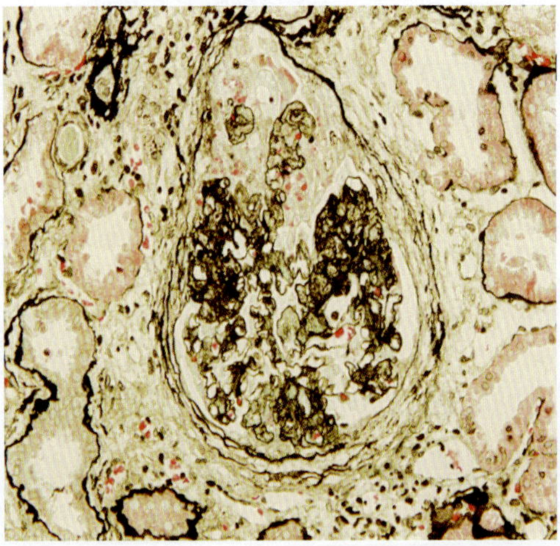

图 27-19B　新月体性肾小球肾炎
↑纤维素 (Masson 染色)

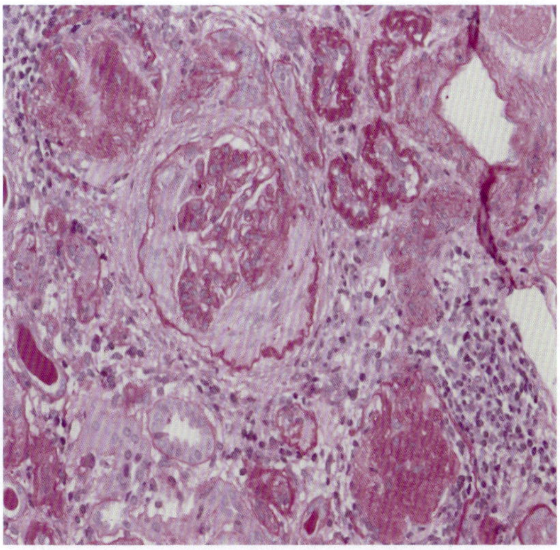

图 27-19C　新月体性肾小球肾炎 (PAS 染色)

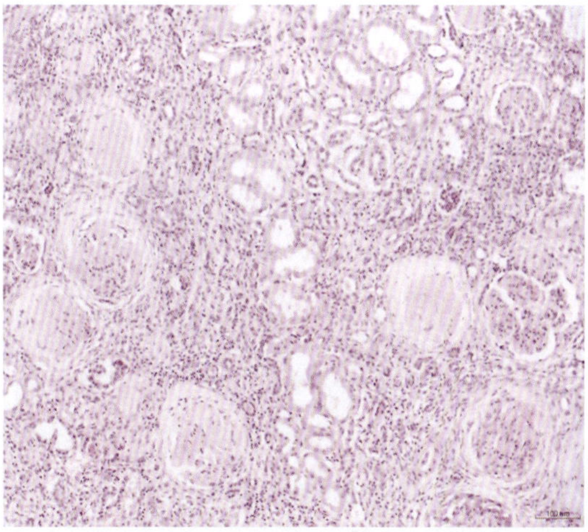

图 27-20A　弥漫性硬化性肾小球肾炎

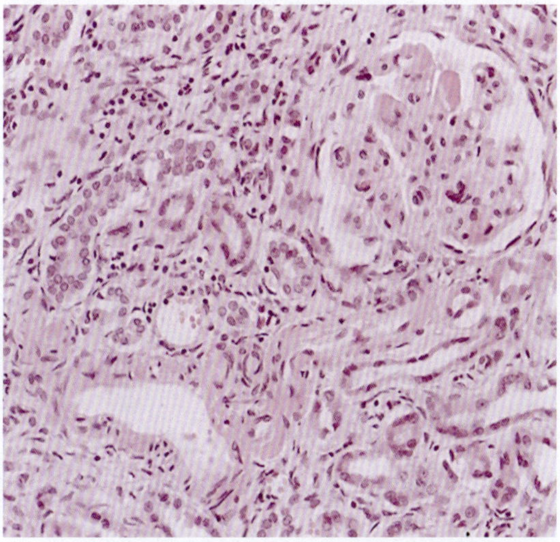

图 27-20B　弥漫性硬化性肾小球肾炎

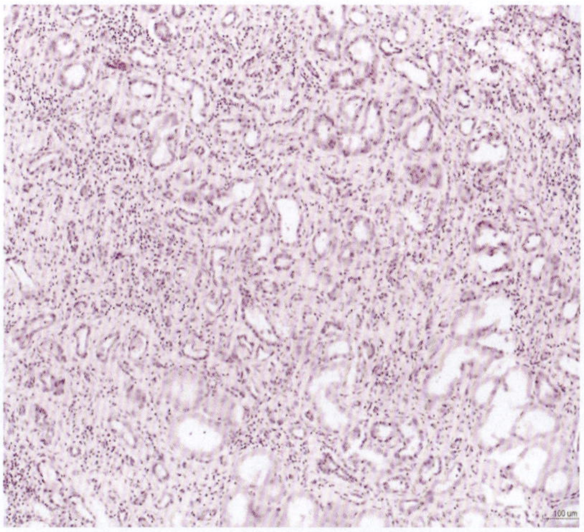

图 27-20C　弥漫性硬化性肾小球肾炎

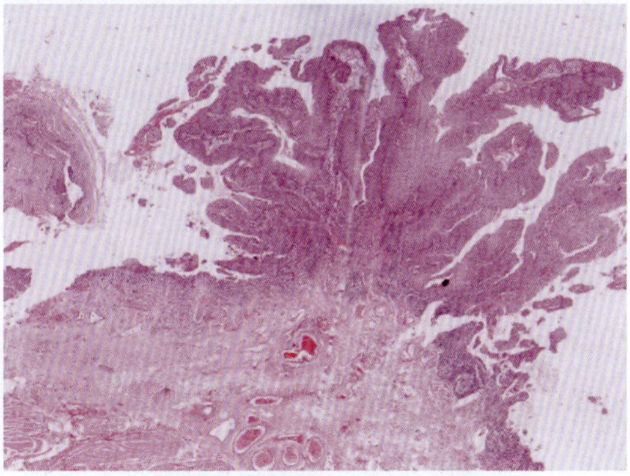

图 27-21A　膀胱尿路上皮癌

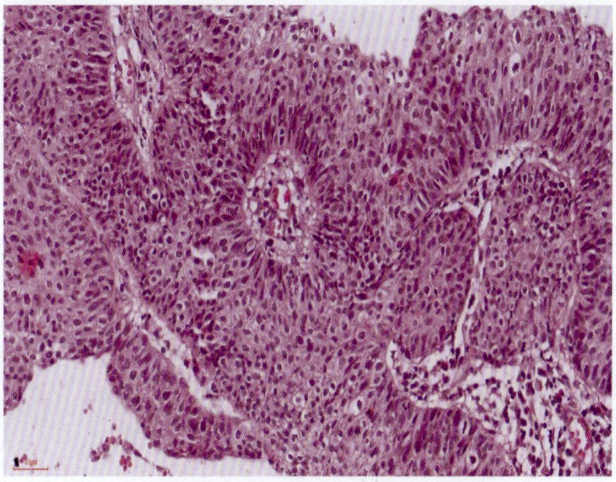

图 27-21B　膀胱尿路上皮癌

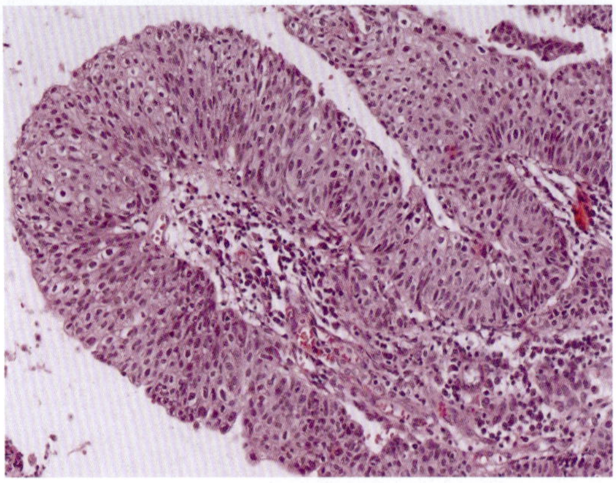

图 27-21C 膀胱尿路上皮癌

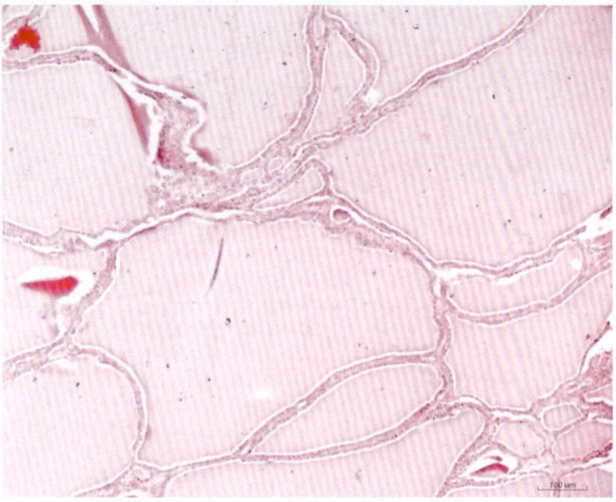

图 27-22A 胶样甲状腺肿

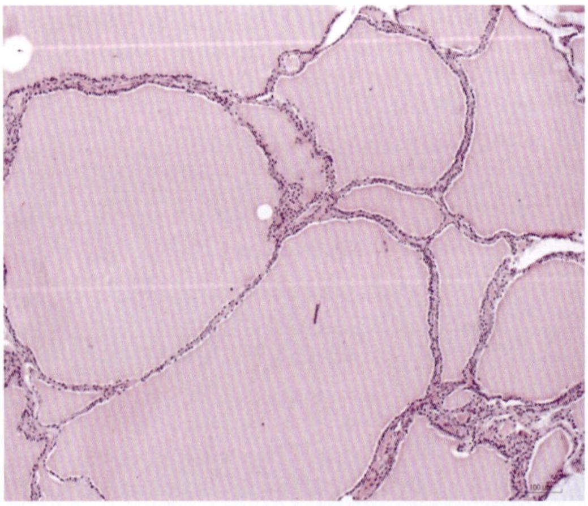

图 27-22B 胶样甲状腺肿

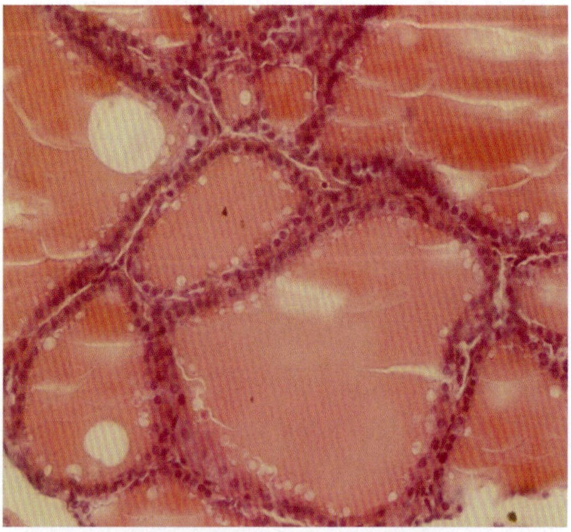

图 27-23A 毒性甲状腺肿

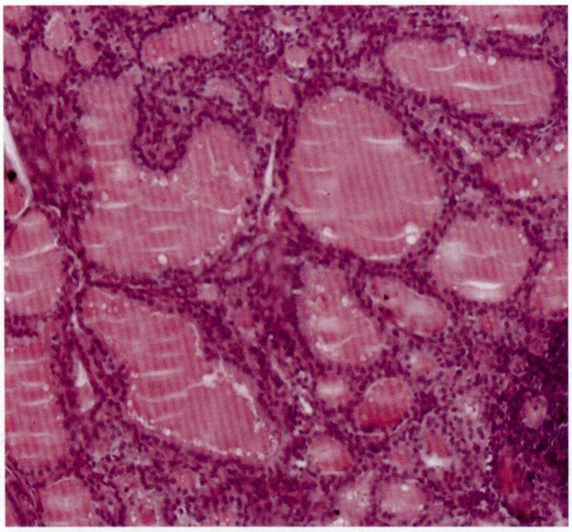

图 27-23B 毒性甲状腺肿

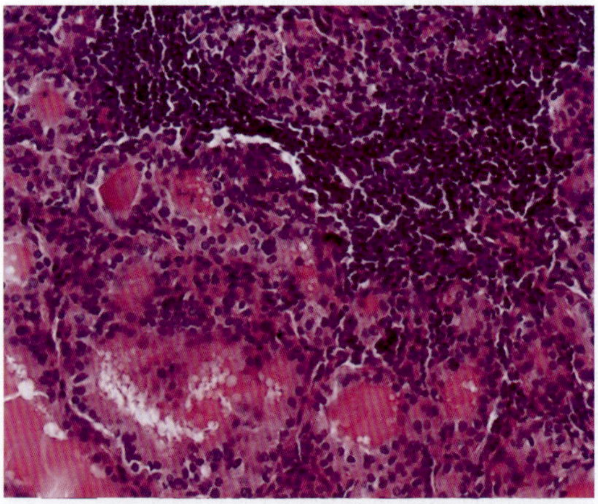

图 27-23C 毒性甲状腺肿

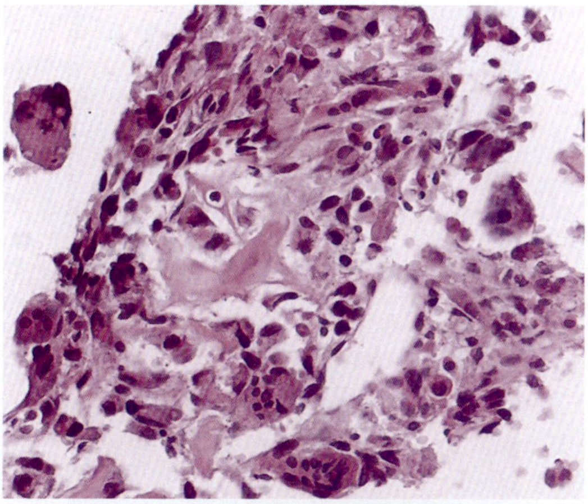

图 27-24A　骨肉瘤

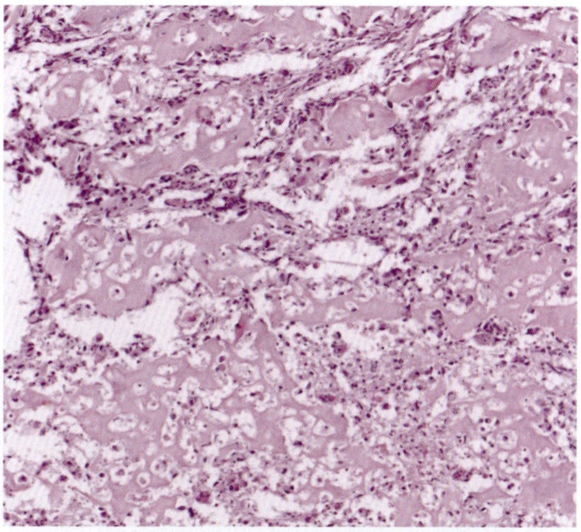

图 27-24B　骨肉瘤

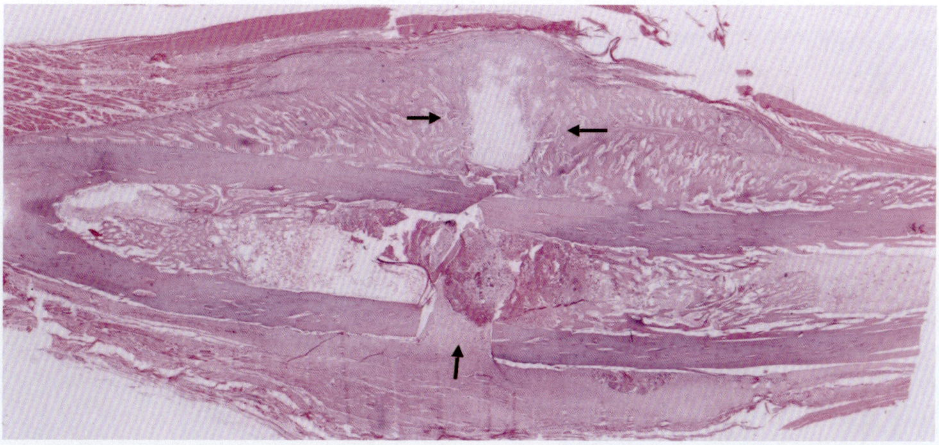

图 27-25A　骨折愈合

↑纤维性骨痂　→← 骨性骨痂

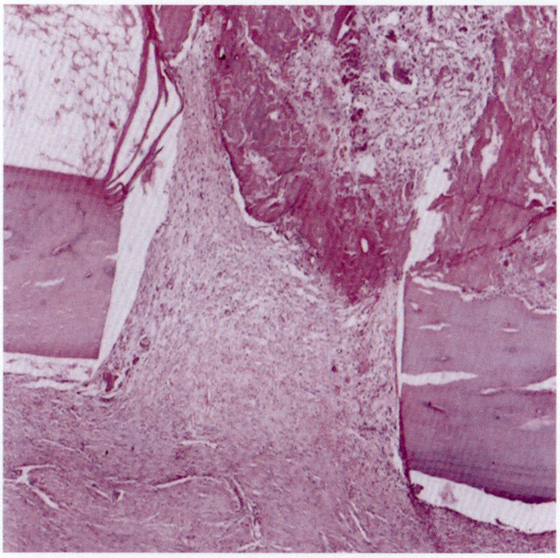

图 27-25B　骨折愈合

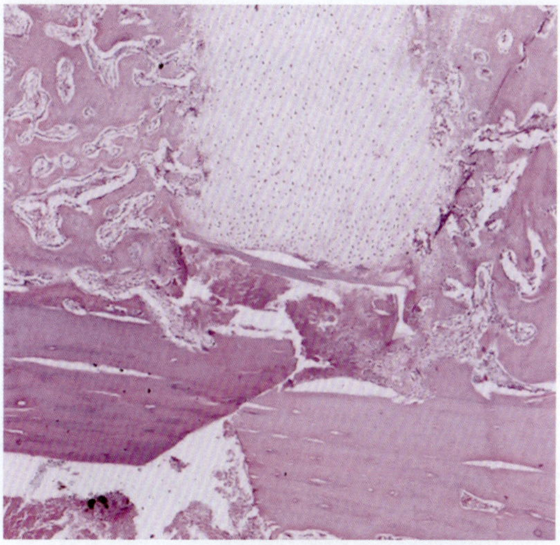

图 27-25C　骨折愈合

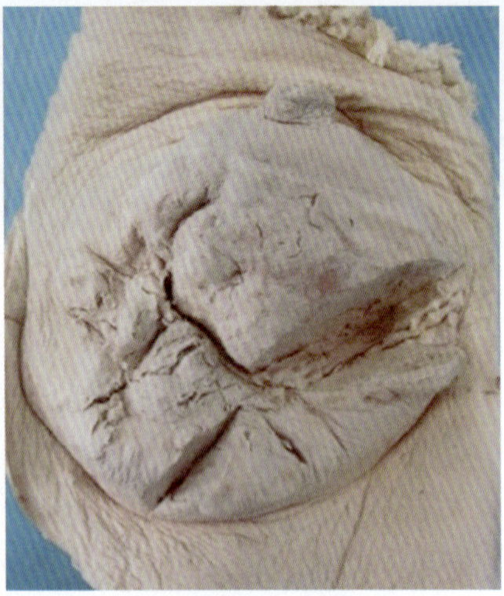

图 28-1　乳腺癌

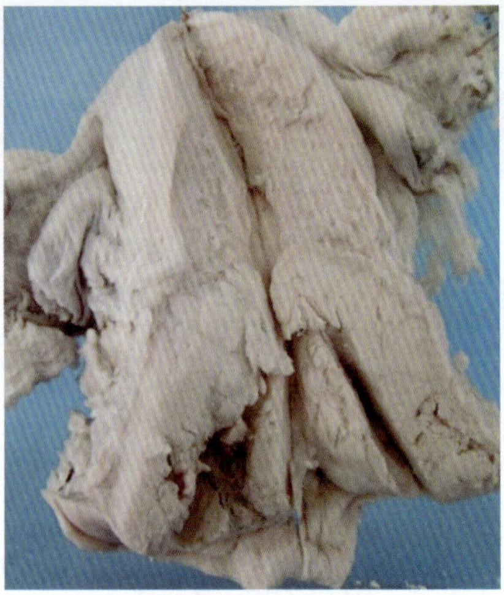

图 28-2A　子宫颈癌

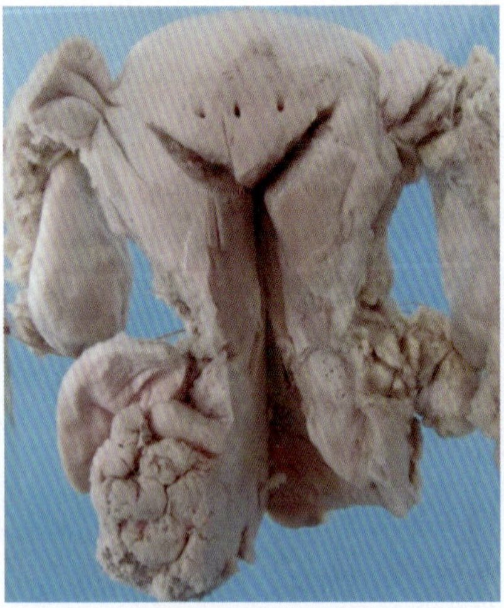

图 28-2B　子宫颈癌

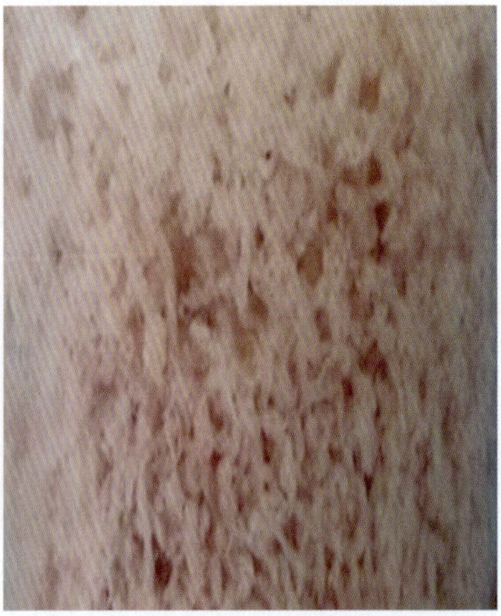

图 28-3A　葡萄胎

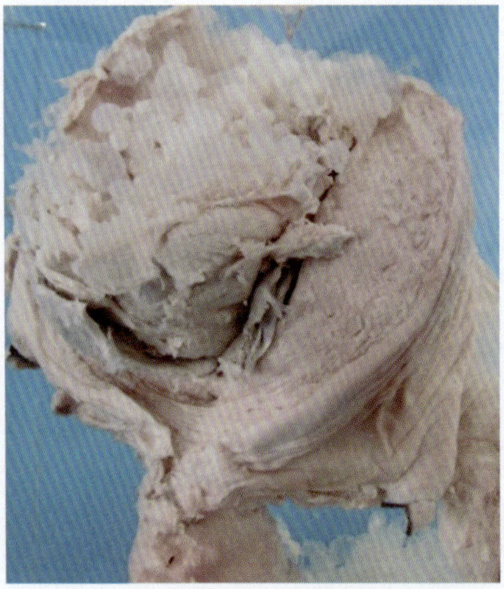

图 28-3B　葡萄胎

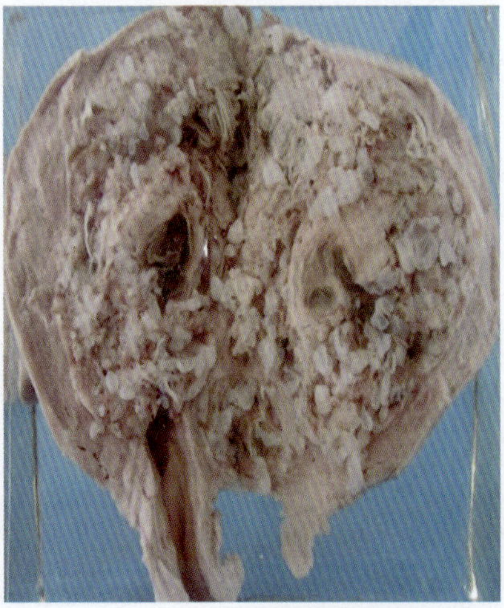

图 28-4　恶性葡萄胎

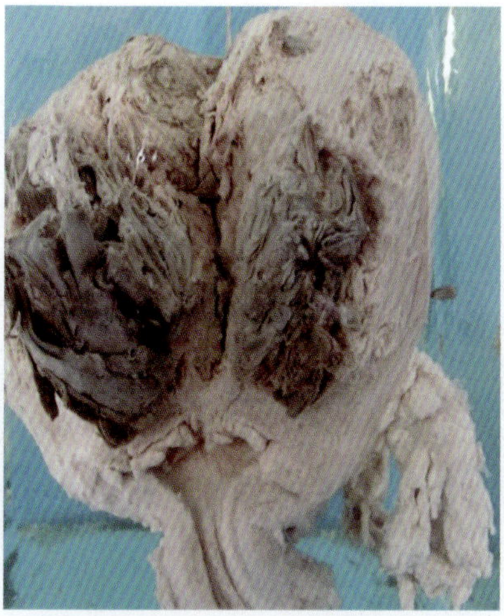
图 28-5A 子宫绒毛膜癌

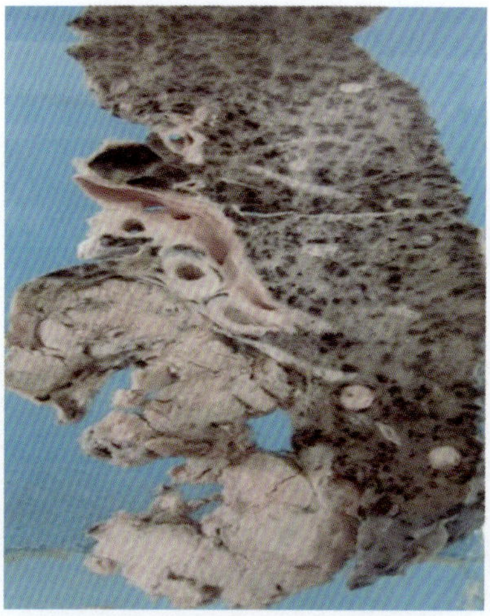
图 28-5B 绒毛膜癌肺转移

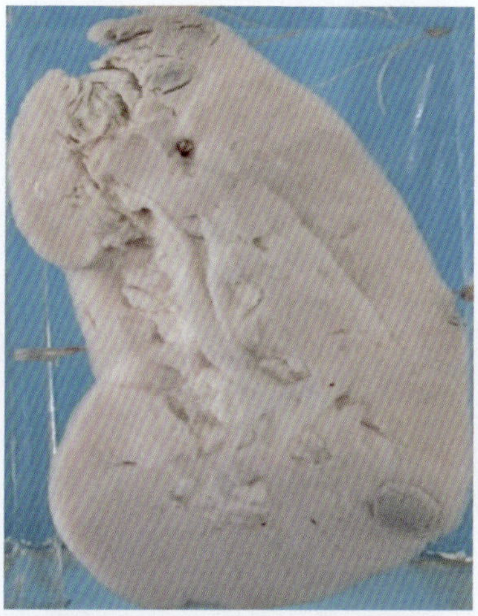
图 28-5C 绒毛膜癌肾转移

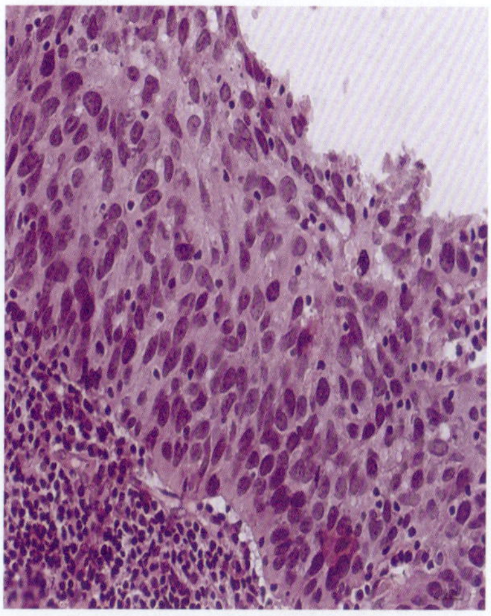
图 28-6 子宫颈原位癌

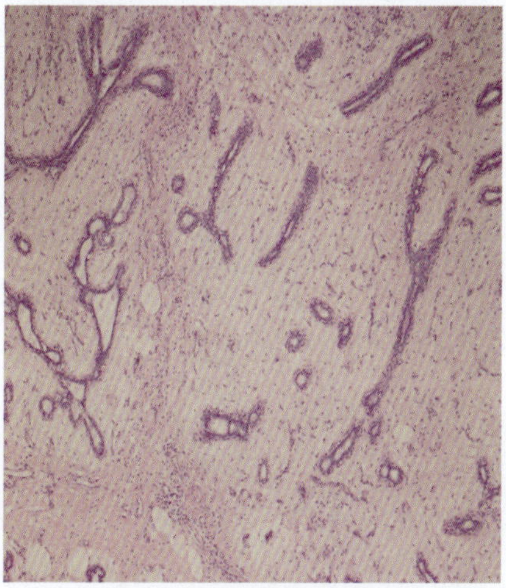
图 28-7 乳腺纤维腺瘤

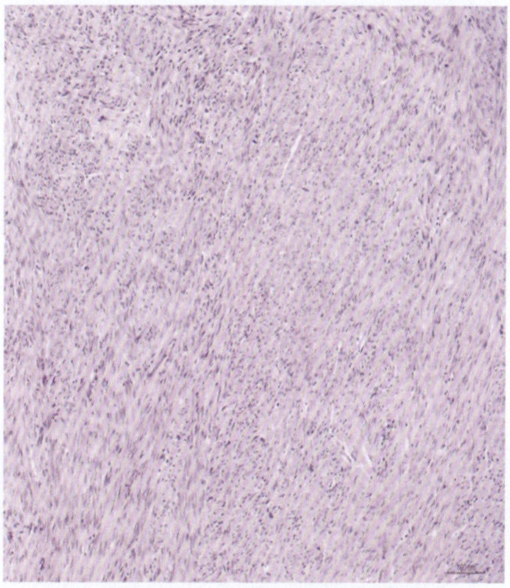
图 28-8A 平滑肌瘤（子宫）

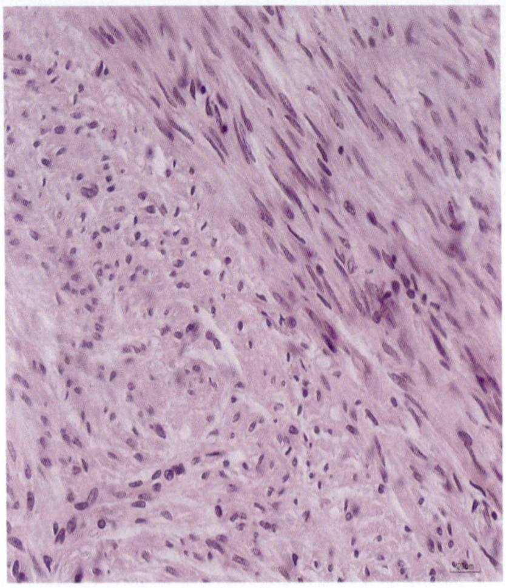

图 28-8B 平滑肌瘤（子宫）

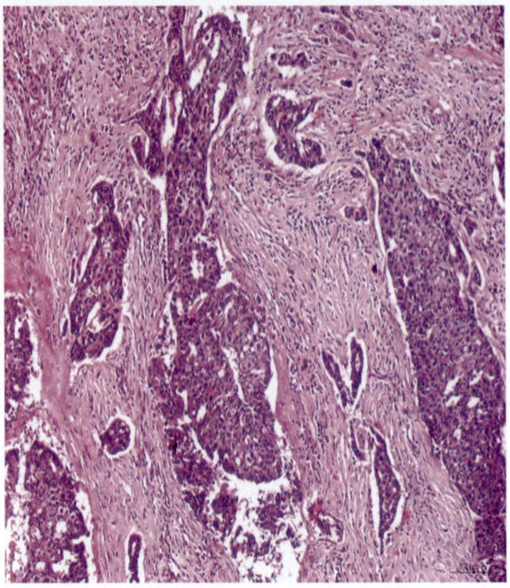

图 28-9 乳腺浸润性导管癌

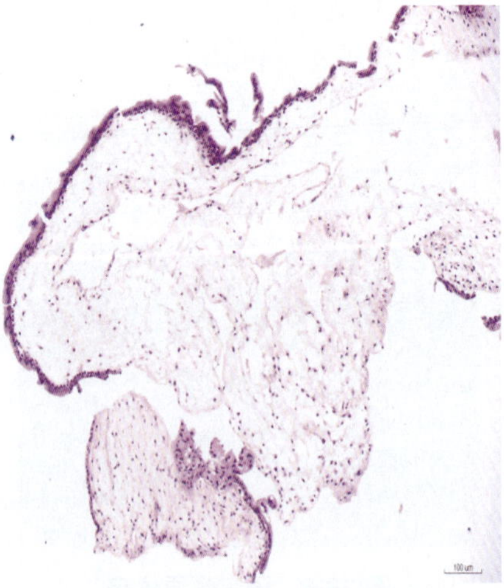

图 28-10A 葡萄胎（水泡状胎块）

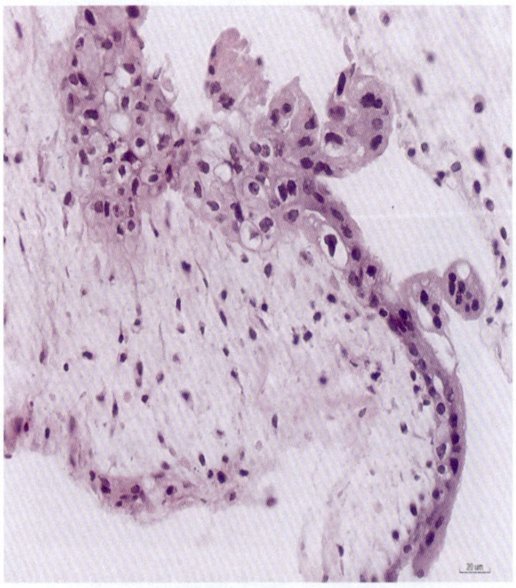

图 28-10B 葡萄胎

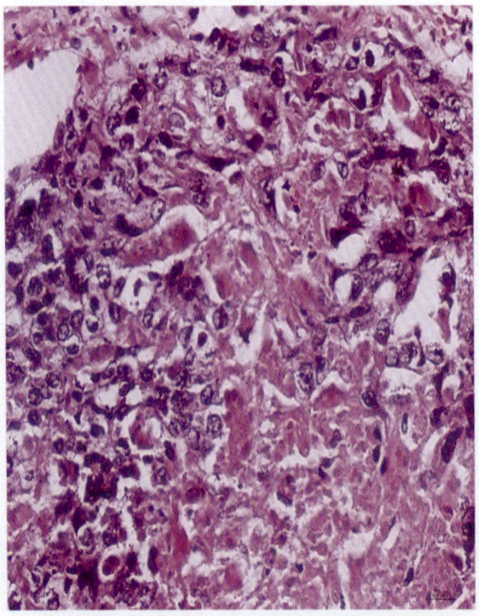

图 28-11A 子宫绒毛膜癌

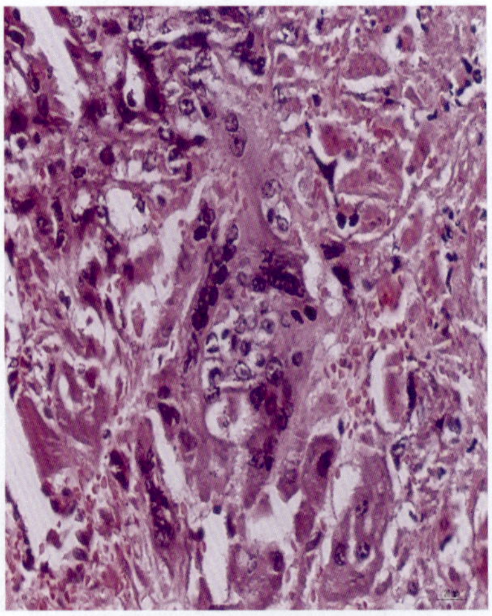

图 28-11B 子宫绒毛膜癌

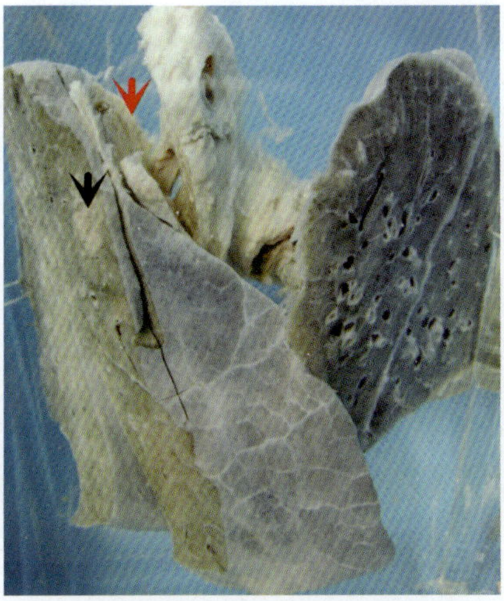

图 29-1A　原发性肺结核病
↓原发灶　↓肺门淋巴结结核

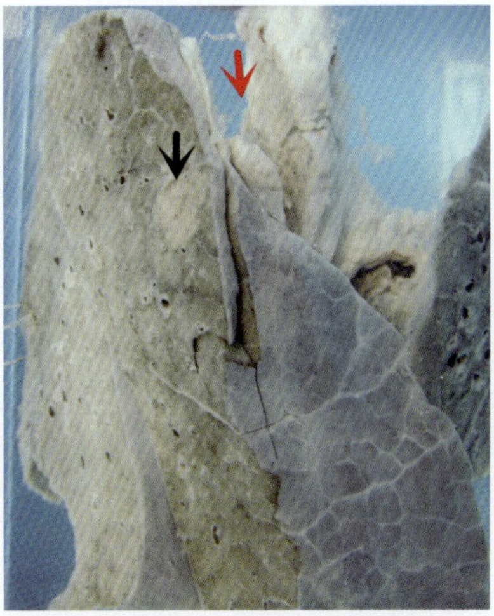

图 29-1B　原发性肺结核病
↓原发灶　↓肺门淋巴结结核

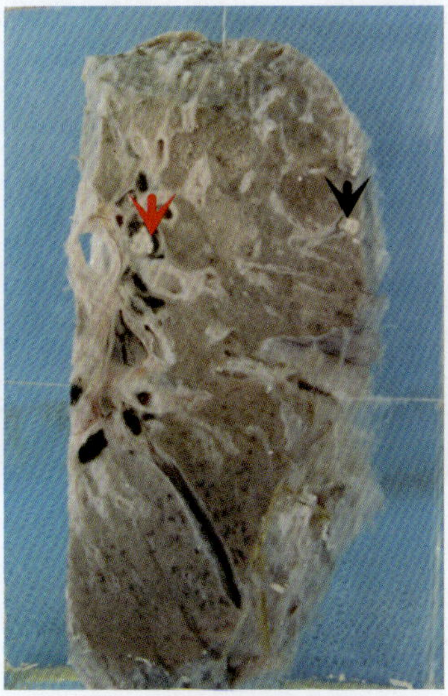

图 29-2A　原发性肺结核钙化痊愈
↓钙化的肺结核病原发灶　↓钙化淋巴结

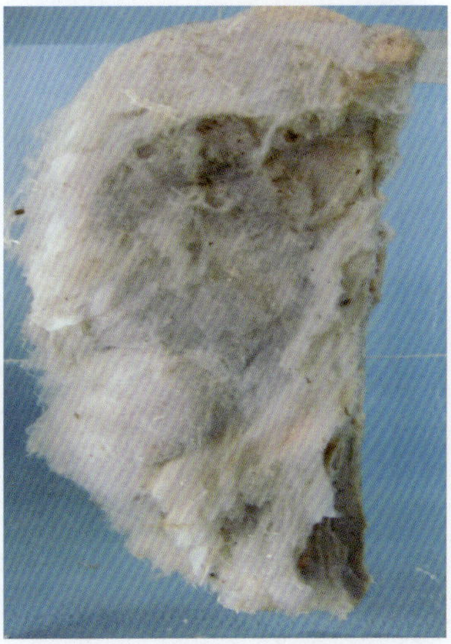

图 29-2B　原发性肺结核钙化痊愈

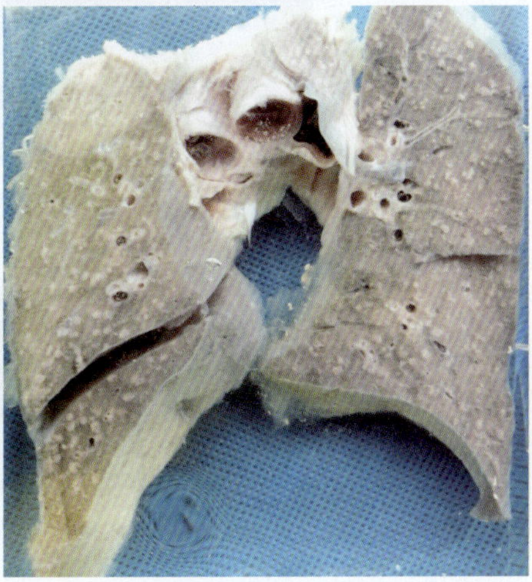

图 29-3　原发性肺结核恶化进展伴发急性肺粟粒结核病

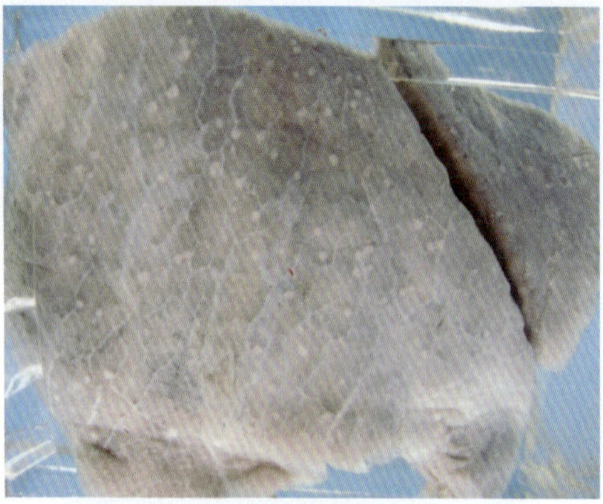

图 29-4A　急性肺粟粒结核病

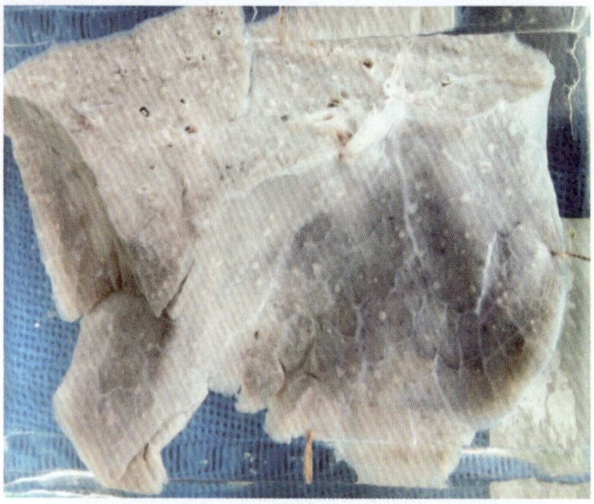

图 29-4B　急性肺粟粒结核病

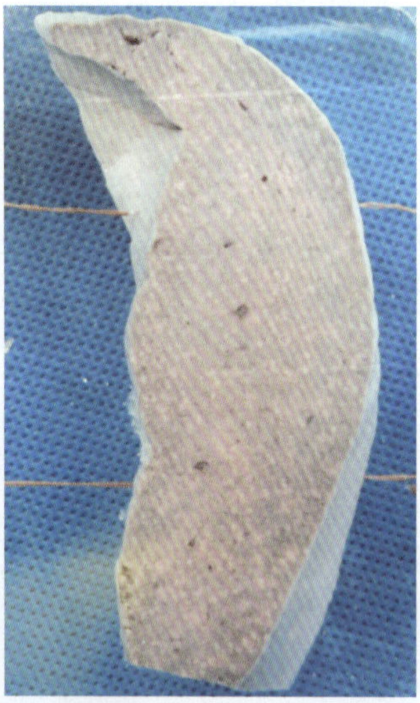

图 29-5　脾粟粒性结核

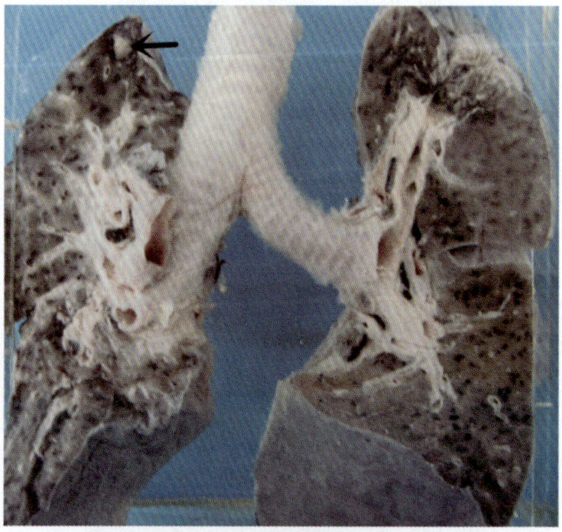

图 29-6A　局灶型肺结核
←肺尖局限性病灶

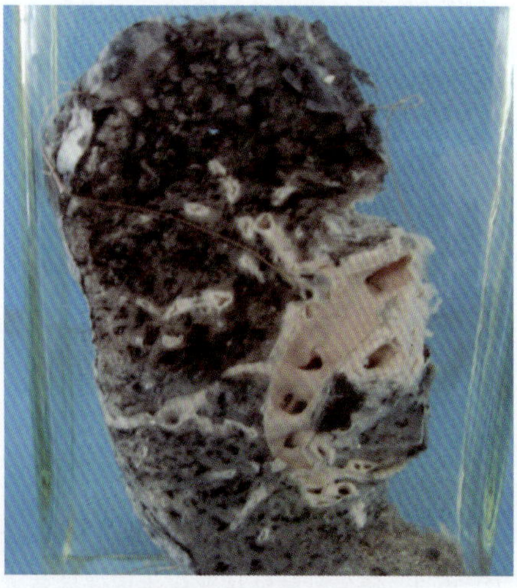

图 29-6B　局灶型肺结核

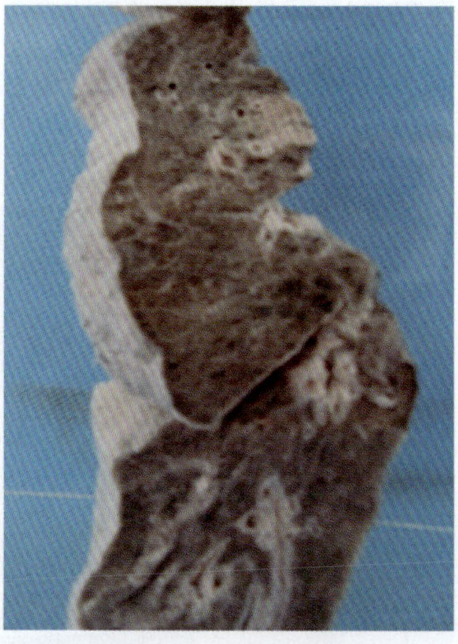

图 29-7　浸润性肺结核

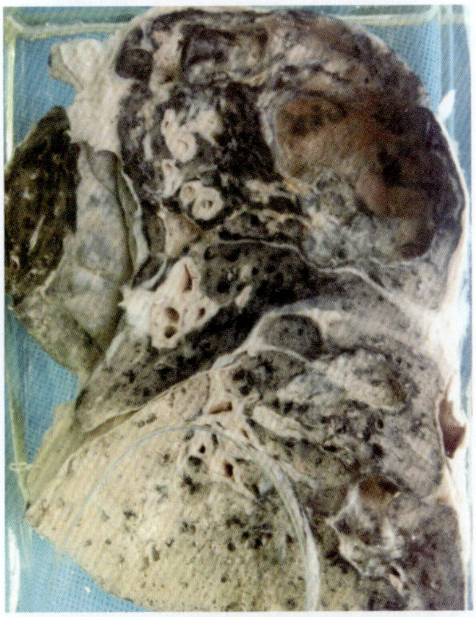

图 29-8A 慢性纤维空洞性肺结核

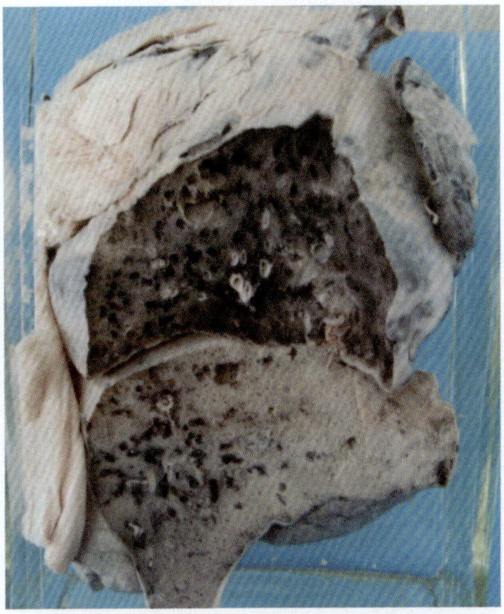

图 29-8B 慢性纤维空洞性肺结核

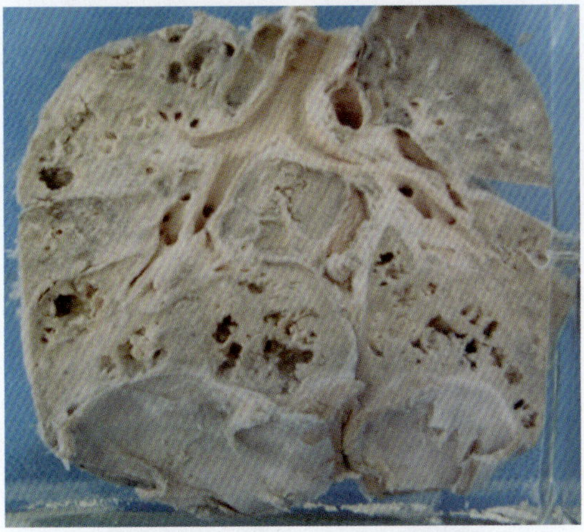

图 29-9 干酪样肺炎伴有急性空洞

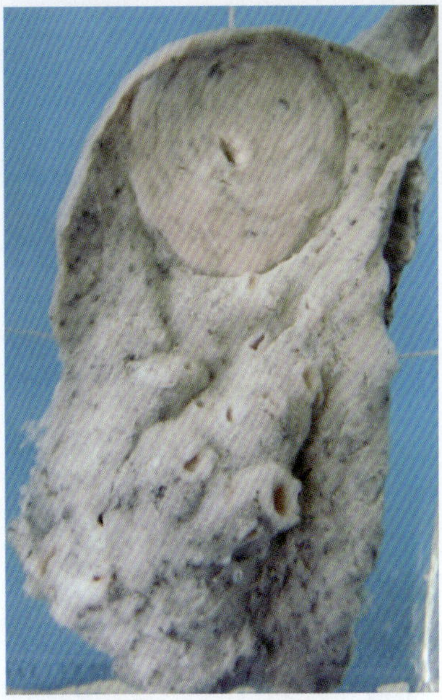

图 29-10 肺结核球

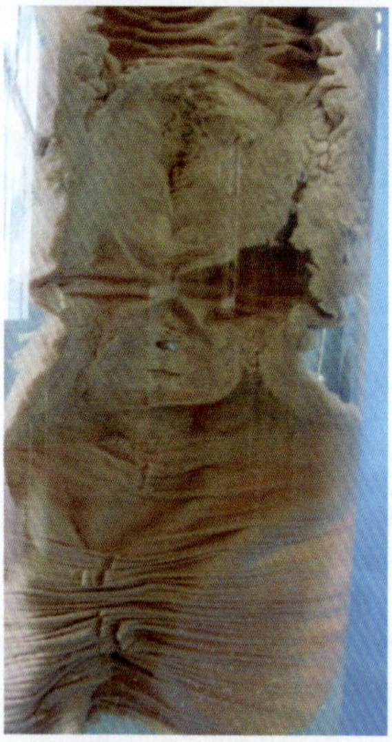

图 29-11 肠结核

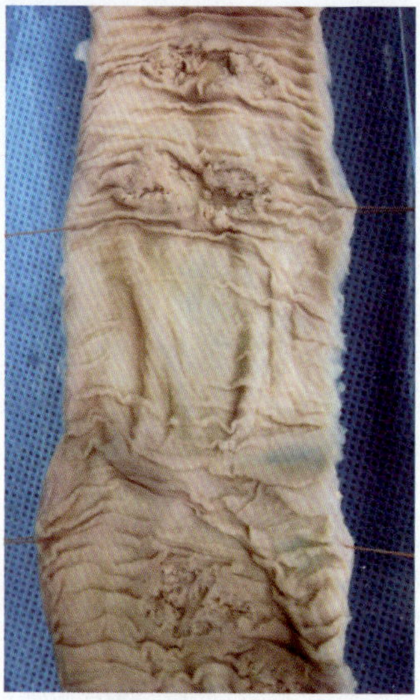

图 29-12 肠结核

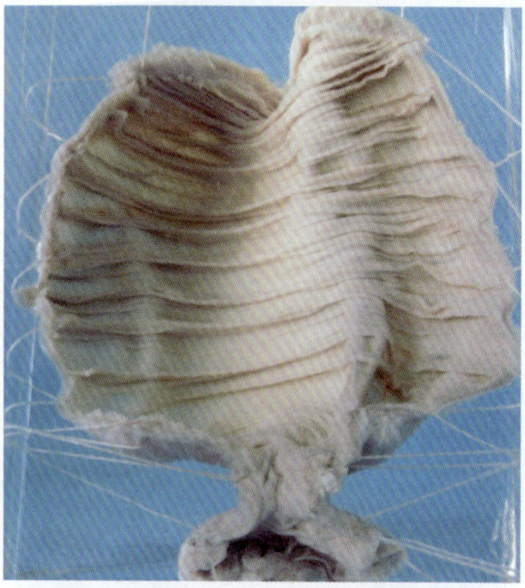

图 29-13A 肠狭窄

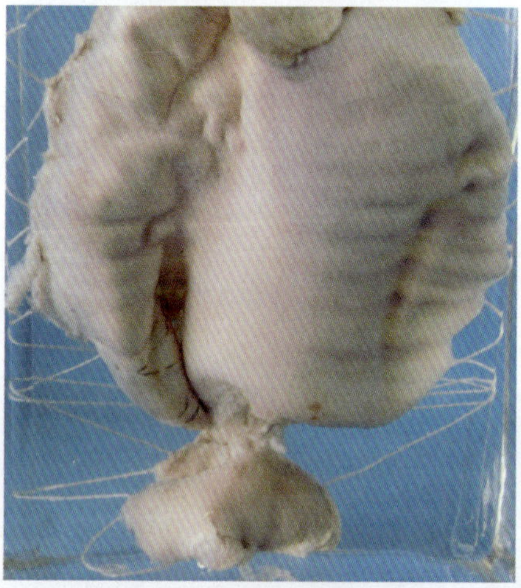

图 29-13B 肠狭窄

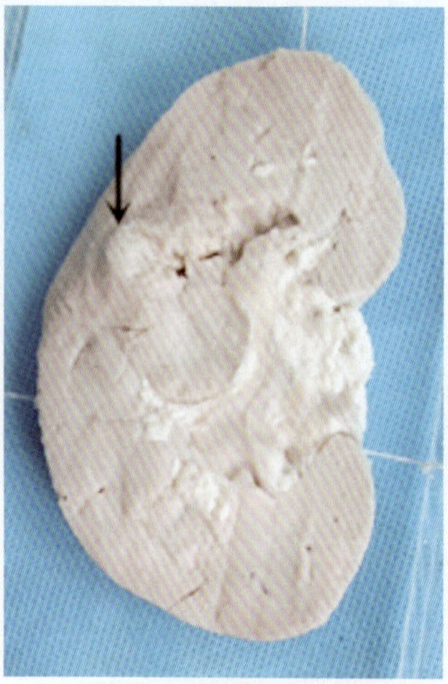

图 29-14 肾结核（局灶性）
↓干酪样坏死灶

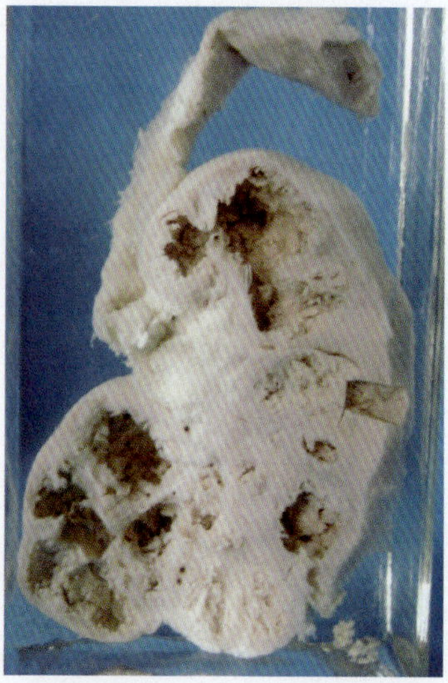

图 29-15 肾结核（空洞性）

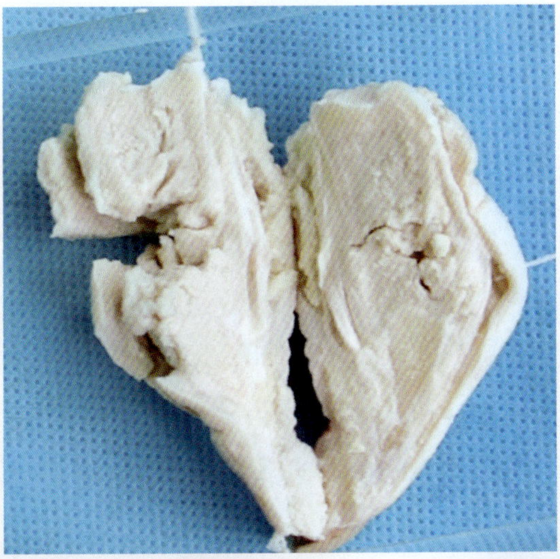

图 29-16　骨关节结核

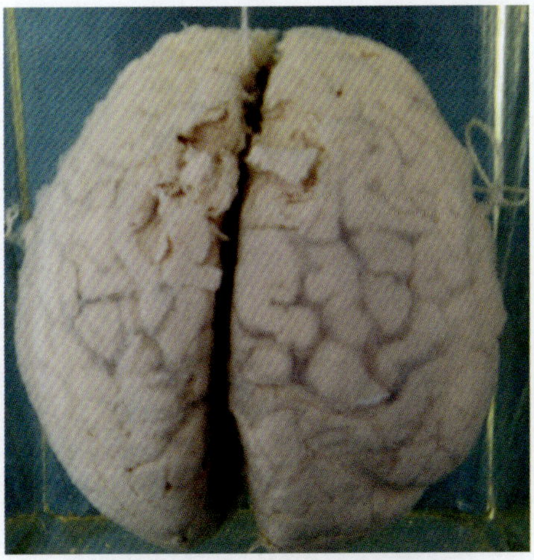

图 29-17A　结核性脑膜炎

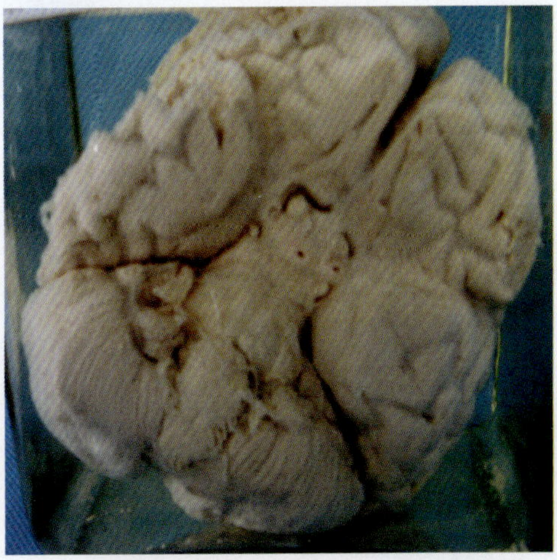

图 29-17B　结核性脑膜炎

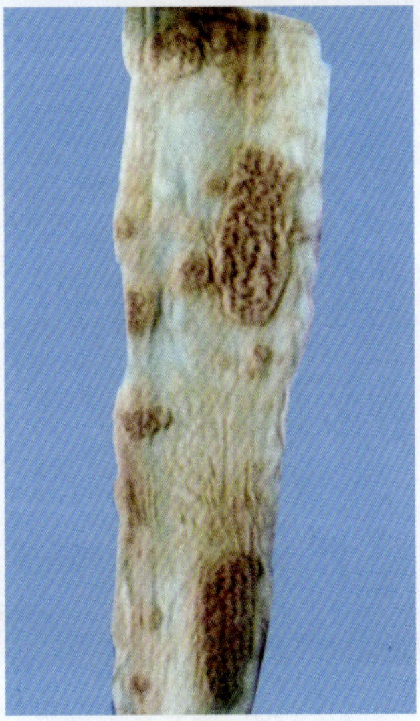

图 29-18　肠伤寒

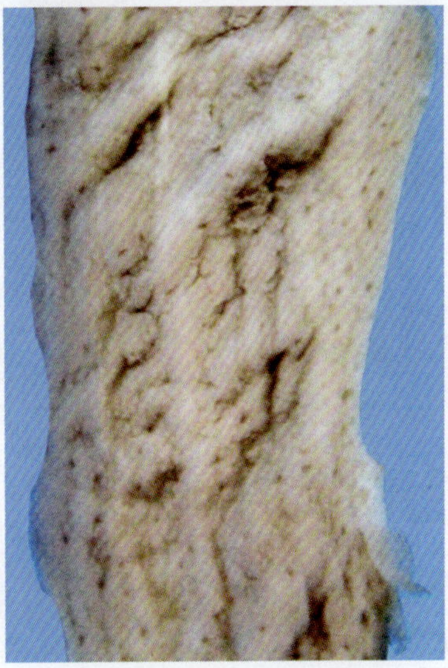

图 29-19　假膜性肠炎

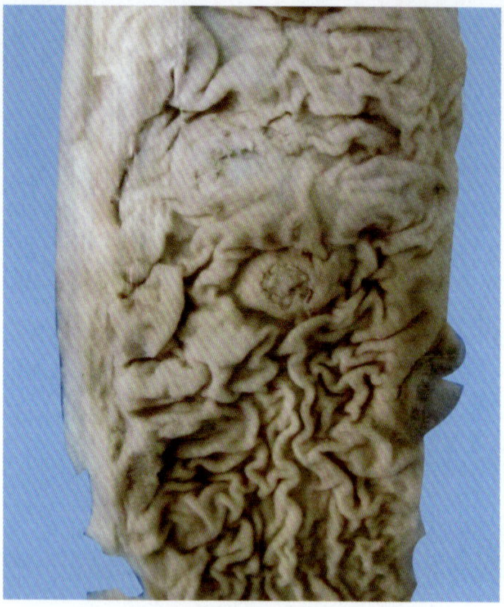

图 29-20　结肠阿米巴痢疾

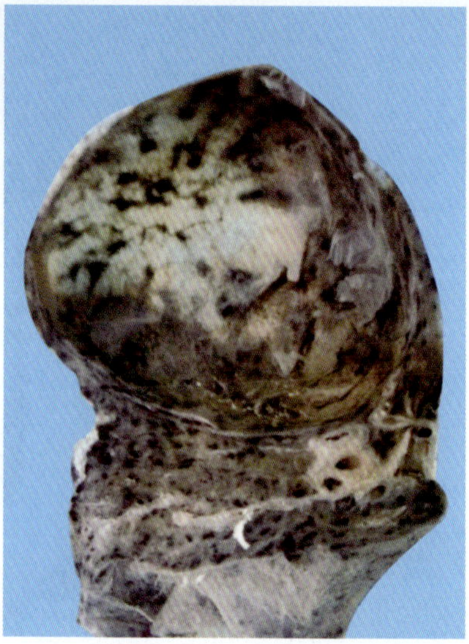

图 29-21　肺包虫病

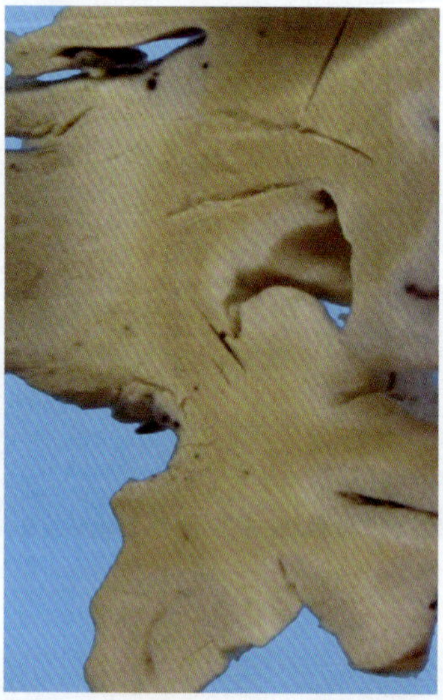

图 29-22　流行性乙型脑炎

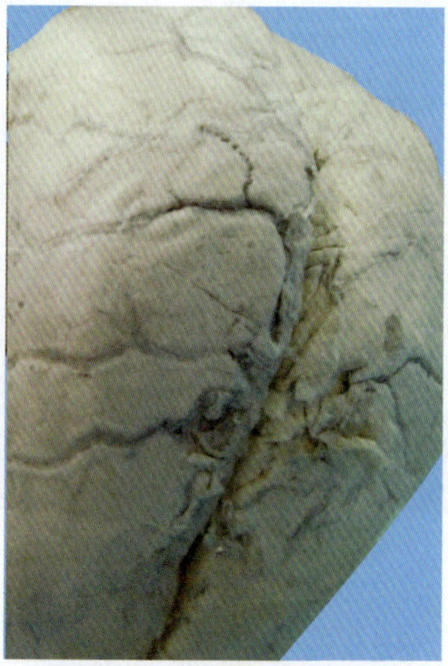

图 29-23　化脓性脑膜炎

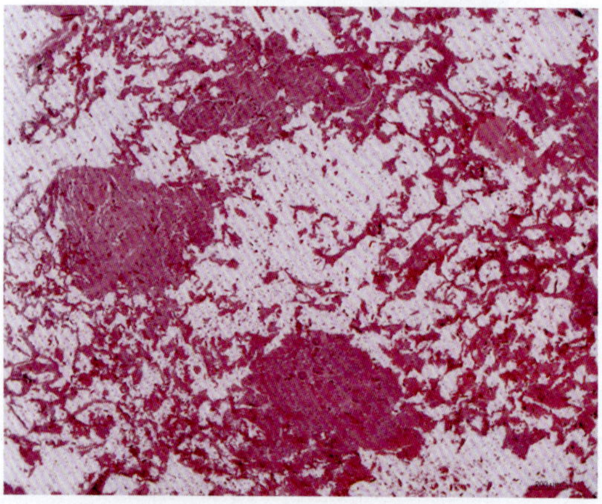

图 29-24A　肺粟粒结核病

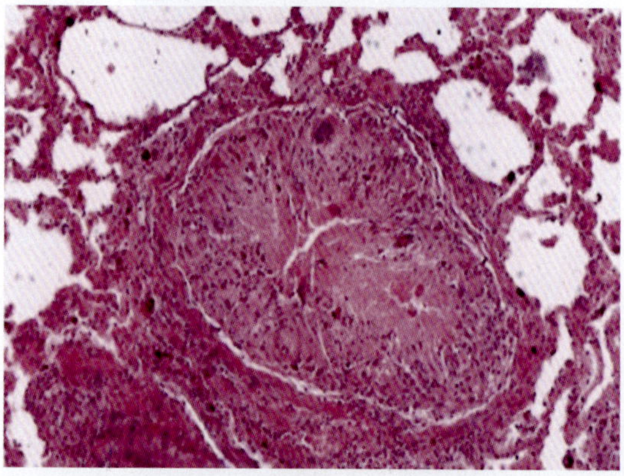

图 29-24B　肺粟粒结核病

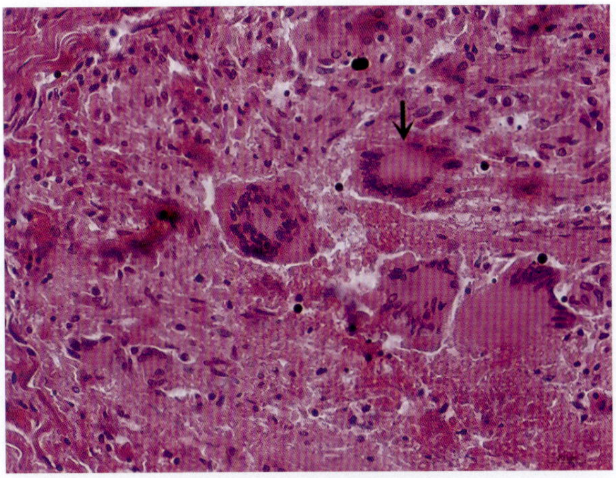

图 29-24C　肺粟粒结核病
→朗汉斯巨细胞

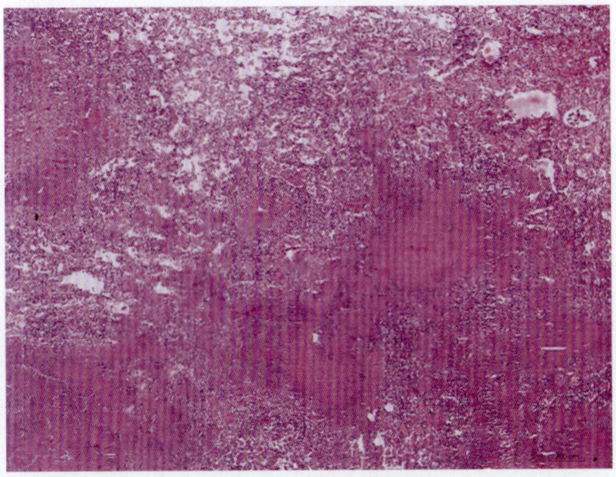

图 29-25A　干酪样肺炎

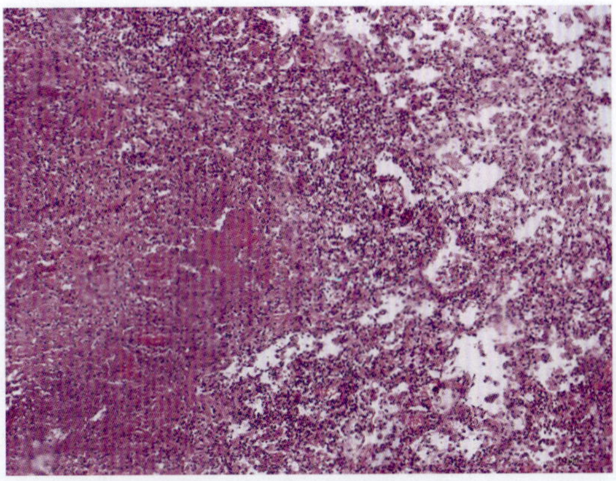

图 29-25B　干酪样肺炎

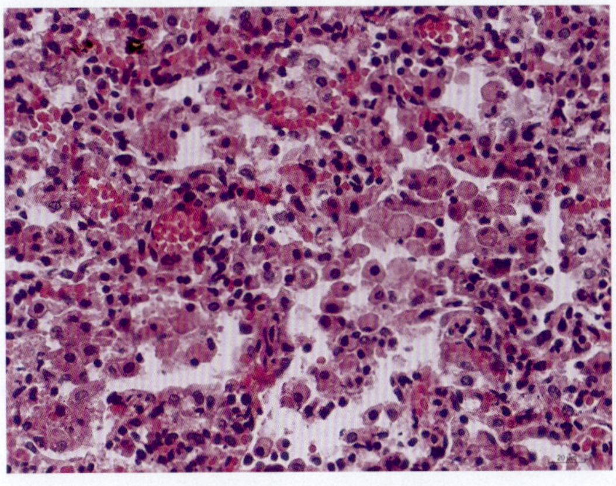

图 29-25C　干酪样肺炎

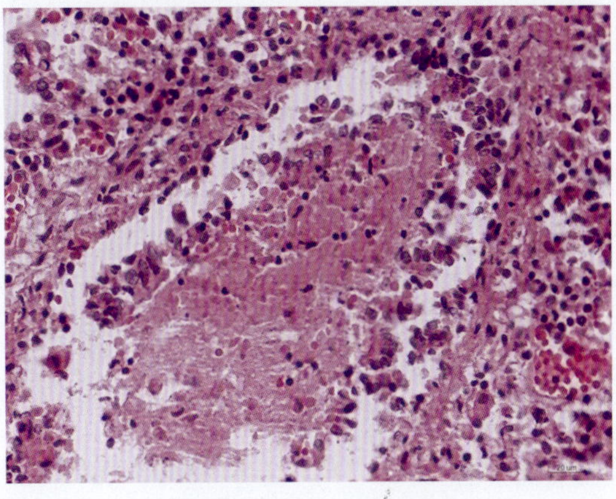

图 29-25D　干酪样肺炎

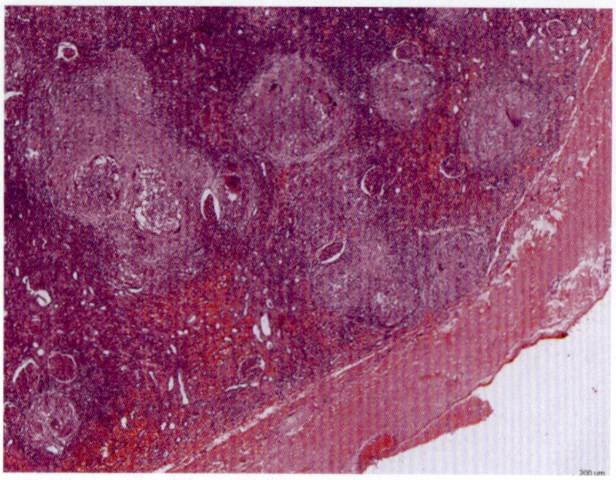

图 29-26A　肾结核

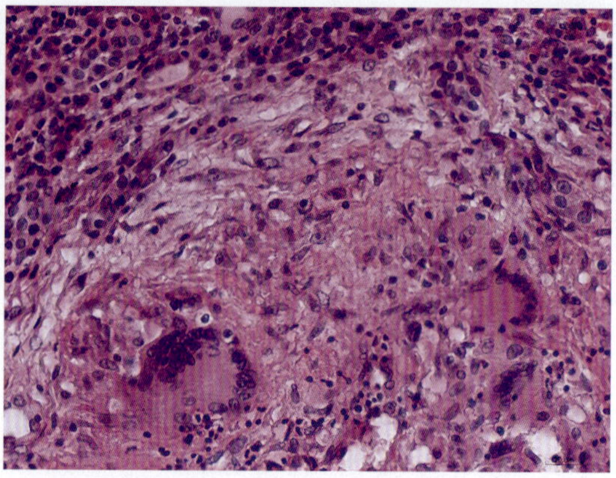

图 29-26B　肾结核

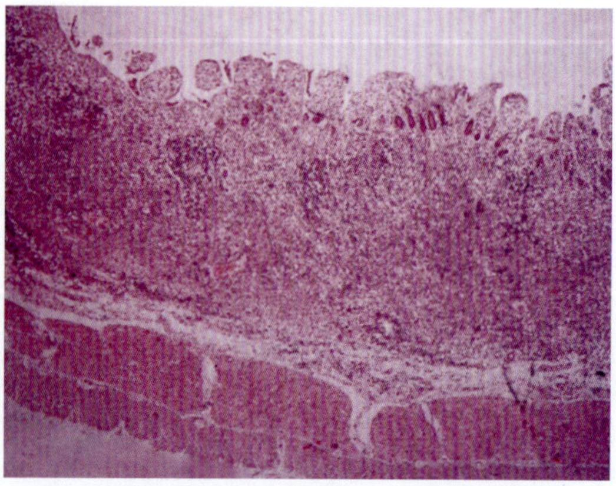

图 29-27A　回肠伤寒 (低倍镜)

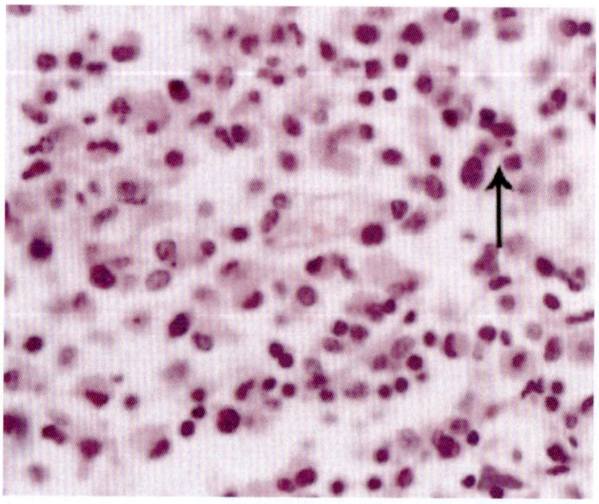

图 29-27B　回肠伤寒 (高倍镜)
↑伤寒细胞

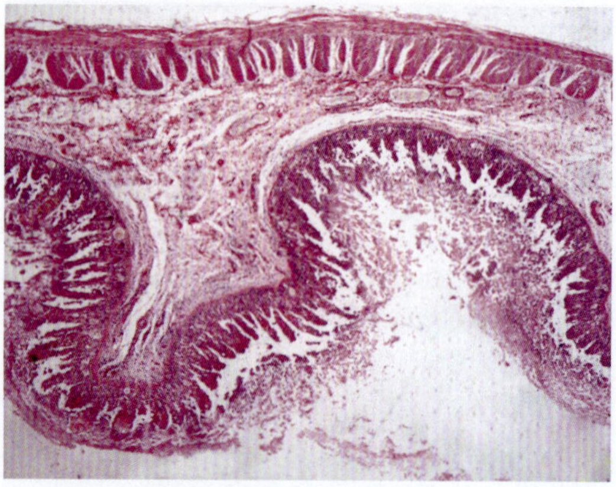

图 29-28A　假膜性肠炎

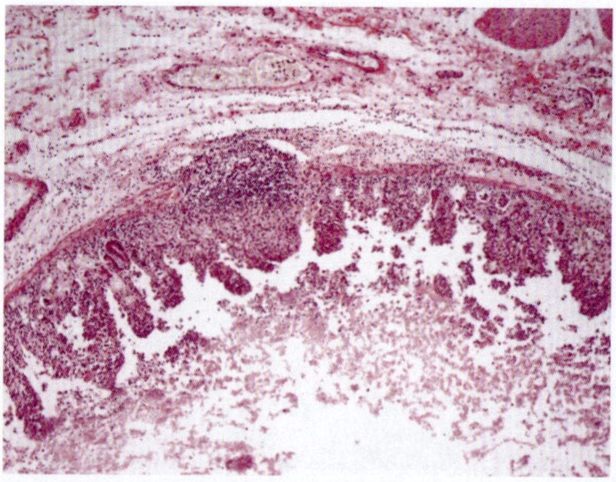

图 29-28B　假膜性肠炎

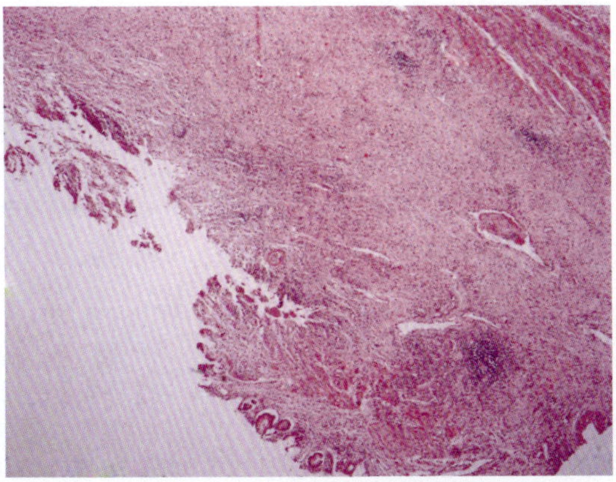

图 29-29A　阿米巴性结肠炎

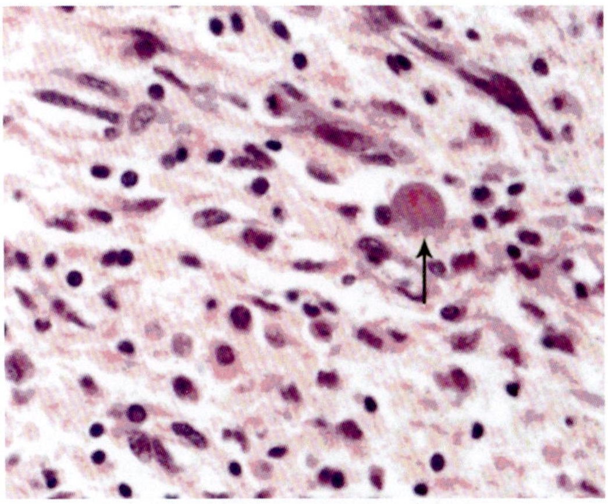

图 29-29B　阿米巴性结肠炎
↑阿米巴滋养体

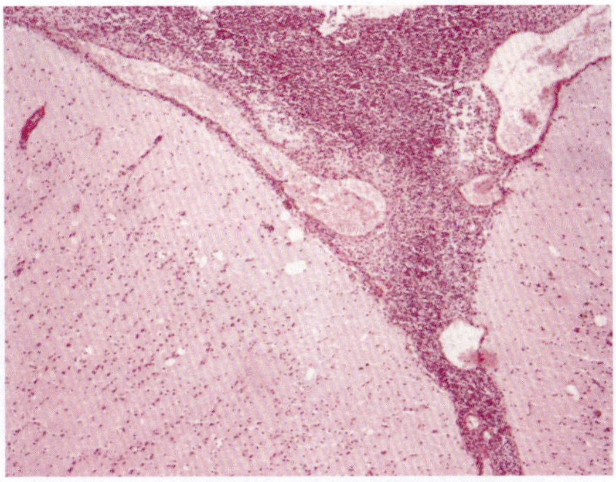

图 29-30A　化脓性脑膜炎

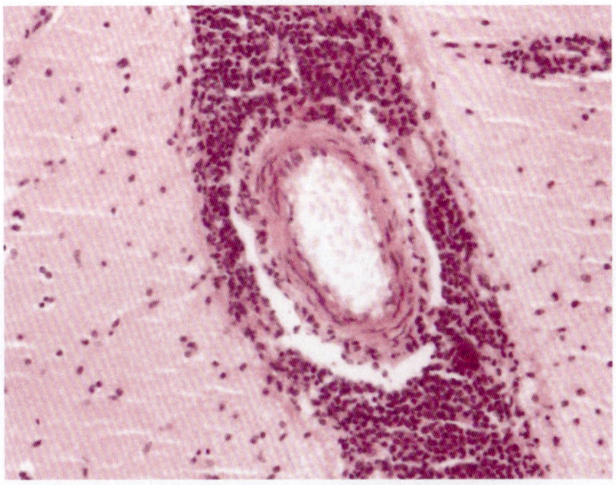

图 29-30B　化脓性脑膜炎

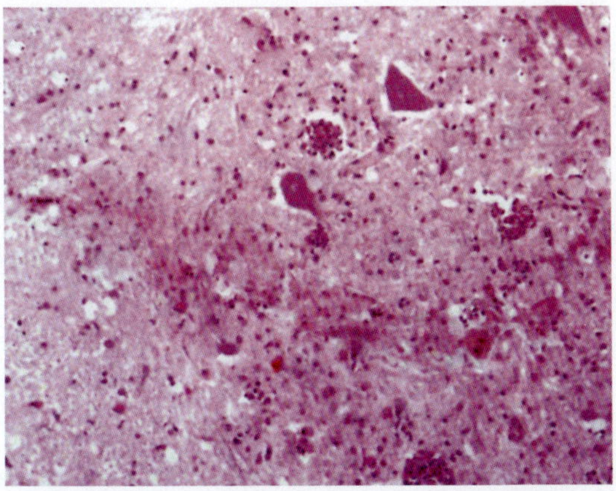

图 29-31A　脊髓前角灰质炎，嗜神经现象

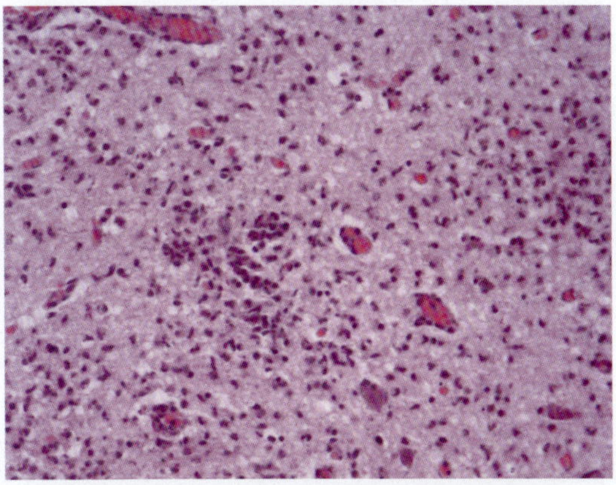

图 29-31B　脊髓前角灰质炎，胶质结节